全国普通高等专科教育药学类规划教材

药事管理学

第二版

主 编◎党丽娟

中国医药科技出版社

内 容 提 要

  本书是全国普通高等专科教育药学类规划教材之一，以 2001 年全国人大常委会修订的《中华人民共和国药品管理法》为核心，以药品监督管理为重点，结合我国执业药师资格考试《药事管理与法规》考试大纲的要求，力求反映药事管理方面的新知识、新法规、新进展。

  本书可供高等院校药学、中药学、医药管理及相关专业学生使用，也可作为药学继续教育的参考资料。

图书在版编目（CIP）数据

药事管理学/党丽娟主编 . —2 版，—北京：中国医药科技出版社，2012.7
全国普通高等专科教育药学类规划教材
ISBN 978 - 7 - 5067 - 5402 - 6

Ⅰ. ①药…   Ⅱ. ①党…   Ⅲ. ①药政管理 - 管理学 - 高等学校 - 教材   Ⅳ. ①R95

中国版本图书馆 CIP 数据核字（2012）第 026594 号

美术编辑 陈君杞
版式设计 郭小平

出版 中国医药科技出版社
地址 北京市海淀区文慧园北路甲 22 号
邮编 100082
电话 发行：010 - 62227427 邮购：010 - 62236938
网址 www.cmstp.com
规格 787 × 1092mm ¹⁄₁₆
印张 18 ½
字数 419 千字
初版 2005 年 8 月第 1 版
版次 2012 年 7 月第 2 版
印次 2016 年 7 月第 5 次印刷
印刷 北京印刷一厂
经销 全国各地新华书店
书号 ISBN 978 - 7 - 5067 - 5402 - 6
定价 **36.00 元**

本社图书如存在印装质量问题请与本社联系调换

全国普通高等专科教育药学类规划教材建设委员会

主任委员　朱家勇（广东药学院）

副主任委员　王学春（泰山医学院）

雷　迅（桂林医学院）

张　宁（天津医科大学）

许启泰（河南大学药学院）

付晓华（湖南师范大学医学院）

委　　员（按姓氏笔画排序）

丁元林（广东医学院）

王润玲（天津医科大学）

冯向先（长治医学院）

刘　民（赣南医学院）

刘　伟（长春医学高等专科学校）

孙　莉（桂林医学院）

吴慧丽（浙江医学高等专科学校）

张万年（宁夏医科大学）

李　伟（泰山医学院）

李　钦（河南大学药学院）

杨　明（江西中医学院）

陈思东（广东药学院）

周亚林（无锡卫生高等职业技术学校）

赵　云（三峡大学医学院）

徐国华（江西护理职业技术学院）

梁新武（南阳医学高等专科学校）

赖小平（广州中医药大学）

本书编委会

主　　编　党丽娟
副 主 编　张琦岩　刘佐仁　何文涓
编写人员　(以姓氏笔画为序)
　　　　　王　怡 (广东药学院)
　　　　　方　宇 (西安交通大学)
　　　　　刘佐仁 (广东药学院)
　　　　　何文涓 (无锡卫生高等职业技术学校)
　　　　　张琦岩 (长春医学高等专科学校)
　　　　　张道英 (赣南医学院)
　　　　　张琳琳 (山东中医药高等专科学校)
　　　　　党丽娟 (广东药学院)
　　　　　颜久兴 (天津医科大学)

编写说明

PREPARATION OF NOTES

《全国普通高等专科教育药学类规划教材》是由原国家医药管理局科技教育司根据国家教委（1991）25 号文的要求组织、规划的建国以来第一套普通高等专科教育药学类规划教材。本套教材是国家教委"八五"教材建设的一个组成部分。从当时高等药学专科教育的现实情况考虑，统筹规划、全面组织教材建设活动，为优化教材编审队伍、确保教材质量起到了至关重要的作用。也正因为此，这套规划教材受到了药学专科教育的大多数院校的推崇及广大师生的喜爱，多次再版印刷，其使用情况也一直作为全国高等药学专科教育教学质量评估的基本依据之一。

随着近几年来我国高等教育的重大改革，药学领域的不断进步，尤其是 2010 版《中华人民共和国药典》和新的《药品生产质量管理规范》（GMP）的相继颁布与实施，这套教材已不能满足现在的教学要求，亟需修订。但由于许多高等药学专科学校已经合并到其他院校，原教材建设委员会已不能履行修订计划，因此，成立了新的普通高等专科教育药学类教材建设委员会，组织本套教材修订工作。在修订过程中，充分考虑高等专科教育全日制教育、函授教育、成人教育、自学考试等多种办学形式的需要，在维护学科系统完整性的前提下，增加学习目标、知识链接、案例导入等模块，利于目前教育形势下教材应反映知识的系统性及教材内容与职业标准深度对接的要求。使本套教材在继承和发展原有学科体系优势的同时，又增加了自身的实用性和通用性，更符合目前教育改革的形式。

教材建设是一项长期而严谨的系统工程，它还需要接受教学实践的检验。本套教材修订出版以后，欢迎使用教材的广大院校师生提出宝贵的意见，以便日后进一步修订完善。

全国普通高等专科教育
药学类规划教材建设委员会
2012 年 5 月

前　言
PREFACE

　　《药事管理学》（第2版）是由全国普通高等专科教育药学类规划教材建设委员会组织有关高等医药院校的专家教授编写而成。

　　本教材的修订紧扣药学专科教育培养目标，以教育部最新药学专业教育纲要为基础，以药学专业人员资格准入标准为指导，在原有的基础上，更进一步提高教材水平和质量。其次，该教材编写过程中强调教材的"三基五性"（即基本理论、基本知识、基本技能；思想性、科学性、先进性、启发性、适用性），通过本次修订：更符合教学大纲要求；更符合教育部、国家食品药品监督管理局等相关部委对药学专业专科教育及人才培养的要求；体现药事管理学的新进展。

　　药事管理学内容广泛，应用性强，同时由于本课程涉及内容如法规不断有调整，为使学生能及时掌握新法规等内容的变化，本书在编写过程中以2001年修订的《中华人民共和国药品管理法》为核心，以药品监督管理为重点，结合我国执业药师资格考试《药事管理与法规》考试大纲的要求，并参考杨世民教授、吴蓬教授等编写的《药事管理学》，力求反映药事管理方面的新知识、新法规、新进展。

　　本次修订教材在结构体系和内容上有较大变化，包括：每章前面设置学习目标栏目，将每章重点纲要列出；每章后面还设置了"想一想"栏目，以便学生学完该章后进行思考，以达到巩固学习的效果。在编写内容方面，更新了法规内容，根据国家新增、修订的法规进行及时更新。增加了"药品召回管理"，删去了"药品品种的整顿与淘汰"、"中药现代化"、"药品安全信用分类管理"的内容。由原来的"麻醉药品的管理"和"精神药品的管理"合并为"麻醉药品和精神药品的管理"。

　　参与本书编写共9人，其中党丽娟编写第一章；张琦岩编写第七章、第八章；刘佐仁编写第二章、第六章；何文涓编写第九章；颜久兴编写第五章；王怡编写第三章、第十一章；方宇编写第十章；张道英编写第四章；张琳琳编写第十二章。在编写本书过程中得到各编委单位校、院领导的大力支持，对此深表感谢。

　　由于编写时间仓促，加之作者的水平有限等原因，教材的内容难免存在不当之处，恳请读者批评指正。

编　者
2011 年 12 月

目 录
CONTENTS

第一章 绪 论

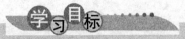

掌握：1. 药事管理学的定义、性质。
　　　2. 药事管理学的主要研究内容。
熟悉：1. 药事和药事管理的概念。
　　　2. 药事管理的特点和工作手段。
　　　3. 药事管理学科的形成和发展。
了解：药事管理学的研究方法。

第一节 药事管理

一、药事及药事管理的概念

（一）药事

药事泛指一切与药有关的事业。是由药学若干部门（行业）构成的一个完整体系。其范围包括药物研究、药品生产、药品经营、药品检验、药品价格、药品广告、药品使用、药品管理、药学教育等方面的活动内容。

（二）药事管理

药事管理是指对药学事业的综合管理。它包括宏观管理和微观管理两个方面。宏观的药事管理是指国家对药学事业的管理。国家通过制定、颁布法律法规、文件、管理办法，要求各部门执行；通过加强对药品研制、生产、流通、价格、广告及使用等环节的管理，严格质量监督，保证药品安全有效；通过对药品研制、生产、经营、使用等部门监督检查，对违法者进行处罚等手段来加强管理。微观的药事管理系指药学事业中各部门内部的管理，包括人员管理、财务管理、物资设备管理、药品生产、质量管理、技术管理、药学信息管理等工作。

药事管理的宗旨是保证药品质量，保障人民用药安全，维护人民身体健康和用药的合法权益。

二、药事管理的发展

随着社会的不断发展以及对药品管理工作的要求和重视，药事管理的范畴、管理的方法、措施也在不断地发展变化，并日趋完善。概括药事管理工作，有以下4个方面的发展。

1. 范畴 从侧重于对药品经营、医院药房的管理扩大到对药品的研制、生产、流通、价格、广告、使用等环节的全面管理，从一个国家、地区的管理向国际化的趋势发展。如成立了国际药学联合会（Federation International Pharmaceutical，FIP），建立了世界卫生组织（World Health Organization，WHO），成立联合国麻醉药品委员会（United Nations Commission Of Narcotic Drugs，CND）、国际麻醉品管制局（International Narcotic Control Board，INCB）等，缔结了《麻醉药品单一公约》、《精神药物公约》，制定、颁发了药品生产质量管理规范与国际药典。

2. 体制　从早期的医药合一管理演变为在某一机构中设置专人负责，发展为设置独立的药品管理机构，形成高效、统一的管理体制。如美国食品药品管理局（Food and Drug Administration，FDA）实行垂直领导体制，除总部外，下设芝加哥、纽约等6个区域办公室，21个地区办公室，以及130个检查部；各部门、机构之间分工明确，职责清晰，加强监督管理力度。我国目前的体制是设立独立的国家药品监督管理部门，省、自治区、直辖市设立药品监督管理部门，对省以下药品监督管理系统实行垂直管理。此外，各国还设置了专门的药品检验机构，专职负责药品的质量检验。

3. 目的　从早期保证皇室、王公贵族药品供应、保管、安全使用，逐渐扩展到防治灾情、疫情及保障战争发生后的药品供应，以后又不断地完善，管理药品的目的发展为人民群众预防、治疗、诊断疾病提供质量合格的药品，满足人们防病治病的要求，保障人体用药安全，维护人民身体健康和用药的合法权益。

4. 方法

（1）从经验管理向科学管理发展，如各个国家都组织编撰药典，颁布药品质量标准，规范药品生产、经营、研制、使用环节的管理，如制定实施药品生产质量管理规范（GMP）、药品经营质量管理规范（GSP）、药品非临床质量管理规范（GLP）、药品临床试验质量管理规范（GCP）、优良药房工作规范（GPP）、中药材质量管理规范（GAP）等规范；实施处方药与非处方药分类管理制度。

（2）从单纯行政管理向法制管理发展，通过立法来管理药品、药师。如制定《药品法》、《药事法》、《药房法》、《药师法》等，以规范人们的行为，明确法律责任，加大对违法案件的处罚。

三、药事管理的特点

药事管理的特点表现在专业性、政策性、实践性3个方面。

1. 专业性　包括药学和社会科学的基础理论、专业知识和基本方法。管理者需运用管理学、法学、社会学、经济学的原理和方法研究药学事业各部门的活动，总结其管理规律，指导其健康发展。

2. 政策性　指按照国家法律、政府法规和行政规章，行使国家权力对药学事业的管理。主管部门代表国家、政府对药品进行管理，管理过程中管理者要有政策、法律依据，并做到公证、公平，科学严谨。

3. 实践性　指药事管理离不开实践活动。药事管理的法规、管理办法、行政规章是在药品生产、经营、使用实践的基础上，经过总结、升华而成的，反过来它可以用于指导实践工作，并接受实践的检验；对于不适应的部分，适时予以修订、完善，使药事管理工作不断改进，提高和发展。

四、药事管理工作采用的手段

国家运用行政、法律、技术、舆论宣传和咨询顾问等手段，来实现对药事工作的监督管理。

1. 运用行政手段 依法行政，加强管理，国家主管部门采用严格审批等有效的管理措施，引导和规范药品生产、经营企业增强企业质量责任意识，完善药品质量管理制度。如履行审批，发放许可证、认证证书，审批新药，颁发新药证书，发给药品批准文号，药品包装材料注册证，新药临床批件，进口药品注册证，发布药品质量公告等。

2. 运用法律手段 制定和颁布法律、法规、规章，规范行为，明确责任，依法治药。通过严厉打击制假、售假行为，依法严惩违法者，增强对制假售假行为的威慑力，增强对药品生产经营企业的约束力。坚决查处违法案件，不能手软，对触犯刑律的，必须依法予以严惩。

3. 运用先进技术手段 通过采用先进的质量检验仪器，运用新的检验方法，提高技术监督水平，以实现对药品质量的有效控制，提高监督管理效率。

4. 发挥媒体的监督作用 教育人民群众提高对假劣药品的防范能力和自我保护意识，充分发挥舆论的力量，加大监督力度，共同监督药品生产经营中的违法违规行为，形成良好的社会舆论氛围，使假、劣药品无处藏身。

第二节 药事管理学科

药学学科也像其他学科一样，是随着自然科学的发展而发展，逐渐形成以生物学、化学、工程学为主要基础的近代药学科学体系和各分支学科，如药剂学、药物化学、生药学、中药学、药理学等。现代社会中，药学科学和药学实践的发展，日益受社会、法律、经济、教育、公众心理等因素的影响，药学与社会科学的诸学科也相互交叉相互渗透，形成以社会学、法学、经济学、管理科学等为主要基础的一个知识领域——药事管理学。

一、药事管理学科的形成

经长期的实践经验的积累和教学科研工作，逐渐形成早期的药事管理学。19 世纪后期到 20 世纪初，药品研制开发工作有了较大的发展，药品生产的品种、数量增长较快，大量的新药上市，药品经营业日益发达。在这种情况下，如何保证药品的质量，规范新药的研制开发，规范药品的生产、经营活动，以及正确宣传医药知识，防止药物滥用，指导人们合理用药，就需要政府建立专门的管理组织，制定实施药品管理的法律来规范人们的行为；需要制定出药品标准，使生产、经营、使用的部门都能遵守，按照标准生产、供应、使用药品。在此情况下，亟需建立一门学科来研究药学事业管理活动中出现的问题，总结药品管理及药事各个部门活动的普遍规律和一般方法，用于指导药事活动及其管理工作，提高工作质量、效率。社会学、管理学、法学、经济学等社会科学的知识被引用到了药事活动和药品管理工作中，经过长期药事活动和药品管理实践经验的积累，药学与社会科学的交叉、渗透，药事管理学科应运而生了。

二、国外药事管理学概况

1821 年，美国费城药学院建立后，美国开始了药学学校教育体制，"药房业务管理"被列为药学学校教育课程。1852 年美国药学教员协会（即现在的美国药学院协会，AACP）成立，1910 年，美国提出了设置商业药学课程。1916 年，美国药学教员协会划分了 6 个教员组，其中有商业与法律组；1928 年，该组更名为药学经济组；1951 年后更名为药事管理学科并经美国药学教育资格委员会（现称美国药学教育代表联席会 American Council on Pharmaceutical Education，ACPE）批准在文件中使用——the discipline of pharmacy administration，缩写为 Ph. A，译为药事管理学科，正式确立药事管理学科的地位。药学院校建立了教研室，配备了专职教师，开设了多门课程。据 1993 年美国药学院协会（AACP）统计，在美国药学院校中有 35% 的课程涉及到经济学、管理学、行为药学（Behavioral pharmacy）、药物流行病学（Pharmaco-epidemiology）、药学经济与政策、药品市场、药学实践的社会学和行为学、医院药房管理、社会测量（Measurement）、交流（Communication）、药学信息、药学实践伦理学、药学法律和规范。

从 1951 年确立"药事管理学科"地位后，美国药事管理学科得到很大的发展，并在高等药学教育中开展药事管理硕士教育，随着 Pharm. D 学位教育的发展，药事管理学科在高等药学教育中日益重要。在 Pharm. D 学位教学计划中，开设有 5 ~ 6 门该学科的课程，占总学时的 10% 左右。1949 年，普度大学经批准率先招收药事管理学博士研究生。1952 年，药事管理专业硕士学位在药学院校全面获得批准设立，而博士学位则部分获得批准设立。根据统计，截止到 2009 年，美国招收药事管理专业研究生的有院校 33 所，其中硕士学位 29 所，博士学位 22 所，目前攻读药事管理的硕士、博士研究生占全美药学研究生的 8% 左右。在高校，该学科的教师人数与药化、药剂、药理等学科基本相同。

原苏联药学教育中该学科称为"药事组织"。早在 1924 年全苏教育大会上，药事组织便列为药学教育基本课程，各高、中等药学院校均设置有药事组织教研室。国家设立有中央药事科学研究所和地方性的药事科学研究室（站）。20 世纪 50 年代后在全苏药师进修学校，设有药事组织专业，开设多门专业课程。原苏联的药事组织侧重于行政管理、药事组织机构及规章制度方面。

20 世纪 90 年代，药学服务在加拿大兴起，为了减少药源性疾病和药物所致死亡，加拿大药学教育中引入了该类课程，称其为社会药学（Social Pharmacy）。目前，开设的课程有药房管理、药物经济学评价、药物利用、社会和管理药学、药物流行病学、药学商贸、自我医疗、交流和病人咨询等。

英国等欧洲国家开设的药事管理学课程有药学体制、药品市场、药物利用、药物滥用、药事关系法规、药房管理。丹麦皇家药学院还开设了药品调剂和与顾客交流的课程，挪威奥斯陆大学药学院开设了药师在社区药房、医院药房和药学工业中的实践活动，瑞典乌普萨拉大学药学院开设的卫生政策和法规课程包括瑞典的卫生体制、药事法规发展史、药典、现行药事法规、药学体制和药学体制变化等课程。

三、我国药事管理学学科的形成与发展

中国的药事管理有着漫长的历史过程。元代就增设了面向民间的"广惠司"、"广济提举司"、"大都惠民局"等制药、卖药和管理机构。明代从中央政府到地方都有各级药政管理人员。明太医院组织撰写了《本草品汇精要》，名医李时珍编著了《本草纲目》。《本草纲目》为中药材标准提供了重要资料。

公元 1912 年辛亥革命后，国民政府沿袭清代的卫生行政机构。公元 1928 年设立卫生部

（曾一度改为卫生署）先后隶属于内政部、行政院管辖。药政工作由卫生部下设的医政司主管。公元1929成立药典编纂委员会，次年颁发了《中华药典》收载药物708种。颁布《修正麻醉药品管理条例》、《管理药商规则》。1932年设置了中央卫生设施实验处。1937年成立了成药审核委员会，公布《细菌免疫学制品规则》。1944年公布《药师法》。1947年成立了药品食品检验局，同时，各省市相继建立了卫生处（局、科）。

1949年中华人民共和国成立后，国家制定了发展医药卫生事业的方针。药事管理工作受到重视，建立健全了药政、药检机构和管理药品生产、经营的机构，对药品的生产、经营、使用、科研及药学教育进行归口领导，统一管理。1950年卫生部下设药政处，后改为药政局，重建药典委员会，1953年第一版《中华人民共和国药典》颁布，至今已是第七个版本。1952年开始几次调整药政管理体制，1978年成立医药管理局，统一领导药品的生产和经营，1988年成立中医药管理局专管中药工作。建国以来，先后颁布了多个药事管理的法规，并于1984年颁布了《中华人民共和国药品管理法》，使我国的药事管理走上了法制化的轨道。1985年实行专（兼）职药品监督员，成立药品审评委员会，对新药进行审评和已生产的药品进行再评价。

1998年4月中共中央国务院决定成立国家药品监督管理局，直属国务院，将统一行使对全国的中西药品、医疗器械的执法监督和药品检验职能，负责药品生产、流通、使用的监督和检验，实行执法监督统一、技术监督集中、社会监督属地方的全过程监督管理。

2001年颁布了修订的《中华人民共和国药品管理法》。我国的药事管理更进一步朝着法制化、科学化的方向迈进。

（一）我国药事管理学科的形成

我国高等药学教育中药事管理学科的发展历经曲折过程。1906～1949年间，有少数教会学校开设了"药房管理"、"药物管理法及药学伦理"等课程；1954～1964年间，达到一个高峰，1956年各药学院校均成立了药事管理（药事组织）教研室，开设药事组织为主的药事管理类课程；1964～1983年间，由于各种原因，各高等药学院校停开此类课程。1984年《中华人民共和国药品管理法》颁布后，药事管理学科的发展受到教育、医药卫生行政主管部门重视。1985年秋季，华西医科大学药学院率先给药学类各专业本、专科学生开设《药事管理学》课程。此后，第二军医大学药学院、北京医科大学药学院、西安医科大学药学院等高校业将该课程列为必修课程。1987年，国家教委决定将药事管理学列为药学专业的必修课程，并定为该专业的一门主要课程。1993年人民卫生出版社出版发行规划教材《药事管理学》（第1版）。至2001年，我国各高等药学院（系）普遍开设了药事管理课程。许多院校还开设了《药物市场营销学》《医药商贸》《药学概论》《医药国际贸易》等相关课程。

从20世纪80年代开始，我国高等医药学院校系开始逐渐招收培养药事管理学方向的研究生。

（二）我国药事管理学科的发展

近年来，药事管理学科在我国有了较大的发展，取得的成绩主要表现在以下10个方面。

（1）药事管理学被国家教育部门列为药学专业的主要课程，从政策上保证了该学科的发展。目前，各高等医药院校均将其列为必修课程。

（2）部分院校指导本科生进行药事管理毕业论文设计，在生产实习中也列入药事管理的内容。

（3）药事管理学教材建设有了较快的发展。

（4）部分院校成立了药事管理学教研室，建立了一支结构较为合理的师资队伍。

（5）部分高校招收培养药事管理学研究方向的研究生及博士生。2002年经教育部批准，中国药科大学在药学一级学科下设置了独立的社会与管理药学硕、博专业；2003年，沈阳药科大学、四川大学设置了药事管理学学位独立授予点，天津大学在管理科学与工程一级学科下设置了药事管理硕、博专业。在药剂学、中药学等专业项下招收药事管理方向硕士研究生的院校有15所。

（6）成立了学术团体，中国药学会和部分省级药学会组建了药事管理专业委员会，中国药学会药事管理专业委员会下设3个组，其中一个为高校教育组；全国高等药学院校也成立了药事管理学科发展协作组，已召开了4次学科交流会。中国药学会药事管理专业委员会年会为全国药事管理学科领域最高层次的学术交流活动之一，近五年来逐渐形成由中国药学会药事管理专业委员会主办，高校承办，地方政府及药监部门、药学会协办的大致格局。自2004年以来已连续在南京、上海、开封、泰州、哈尔滨、本溪、天津及广州举办八届。

（7）创办了《中国药事》等药事管理学杂志，其他一些药学期刊也专门开辟了药事管理栏目，为学科交流提供了园地。

（8）国家执业药师资格考试将"药事管理与法规"列为必考科目，国家组织专家编写了考试大纲及《药事管理》、《药事法规汇编》应试指南。

（9）药事管理科研工作正在健康发展，申报、主持了多项国家及省、部级研究课题，发表了大量的学术论文，出版了一批药事管理学专著。

（10）药事管理学系列课程得到了发展。除药事管理课程外，一些高校还为本科生、研究生开设了药事管理学系列课程，如管理学基础、药学史、药学概论、药品质量管理与监督、医院药房管理、药品生产经营质量管理、药品市场学、新药开发管理、药事法规、药学研究方法概论、药品生产企业管理等。

四、药事管理学的定义及药事管理学科的性质

1. 定义　药事管理学是药学与社会科学相互交叉、渗透形成的以药学、法学、管理学、社会学、经济学为主要基础的药学类边缘学科，是应用社会科学的原理和方法研究药事管理活动的规律和方法的科学。

2. 药事管理学科的性质

（1）是一门正在发展的边缘学科。它既是药学科学与社会科学相互交叉、相互渗透的产物，又大量吸收了管理学、法学、社会学、经济学等学科的主要理论；因而从传统学科观念上看，它是边缘学科，且发展历史必然比已有的传统学科短，不如传统学科成熟。

（2）兼有自然科学和社会科学的双重属性。本学科研究的范围是药学，而药学是自然科学的一个分支，其研究方法和所运用的基本理论又是以管理学为主的社会科学，因而具有双重属性。

（3）兼具高度的理论性和极强的实践性。本学科研究的是大量人群的活动规律，因而高度抽象、概括；但所倡导的各种理论和由此而产生的有关决策、法规又必然具体地推动大量人群的活动并产生大范围的影响，因而又具有极强的实践性。故在很大程度上又是一门应用学科。

（4）从管理角度，以管理学的一般原理和方法研究药事活动各方面的问题。就学科本身

而言，它要关注且应该研究的是药事活动的各个方面，不局限也不应限制于某些方面的研究。所运用的理论和方法是以管理学的理论和方法为主体，因而才称之为药事管理学。若以法学理论为主则可称之为药事法学，以经济学理论为主则形成药物经济学等等，因而药事管理学实际上也是一个具有广阔学术领域的学科。研究者个人可因其兴趣或环境条件的制约，侧重研究某些具体领域或项目，但都属于药事管理学科范畴。

五、药事管理学科的研究内容

目前药事管理学科的研究内容主要有以下 10 个方面：

（一）药事管理体制

研究药事工作的组织方式、管理制度和管理方法，国家权力机关关于药事组织机构设置、职能配置及运行机制等方面的制度。运用社会科学的理论，进行分析、比较、设计和建立完善的药事组织机构及制度，优化职能配备，减少行业、部门之间重叠的职责设置，提高管理水平。

（二）药品与药品监督管理

加强药品质量管理的目的是保证药品的安全、有效和合理使用，维护人民的身体健康。其内容包括用药学、管理科学、行为科学和统计学的知识和方法，研究药品的特殊性及其管理的方法，制定药品质量标准，制定影响药品质量标准的工作标准、制度，制定国家基本药物目录，实施药品分类管理制度、药品不良反应监测报告制度、药品公报制度，对上市药品进行评价，整顿与淘汰药品品种，并对药品质量监督、检验进行研究。

（三）药学技术人员管理

药学技术人员不仅是药事管理的基本要素，也是现代医疗卫生事业重要组成部分。制药行业被举世公认为是高新技术行业。药事的一切活动均须素质良好的药学技术人员参与，因此从培养药学人才的药学教育管理到在岗人员的继续教育，以及在岗人员的执业资格认定等等都不但有大量的工作要做，而且政策性、科学性很强，其规律性都亟待研究。

（四）药品法制管理

用法律的方法管理药品和药事活动，是大多数国家和政府的基本做法和有效措施。药品和药学实践管理的立法与执法，是该学科的一项重要内容，要根据社会和药学事业的发展，完善药事管理法规体系，对不适应社会需求的或过时的法律、法规、规章要适时修订。药事法规是从事药学实践工作的基础，药学人员应在实践工作中能够辨别合法与不合法，做到依法办事。同时具备运用药事管理与法规的基本知识和有关规定分析和解决药品生产、经营、使用以及管理等环节实际问题的能力。

（五）药品注册管理

主要对新药研究管理进行探讨，对新药的分类、新药临床前研究质量管理、临床研究质量管理及其申报、审批进行规范化、科学化的管理，制定实施管理规范如 GLP、GCP，建立公平、合理、高效的评审机制。随着我国加入 WTO，药品知识产权保护将会更加受到重视。研究开发新药，提高我国药品在国际市场的竞争力是每一个药学人员应关注的问题。

（六）药品生产、经营管理

运用管理科学的原理和方法，研究国家对药品生产、经营企业的管理和药品企业自身的科学管理，研究制定科学的管理规范如 GMP、GSP，指导企业生产、经营活动。药品生产企业自身应依据 GMP 组织生产，药品经营企业应依据 GSP 组织经营，国家对药品生产、经营企业符合规范的情况组织认证。

（七）药品使用管理

药品使用管理的核心问题是向患者提供优质服务，保证合理用药，提高医疗质量。研究的内容涉及到药房的作用地位、组织机构，药师的职责及其能力，药师与医护人员、病人的关系及信息沟通和顺利地进行交流，药品的分级管理、经济管理、信息管理以及临床药学、药学服务的管理。近 20 年来随着临床药学及药学服务工作的普及与深入开展，如何运用心理学、行为科学的原理和方法，研究药品使用过程中，药师、医护人员和病人的心理与行为，相互间的沟通技巧，保证合理用药，提高用药的依从性的最佳心理行为和协调一致的关系是今后药品使用管理的一项重点内容。

（八）药品包装管理

药品包装作为药品一个不可分割的组成部分，已逐渐受到重视。药品包装管理包括药品包装材料管理，药品标签和说明书的管理，药品的包装直接影响到药品质量，与药品运输、贮存和使用密切相关。药品的标签、说明书是药品使用的基本信息，它可以指导人们正确地经销、保管和使用药品。国外一些发达国家非常重视药品标识物（包装、标签、说明书等内容）的管理。从保证人们用药的安全、有效、稳定、合理的角度出发，规范其要求是非常必要的。

（九）药品价格和广告的管理

运用经济学、管理学、行为科学的原理和方法，研究药品定价原则，作价办法；建立合理的药品广告审批管理制度，研究处方药、非处方药广告内容的管理；制订、实施药品价格、广告管理的法律方法，加大对违法事件的处罚力度，消除药品虚高定价、夸大药品宣传的现象。

（十）药品知识产权保护

主要内容包括知识产权的性质、特征，专利制度与专利法，运用专利法律，对药品知识产权进行保护，涉及到药品的商标保护、专利保护、行政保护（国内行政保护和涉外行政保护）。

第三节　药事管理学的研究方法

药事管理学的研究方法具有多学科性。常见的研究方法有社会调查研究、实地研究、实验研究和文献研究 4 种。尤以调查研究多用。

一、社会调查研究

（一）社会调查研究的概念

社会调查研究简称社会调查，是在系统地、直接地收集相关社会现象的资料基础上，通过对资料的分析、综合来科学地阐明社会现象及其规律的认识活动。社会调查包括调查和研究两个阶段的内容。通过问卷调查、实地调查等方法收集分析资料，此为感性认识阶段，对事实资料进行思维加工，即为由感性上升到理性认识的过程。在药事管理学研究中，社会调查是一种最常用的研究方法。运用此方法可进行多种课题的研究。

（二） 社会调查研究的一般程序

社会调查研究可分为选题、准备、实施、总结 4 个步骤。

1. 选择课题 应根据社会的需要来选题。课题的选择是研究工作的首要环节，药事管理学研究选题要通过到药厂、医药公司、医院药剂科、药品检验所、药品监督管理部门及广大人群中去调查、了解各个药学领域工作的现状，发现问题，要针对工作中存在的尚未解决的实际问题确定研究内容。

评价一个课题是否值得研究，可根据 3 个原则来衡量。

（1） 需要性原则 该原则体现了科学研究的目的性。有两种需要，一是实际工作中发现的对加强药事管理，提高药品质量，提高服务质量，维护人民健康直接影响的问题，即社会实践的需要；另一种是出现一些事实与现有理论之间有矛盾的问题，即科学发展的需要。

（2） 创造性原则 该原则体现了科学研究的价值，题目应是新颖的，创新的，国内外尚无人研究的。

（3） 科学性原则 该原则体现了科学研究的根据，研究课题必须以客观事实和理论作依据。

对研究课题的主、客观条件要进行可行性论证。主观条件是指研究人员的数量、专业知识、各种技能，有关人力、物力的配备，经费来源等。客观条件主要是指科学发展的程序，各方面资料的积累，研究方法是否可行等。

2. 准备阶段 准备阶段主要任务有两项，即确定成立研究假设与设计研究方案。

（1） 成立研究假设 包括确定研究的指导思想、研究方向和研究内容，以便有目的地、有计划地观察和实验，避免盲目性和被动性。

（2） 设计研究方案 为实现研究的目的而进行的道路选择和工具准备，包括以下 3 个方面：①研究课题的具体化，确定研究的对象即分析单位和研究内容，为方案设计奠定基础；②研究课题的操作化，将抽象概念转化为具体的可以测量的变量，将研究假设转化为具体假设，使研究课题具体，便于操作；③制定研究方案，研究方案是通过对一项研究的程序和实施过程中的各种问题进行详细、全面地筹划，制定出总体计划，包括制定具体实施用的调查大纲或调查问卷。

3. 实施阶段 根据研究方案抽样、收集资料、整理资料。

（1） 抽样 是指从总体中按一定方式选择或抽取样本的过程，它是人们从部分认识整体的关键环节，其基本作用是向人们提供一种实现由部分认识总体的途径和手段。在药品质量检验或监督检查时，常常用到抽样的方法。抽样方法分为概率抽样与非概率抽样两大类，前者是依据概率论的基本原理，按照随机原则进行的抽样，可以避免抽样过程中的人为差错，保证样本的代表性。药事管理学研究多用此方法。非概率抽样则主要是依据研究者的主观意愿判断或是否方便等因素来抽取对象，因而往往有较大的误差，难以保证样本的代表性。

（2） 收集资料 收集资料的方法主要有以下 4 种。

①自填问卷法 是调查者将调查问卷发送给（或者邮寄给）被调查者，由被调查者自己阅读和填答，然后再由调查者收回的方法。在条件允许的情况下，也可以采取集中填写法来收集调查资料，即通过某种形式将被调查者集中起来，每人发一份问卷，由研究者统一讲解调查的主要目的、要求，问卷的填答方法等事项，再请被调查者当场填答问卷，填答完毕后统一将问卷收回。

②访谈法　调查者与被调查者面对面或通过电话交谈，以获取所需资料的方法。

③文献法　通过有关期刊、杂志、报纸、通讯、专著、政府主管部门公布的各种统计资料，质量检验公报，有关组织、学会、协会、研究机构的各种统计年报、药学年鉴、药品监督管理年鉴、调查报告、记录、案卷等收集所需的资料。

④观察法　通过对事件或研究对象的行为进行直接的观察来收集数据。观察法分为不参与性观察和参与性观察两种，前者指观察者不参与观察对象的群体活动，仅仅是一个旁观者，而后者需要观察者深入到药学工作实践中去，将自己视为某组织中的成员之一，通过仔细的体验和观察，获取第一手的资料。观察法是收集非语言行为资料的主要方法。

（3）整理资料　资料的整理是统计分析的前提，其任务是对收集来的资料进行系统的科学加工，包括校对和简录。校对是对调查来的原始资料进行审查，有无错误或遗漏，以便及时修正或补充。简录是对原始资料进行编码、登录和汇总，加以科学的分组，使材料系统化，为统计分析奠定基础。

4. 总结阶段　是在全面占有调查资料的基础上，对资料进行系统分析，理论分析，进而写出研究报告。

（1）统计分析　包括叙述统计（描述统计）和推论统计（统计推断）。统计分析主要依据样本资料计算样本的统计值，找出这些数据的分布特征，计算出一些有代表性的统计数字。包括频数、累积频数、集中趋势、离散程度、相关分析、回归分析等。推论统计是在统计分析的基础上，利用数据所传递的信息，通过局部对全体的情形加以推断。包括区间估计，假设检验等内容。

（2）理论分析　是在对资料整理汇总统计分析的基础上进行思维加工，从感性认识上升到理性认识。此过程是各种科学认识方法的综合。

（3）撰写研究报告　研究报告是反映社会研究成果的一种书面报告，它以文字、图表等形式将研究的过程、方法和结果表现出来。其作用与目的是告诉有关读者，作者是如何研究此问题的，取得了哪些结果，这些结果对于认识和解决此问题有哪些理论意义和实际意义等，以便与他人进行交流。

研究报告的一般结构：①摘要，扼要说明本文的目的、方法、结果、结论；②导言，主要说明所研究的问题及其研究的意义，包括研究背景、动机，研究的问题及其界定，研究的目的和意义；③研究设计，即说明研究所采用的方式方法、研究的程序和工具等，包括文献回顾及评价，研究的基本概念、变量，假设和理论架构，研究的总体，样本及抽样方法，抽样过程，研究的主要方法（资料收集方法和资料分析方法）；④结果，说明通过研究发现了什么；⑤讨论，说明所发现的结果具有何理论贡献和实际的贡献，从研究结果出发，还能得到什么或还能继续做些什么；⑥参考文献，即研究报告中所涉及的书籍和文章目录；⑦附录，即研究过程中所用的问卷，量表及数据计算方法等。

二、实地研究

实地研究是对自然状态下的研究对象进行直接观察，收集一段时间内若干变量的数据，事一种定性的研究方式。参与观察、个案研究都是重要的实地研究形式。其本质特点是研究者深入到所研究对象的生活环境中，通过参与观察和询问，去感受、感悟研究对象的行为方式及其在这些行为方式背后所蕴含的内容。实地研究最主要的优势是它们的综合性，研究者通过直接观察研究对象可以获得许多形象信息供直觉判断，有些研究课题，靠定量分析往往不够或不适合，实地观察则可以发现用其他研究方式难以发现的问题。

三、实验性研究

实验性研究是研究原因与结果的关系。通过揭露一个或多个实验组，经过一种或多种条件处理，与没有接受处理的一个或多个对照组进行比较。可以设立一定的环境，严格控制条件，诱发某种行为，揭示基本规律。研究解决问题。可设立对照组，也可进行模拟实验。如选择两个生产同一品种的片剂车间，同一时期，一个车间严格实施 GMP 制度，而另一车间没有实施，然后对生产的同一种药品作质量比较，分析影响质量的因素及程度。

实验研究方法实施中有以下要求：第一，提出假设，例如大学生参加军训可以增强纪律性；第二，明确自变量、因变量，并分别作出定义；第三，选定测量因变量的指标及测量方法；第四，确定实验组、对照组的抽样方法（样本数及抽取样本的方法）；第五，选定哪种实验设计，应根据研究目的与要求，以及主客观条件的可能。

四、文献研究法

1. 文献与文献研究法　文献是把人类知识用文字、图形、符号、声频、视频等手段记录下来的东西。

根据加工程度的不同，文献可以分为三种等级：

（1）一次文献　包括专著、论文、调查报告、档案材料等以作者本人实践为依据而创作的原始文献。

（2）二次文献　是对原始文献加工整理，使之系统化、条理化的检索性文献，一般包括题录、书目、索引、提要和文献等。二次文献具有报告性、汇编性和简明性，是检索工具的主要组成部分。

（3）三次文献　是在利用二次文献基础上，对某一范围内的一次文献进行广泛深入地分析研究之后综合浓缩而成的参考文献，包括动态综述、专题评述、进展报告、数据手册、年度百科大全以及专题研究报告等。

文献研究法就是对文献进行查阅、分析、整理并力图找寻事物本质属性的一种研究方法。

2. 文献法研究的主要步骤

（1）分析和准备阶段　此阶段包括分析研究课题，明确自己准备检索的课题要求与范围，确定课题检索标志，以确定所需文献的作者、文献类号、表达主题内容的词语和所属类目，进而选定检索工具、确定检索途径。

（2）搜索阶段　搜索与所研究问题有关的文献，然后从中选择重要的和确实可用的资料分别按照适当顺序阅读，并以文章摘录、资料卡片、读书笔记等方式记录收集材料。

（3）加工阶段　要从收集到的大量文献中摄取有用的情报资料，就必须对文献作一番去粗取精、去伪存真、由表及里的加工工作。主要包括：剔除假材料，去掉相互重复、陈旧、过时的资料；从研究任务的观点评价资料的适用性，保留那些全面、完整、深刻和正确地阐明所要研究问题的一切有关资料。

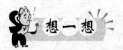 想一想

1. 简述药事、药事管理的概念。

2. 简述药事管理工作的发展。

3. 药事管理工作常用的手段有哪些？

4. 什么是药事管理学，该学科研究的内容包括哪些方面？

5. 熟悉药事管理学的研究方法。

（党丽娟）

第二章 药事管理体制及组织机构

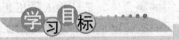

掌握: 1. 我国药事管理体制的发展变化。
　　　 2. 我国药品监督管理的行政机构和技术机构的设立。
　　　 3. 国家食品药品监督管理局内设机构和直属机构的组成。

熟悉: 1. 国家食品药品监督管理局和省级药品监督管理部门的
　　　　　职能。
　　　 2. 国家食品药品监督管理局主要内设机构和直属机构的
　　　　　职责。

了解: 1. 我国药品生产经营行业管理机构变化和主要职责。
　　　 2. 药学教育组织、科研组织及社会团体的基本内容。
　　　 3. 美国和日本的药事管理体制与组织机构内容。

第一节　药事管理体制与组织机构概述

一、药事管理体制

（一）药事管理体制概念

药事管理体制是指在一定社会制度下药事工作的组织方式、管理制度和管理方法，是国家的权力机关关于药事组织机构设置、职能配置及运行机制等方面的制度。药事管理体制属于宏观范畴的药事组织工作，它对发挥微观药事单位的功能作用有很大的指导和影响作用。随着我国社会体制、政治体制及经济体制的不断调整，药事管理体制也发生了巨大的变化，特别是我国成立国家药品监督管理局以来，我国的药事管理体制得到了进一步的完善。

（二）药事管理体制的组成

药事管理体制是国家医药行政部门、企业和事业单位管理权限划分的制度，不同的社会制度和不同的历史时期，都具有不同的药事管理体制。药事管理体制随着社会体制、政治体制、经济体制的发展变化，并不断地向着现代化、科学化的方向发展。从药学所起的作用来看，药学的社会功能和任务主要有：研制新药、生产供应药品、保证合理用药、药品管理、组织药学力量、培养药学技术人员和药学企业家等 6 个方面。药事管理主要针对这几个方面开展工作，由于各方面工作性质和内容不同，药事管理体制又可分解为药品监督管理体制、药品生产经营管理体制、药品使用管理体制、药学教育与科技管理体制四部分。

二、药事组织机构

（一）药事组织的含义

药事组织是一个复杂的综合性概念，人们往往把药事组织机构、体系、体制都称为药事组织。一般来说，"药事组织"包含了广义和狭义的含义。狭义的药事组织是指：为了实现药学社会任务所提出的目标，经由人为的分工形成的各种形式的组织机构的总称。广义的药事组织是指：以实现药学社会任务为共同目标的人们的集合体；是药学人员相互影响的社会心理系统；是运用药学知识和技术的技术系统；是人们以特定形式的结构关系而共同工作的系统。这个系统运行的产出是合格药品、药学服务、药学知识和药学人才，这些产物为医疗卫生系统所利用。因此，药事组织系统是医疗卫生大系统中的子系统，同时药事组织系统中因具体目标有所不同（如研制、生产、经营、使用、教育、管理等）而分为若干相互联系和协作的子系统。又因药事组织系统中生产经营子系统的活动与社会经济系统紧密相关，药事组织系统具有经济系统的属性。药事组织系统也可以称为药事组织体系。

（二）药事组织机构的类型

1. 药品生产、经营组织　其典型结构，在我国是药品生产企业、药品经营企业，在欧美称为制药公司、社会药房，在日本称为制药株式会社、经营株式会社和社会药局。名称各异，但其主要功能作用都是生产药品和经销药品。

一般来说，企业是指从事生产、流通和服务活动，给社会提供商品（或劳动），为盈利而自主经营的具有法人资格的经济组织。药品生产经营组织是经济组织，但由于药品生产企业和药品经营企业所生产经营的是特殊商品——药品，而药品的社会功能是防治疾病，保障人们的身体健康，因此，药品生产、经营组织应将社会效益放在首位，这和其他经济组织将经济效益放在首位不相同。当然这决不意味着药品生产、经营企业可以忽视其基本功能—经济的合理性，即投入与产出的合理性，以尽可能少的投入，得到尽可能多的产出。

药品生产、经营企业（或制药、经营公司）又可进行分类，从企业的性质、规模、组织形式、生产形态以及药品类型等各种角度进一步划分其子系统。

2. 医疗机构药房组织　这类组织的主要功能是通过给病人采购药品、调配处方、制备制剂、提供用药咨询等活动，以保证合理用药。这类组织的基本特征是直接给病人供应药品和提供药学服务，重点是用药的质量及合理性而不是为盈利进行自主经营。它是医疗机构不可分割的组成部分，是事业性组织。国外社会学家诊断医院属于整合组织，是在社会的层次上提供效能不是产生效能的组织。但医院药房和内科、外科等医疗科室不完全相同，药品这一特殊商品是它提供服务中的重要组成部分，包含着一定程度的产生、经营。

医疗机构药房组织在药事组织中占有重要地位和比重，在我国是药师人数最多的组织，是和医疗系统直接交叉的组织。在本书第九章《药品使用管理》中详细介绍。

3. 药学教育、科研组织　主要功能是教育，是为维持和发展药学事业培养药师、药学家、药学工程师、药学企业家和药事管理干部。

药学教育组织是较典型的模式维持组织，是以价值为中心的。它的目标是双重的，既出药学人才，又出药学研究成果。对社会来说，大学的功能是"揭示"，而不是"实施"，其重要性将在长期中反映出来，而不是短期内体现，它为"较高"的利益（包括自我牺牲）作贡献。药学教育组织一般比较稳定。它们的子系统基本上是按学科专业划分的。

药学科研组织的主要功能是研究开发新药，为公众获得安全、有效、经济的药物治疗提供保证。包括独立的药物研究机构和企业或高校设立的药物研究所。

4. 药品管理行政组织 是指政府机构中管理药品和药学企事业组织的行政机构。其功能是代表国家对药品和药学企业事业组织进行监督控制，以保证国家意志的贯彻执行。

政府的药品监督管理机构的主要功能作用，是以法律授予的权力，对药品运行全过程的质量进行严格监督，保证向社会提供的药品是合格的，并依法处理违反药品管理法律、法规和规章的行为。

5. 药学社团组织 在药事兴起和形成过程中，药学行业协作组织发挥了统一行为规范、监督管理、对外联系、协调等作用。20 世纪以来，政府加强了对药品和药事的法律控制以后，药学社团组织（药学会）成为药学企事业组织与政府机构联系的纽带，发挥了协助政府管理药事的作用。因此它的功能作用是行业、职业的管理。

第二节 我国药事管理体制与组织机构

一、我国药事管理体制的发展与演变

（一）1949 – 1957 年新中国药事管理体制的建立

1949 年 10 月，新中国建立后，药品监督管理的职能隶属卫生部。1949 年 12 月，卫生部设药政处。1953 年 5 月改为药政司，1957 年改为药政管理局，各省级卫生厅相应设置药政处，地市级卫生局设置了药政科，专门负责药品的监督管理工作。

1950 年卫生部接管了原设在上海的药品、食品检验局，建立了国家药品检验所，1954 年各省设立药品检验报告部门，至 1956 年全国的药品检验系统已基本形成。在此阶段，我国的药事管理体制已基本形成。管理的方式主要采用行政管理的手段。

（二）1958 – 1998 年我国药事管理体制的调整变化时期

1958 年商业部的中国医药公司更名为医药商贸局，而中国药材公司则改变了体制，由卫生部领导。1979 年，国家成立了国家医药管理总局，将原分属于不同部门的医药公司、药材公司、医药工业公司及医疗器械公司划归统一管理。1982 年，国家医药管理总局更名为国家医药管理局，归国家经贸委领导。

药政药检方面，随着我国制药工业的不断发展，药品的品种和数量急剧上升，药品监督管理的方式开始从行政手段向法制化方向发展。药品生产经营管理体制从无到有、从高度分散到相对集中。药品使用管理也从无到有，并不断完善。药学教育和科技管理逐步向现代化管理发展。我国的药事管理体制在国家卫生和经济管理体制的制约下，与我国药学事业的发展规模和水平相同步，经历了一个从无到有，从建立到逐步完善，不断发展的过程，并正逐步向法制化、科学化管理迈进。为了加强药品检验工作，1961 年卫生部合并了药品检验所和生物制品检定所，成立了卫生部药品生物制品检定所。

1984 年 9 月 20 日中华人国共和国第六届全国人民代表大会常务委员会第七次会议审议通过了《中华人民共和国药品管理法》，我国的药品管理工作取得了突破性的进展。我国第一次以法律的形式规定了药品监督管理的权利和职责，并且明确规定药品监督管理是各级卫生行政部门。

（三）1998 组建国家药品监督管理局

1998 年，根据《国务院关于机构设置的通知》，党中央、国务院决定组建国家药品监督管理机构——国家药品监督管理局（State Drug Administration, SDA），直属国务院领导。并于1998 年 4 月 16 日挂牌成立，1998 年 8 月 19 日正式运行。其职能由原属卫生部药政、药检职能，原国家医药管理局生产、流通监管职能，国家中医药管理局中药生产、流通监管职能及原分散在其他部门的药品监督管理职能组成。统一负责全国药品的研究、生产、流通、使用环节的行政监督和技术监督。国家药品监督管理局自成立后，将法规建设作为首要任务，2001年 12 月 1 日新修订的《中华人民共和国药品管理法》正式实施，我国药品监督管理进入了一个新的历史发展时期。并且明确规定，国务院药品监督管理部门主管全国药品监督管理工作，省、自治区、直辖市人民政府药品监督管理部门负责所辖行政区域内的药品监督管理工作。2001 年 2 月 21 日国家药品监督管理局、中央机构编制委员会办公室、中华人民共和国人事部以"国药监办〔2001〕93 号"联合发文，对省级以下药品监督管理机构实行垂直管理。地（州、盟）市级药品监督管理局是省药品监督管理机构的直属机构，其主要职责是，在上一级药品监督管理机构的领导下，负责本行政区域内药品监督管理工作，领导下属机构开展药品监督管理业务。县和较大城市所辖的区根据监管任务需要组建药品监督管理分局，为上级药品监督管理机构的派出机构，其职责是，在上级药品监督管理机构的领导下，负责本辖区的药品监督管理工作。药品监督管理部门设置或确定的药品检验机构，承担药品监督检验工作。

2003 年 3 月，十届全国人大一次会议通过了《国务院机构改革方案》，根据该方案，国务院在国家药品监督管理局的基础上组建国家食品药品监督管理局（State Food and Drug Administration, SFDA）。除继续行使国家对药品、生物制品、医疗器械的监督管理职能外，还负责食品、保健品、化妆品安全管理的综合监督和组织协调，依法组织开展对重大事故的查处。

（四）2008 年国家食品药品监督管理局划入卫生部管理

2008 年 3 月，第十一届全国人大一次会议批准了国务院机构改革方案，根据《国务院关于部委管理的国家局设置的通知》（国发〔2008〕12 号），设立国家食品药品监督管理局（副部级），为卫生部管理的国家局。

二、我国药品监督管理机构

（一）药品监督管理行政机构

1. 国家食品药品监督管理局 国务院药品监督管理的主管部门，主管全国药品监督管理工作。

2. 省、自治区、直辖市药品监督管理机构 国务院办公厅于 2008 年 11 月 10 日下发了《关于调整省级以下食品药品监督管理体制有关问题的通知》（国办发〔2008〕123 号），该通知规定将现行食品药品监督管理机构省级以下垂直管理改为由地方政府分级管理，业务接受上级主管部门和同级卫生部门的组织指导和监督。省级药品监督管理部门是省人民政府的工作机构，由同级卫生部门管理，履行法定的药品监督管理职能。

3. 市、县食品药品监督管理机构 作为同级政府的工作机构，保证其相对独立地依法履行职责，保证其对消费环节食品安全和药品研究、生产、流通、使用全过程的有效监管。

我国药品监督管理行政机构示意图见图 2-1。

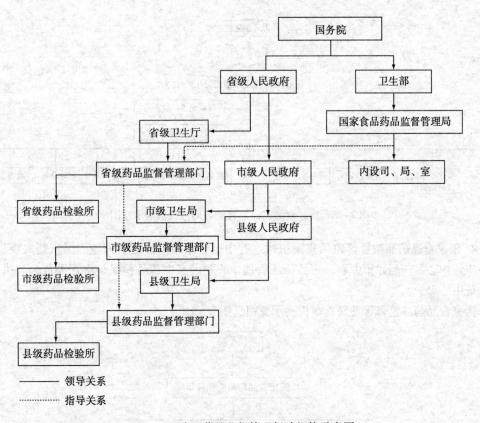

图 2 - 1 我国药品监督管理行政机构示意图

（二）药品监督管理技术机构

1. 药品检验机构 是国家药品监督保证体系的重要组成部分；是国家对药品质量实施技术监督检验的法定专业机构；是在药品监督管理部门领导下，执行国家对药品质量监督、检验的法定性专业技术机构。药品监督检查检验机构不同于药品生产、经营、使用单位的药检部门，它是代表国家对药品进行监督检验，检验结果具有法定效力。1998 年 6 月，国务院办公厅下发了国家药品监督管理局的"三定"方案，药品检验的职能由卫生部移交给国家药品监督管理局，原隶属于卫生部的中国药品生物制品检定所于 1998 年 9 月正式转隶属于国家药品监督管理局领导，各省、地（市）的药品检验机构也归属于同级药品监督管理部门领导。

2. 国家食品药品监督管理局直属技术机构 设有国家药典委员会、国家中药品种保护审评委员会、药品审评中心、药品评价中心、药品认证管理中心等。

（三）国家食品药品监督管理局机构组成

1. 国家食品药品监督管理局内设机构

国家食品药品监督管理局下设八个职能司、一个局和一个室，即办公室（规划财务司）、政策法规司、保健食品化妆品监管司、食品安全监管司、药品注册司、医疗器械监管司、药品安全监管司、稽查局、人事司、国际合作司等。国家食品药品监督管理局内设机构示意图见图 2 - 2。

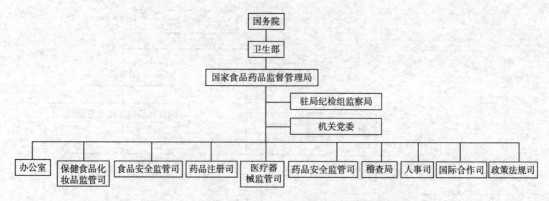

图 2-2 国家食品药品监督管理局内设机构示意图

2. 国家食品药品监督管理局直属机构 有中国食品药品检定研究院、国家药典委员会、药品审评中心、药品评价中心、药品认证管理中心、国家中药品种保护审评委员会、执业药师认证中心等。

国家食品药品监督管理局直属机构示意图见图 2-3。

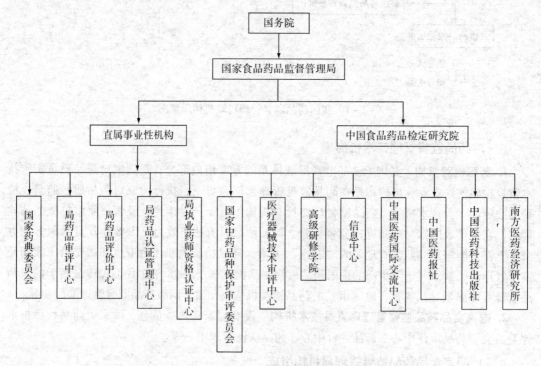

图 2-3 国家食品药品监督管理局直属机构示意图

三、我国药品监督管理机构职能

（一）国家食品药品监督管理局的职能

（1）制定药品安全监督管理的政策、规划并监督实施，参与起草相关法律法规和部门规章草案。

（2）负责药品行政监督和技术监督，负责制定药品研制、生产、流通、使用方面的质量管理规范并监督实施。

（3）负责药品注册和监督管理，拟订国家药品标准并监督实施，组织开展药品不良反应和不良事件监测，负责药品再评价和淘汰，参与制定国家基本药物目录，配合有关部门实施国家基本药物制度，组织实施处方药和非处方药分类管理制度。

（4）负责制定中药、民族药监督管理规范并组织实施，拟订中药、民族药质量标准，组织制定中药材生产质量管理规范、中药饮片炮制规范并监督实施，组织实施中药品种保护制度。

（5）监督管理药品质量安全，监督管理放射性药品、麻醉药品、毒性药品及精神药品，发布药品质量安全信息。

（6）组织查处药品的研制、生产、流通、使用方面的违法行为。

（7）指导地方食品药品有关方面的监督管理、应急、稽查和信息化建设工作。

（8）拟订并完善执业药师资格准入制度，指导监督执业药师注册工作。

（9）开展与食品药品监督管理有关的国际交流与合作。

（10）承办国务院及卫生部交办的其他事项。

（二）国家食品药品监督管理局主要内设机构的职责

1. 药品注册司的职责

（1）拟订和修订国家药品标准、药用辅料标准、直接接触药品的包装材料和容器产品目录、药用要求和标准。

（2）负责新药、已有国家标准的药品、进口药品以及直接接触药品的包装材料和容器的注册和再注册。

（3）实施中药品种保护制度。

（4）指导全国药品检验机构的业务工作。

（5）拟订保健品市场准入标准，负责保健品的审批工作。

（6）负责医疗机构配制制剂跨省区调剂审批与管理。

（7）研究提出药品进口口岸并制定药品通关目录。

（8）负责药品审评专家库的管理。

（9）负责对药品注册品种相关问题的核实并提出处理意见。

（10）承办局交办的其他事项。

2. 药品安全监管司的职责

（1）制定国家基本药物目录，组织制定非处方药制度，审定并公布非处方药物目录。

（2）审核临床药理基地。

（3）负责药品不良反应的监测。

（4）拟定、修订药物非临床研究质量、临床试验质量管理规范及药品生产质量、医疗单位制剂管理规范并监督实施，依法核发药品生产企业、医疗单位制剂许可证。

3. 稽查局的职责

（1）研究药品流通法律、法规，实行药品批发、零售企业资格认定制度。

（2）制定处方药、非处方药、中药材、中药饮片的购销规则。

（3）拟定、修订药品经营质量管理规范并监督实施，依法核发药品经营企业许可证。

（4）监督检定、抽验药品生产、经营、使用单位的药品质量，发布国家药品质量公报。

（5）依法查处制、售假劣药品的行为和负责人，监管中药材集贸市场。

（6）监督药品广告。

4. 政策法规司的职责

（1）参与起草、组织拟订药品监督管理法律、行政法规和政策。

（2）组织有关部门起草食品、保健品、化妆品安全管理方面的法律、行政法规并拟订综合监督政策。

（3）提出立法规划建议。

（4）组织和承担行政规章的审核、协调和发布工作。

（5）负责行政执法监督和听证工作，承担行政复议、应诉和赔偿等工作。

（6）指导本系统法制建设等。

（三）国家食品药品监督管理局主要直属机构的职责

1. 中国食品药品检定研究院　全国药品检验的最高技术仲裁机构，是全国药品检验所业务技术的指导中心。

（1）机构设置　中国食品药品检定研究院的业务技术科室分为三大类，即药品检验部分、生物制品检定部分和医疗器械检验部分。药品检验部分下设：化学药物室、中药室、抗生素室、生化药品室、放射性同位素室、计划生育药品室、药理毒理室、仪器分析室和情报资料室等。生物制品检定部分下设：菌种室、菌苗室、肠道细菌室、血清室、呼吸道病毒室、肠道病毒室、虫媒病毒室、血液制品室、生化室、肿瘤免疫形态室等。此外，所内还设有培养基室、实验动物标准化室和实验动物饲养场等。

（2）职责范围　中国食品药品检定研究院职责主要有以下几个方面。

①负责全国药品、生物制品（包括进出口药品）质量检定和技术仲裁。

②制定和组织实施全国药品、生物制品抽验规划，提供国家药品、生物制品质量公报所需的技术数据和质量分析报告。

③承担国家药品、生物制品标准的技术审核并参与国家标准的修订或起草工作。

④承担新药和新生物制品的有关技术复核及质量认证工作。

⑤负责药品、生物制品检验用标准物质，包括国家标准品、对照品、特殊试剂、药材标本、检定用菌、毒种等的研制和供应。

⑥开展药品及生物制品的检验方法、质量及质量标准、标准品及对照品、安全性及有效性评价等有关方面的科研工作，组织、制定、实施全国药品检验科研发展规划。

⑦指导省级药品检验所及生物制品研究所检定处的业务技术工作，协助解决技术疑难问题，培养技术和管理人员。

⑧负责省级药品检验所实验室的认证工作及业务管理的标准化、规范化、科学化工作。

⑨综合上报和反馈药品质量情报信息。

⑩承担国家药品监督管理局交办的有关药品监督任务。

2. 国家药典委员会　原名卫生部药典委员会。1950年卫生部聘请了49名委员组成了第一届中国药典编纂委员会，是我国最早成立的标准化机构，是负责制定和修订国家药品标准的技术委员会，是国家药品标准化管理的法定机构。1998年9月，原隶属于卫生部的药典委员会划归国家药品监督管理局，并更名为国家药典委员会。

主要职责包括：

（1）负责组织制定和修订国家药品标准（包括中国药典和国家药品监督管理局标准）。

（2）制定现行版药典增补本。

（3）组织地方药品标准再评价，并整理上升为国家药品标准。

（4）负责对新药试行标准进行审查核定为正式标准。

（5）负责审定国家药品法定名称。

（6）编制出版《药品通讯》期刊，发布有关药品标准的信息。

3. 国家食品药品监督管理局药品审评中心　　是国家食品药品监督管理局药品注册管理的技术审评部门，为药品注册管理的科学化、规范化提供技术支持。

1998 年分别建立药品审评中心和药品评价中心，是国家食品药品监督管理局直属事业单位。

主要职责包括：

（1）负责按照《药品注册管理办法》及有关法规，对化学药品、生物制品、体外诊断试剂的新药申请进行技术审评。

（2）负责按照《药品注册管理办法》及有关法规，对中药新药申请进行技术审评。

（3）负责按照《药品注册管理办法》及有关法规，对进口药申请进行技术审评。

（4）负责按照《药品注册管理办法》及有关法规，对已有国家标准的药品申请进行技术审评。

（5）承办国家药品监督管理局交办的其他事项。

4. 国家食品药品监督管理局药品评价中心

主要职责包括：

（1）负责国家基本药物目录制定、调整的技术业务组织工作及其相关工作。

（2）负责非处方药目录制定、调整的技术业务组织工作及其相关工作。

（3）负责药品试生产期及上市后的再评价和药品淘汰筛选的技术业务组织工作及其相关工作。

（4）负责全国药品、医疗器械产品不良反应监测的技术业务组织工作及其相关工作。

（5）承办国家药品监督管理局交办的其他事项。

5. 国家中药品种保护审评委员会　　1992 年国务院颁布了《中药品种保护条例》，1993 年 10 月 10 日又成立了国家中药品种保护审评委员会，（简称中药保护委员会）。其英文名称为 National Committee on the Assessment of the Protected Traditional Chinese Medicinal Products P. R. C.，缩写为 NPTMP。这标志着我国中药品种保护制度从此建立。1999 年 1 月，根据国务院"三定方案"的规定，由国家药品监督管理局组建了第二届国家中药品种保护审评委员会，为国家药品监督管理局直属事业单位，它是国家审批中药保护品种的专业技术审查和咨询机构。

主要职责包括：

（1）配合有关部门组织起草、修订国家中药品种保护审评委员会章程、中药品种保护技术审评标准及工作程序。

（2）负责企业申请中药品种保护、中药保护品种延长保护期的技术审查工作。

（3）负责中药保护品种同品种考核工作，办理按规定撤销或终止中药同品种药品批准文号的技术审查、国家中药品种撤销请求的技术审查及有关纠纷的协调工作。

（4）承办经国家药品监督管理部门批准的中药保护品种的批件，证书颁发及发布公告等项工作。

（5）负责中药出口品种向国外卫生当局出证前的技术审查工作。

（6）承办国家药品监督管理局交办的其他事项。

6. 国家食品药品监督管理局药品认证管理中心

国家食品药品监督管理局药品认证管理中心的主要职责：

（1）在国家食品药品监督管理局统一部署下，参与制定、修订《药品非临床研究质量管理规范》（GLP）、《药品临床试验管理规范》（GCP）、《药品生产质量管理规范》（GMP）、《中药材生产质量管理规范》（GAP）、《药品经营质量管理规范》（GSP）和《医疗机构药剂质量管理规范》（GPP）6个规章及其相应的管理办法。

（2）受国家食品药品监督管理局委托，组织对申请认证的药品研究机构、生产企业、经营企业和医疗机构实施现场检查认证工作。

（3）承办对药品认证检查员的培训、考核和聘任，以及省级药品监督管理部门的药品认证管理人员培训的具体工作；组织与6个规章相关单位、企业的管理人员和技术人员的培训。

（4）受国家食品药品监督管理局委托，负责《药品认证公告》发布的具体工作。

（5）根据国家食品药品监督管理局的安排，开展药品认证的国内、国际学术交流活动；承办国际间药品认证互认的具体工作。

（6）承办国家食品药品监督管理局交办的其他事项。

7. 国家食品药品监督管理局执业药师资格认证中心

（1）承担执业药师资格考试、注册、继续教育等专业技术业务组织工作。

（2）受国家食品药品监督管理局委托，起草执业药师业务规范。

（3）承办国家食品药品监督管理局交办的其他事项。

（四）省、自治区、直辖市药品监督管理部门的职能

1. 省、自治区、直辖市食品药品监督管理局职责

（1）贯彻执行国家关于食品、保健品、化妆品、药品、医疗器械管理工作的法律、法规；起草保健品、化妆品、药品、医疗器械管理的地方性法规、规章并监督实施；组织有关部门拟订食品安全管理的地方性法规、规章和综合监督政策、工作规划并监督实施。

（2）负责保健品、化妆品的准入（含标准）、安全监管和行政执法工作。

（3）依法行使食品综合监督职能，组织协调有关部门承担的食品安全监督工作。

（4）依法组织、协调全省重大、特大食品安全事故的调查处理工作；根据省政府或国家食品药品监督管理局授权，组织协调食品安全专项执法监督活动；组织协调和配合有关部门开展食品安全应急救援工作。

（5）综合协调食品安全和指导实施保健品、化妆品安全的检测与评价及其体系建设工作，制定保健品、化妆品安全信息和会同有关部门制定食品安全信息的分析、预测及发布办法并定期向社会发布。

（6）贯彻实施国家药品法定标准，组织制订审核药品标准并监督实施；审核注册新药、已有国家药品标准药品、进口药品、中药保护品种；监督实施处方药与非处方药分类管理；监督实施药品（医疗器械）不良反应（事件）、药物滥用的监测及药品再评价、淘汰工作；指导临床试验、临床药理基地建设；组织实施中药品种保护制度和药品行政保护制度。

（7）依法对医疗器械的监督管理，组织实施医疗器械生产质量管理规范。

（8）监督实施药品、医疗器械的研究、生产、流通、使用和中药材种植、医疗机构制剂、药物非临床研究、药物临床试验的质量管理规范并组织认证工作；依法核发药品、医疗器械、药品包装材料生产、经营和医疗机构制剂许可证。

（9）监督检验生产、经营和医疗机构的药品、医疗器械质量，定期发布药品、医疗器械质量公告；依法查处制售假劣药品、医疗器械的违法行为和责任人；监督管理中药材集贸市场。

（10）依法核准药品和医疗器械产品广告；指导全省药品、医疗器械检验机构的业务工作。

（11）依法监督管理放射性药品、麻醉药品、医疗用毒性药品、精神药品及特种药械。

（12）负责实施执业药师注册和管理，协助有关部门做好执业药师资格考试工作。

（13）领导省以下食品药品监督管理机构和直属技术机构，实行垂直管理。

（14）承办省人民政府、国家食品药品监督管理局和国家相关部门交办的其他事项。

2. 省、自治区、直辖市药品检验所职责

（1）机构设置　省、自治区、直辖市药品检验所的业务技术科室一般设有：化学药品室、中药室、抗生素室、药理室、生化室、药品标准室、药品监督室、仪器分析室和实验动物饲养房等。

（2）职责范围

①负责本辖区的药品生产、经营、使用单位的药品检验和技术仲裁。

②草拟本辖区药品抽验计划，承担抽验计划分工的抽验任务，提供本辖区药品质量公报所需的技术数据和质量分析报告。

③负责地方药品标准的审订、修订，承担部分国家药品标准的起草、修订任务及新药技术初审，药品新产品及医院新制剂审批的有关技术复核工作。

④承担药品质量的认证工作。

⑤负责药品检验用地方标准品、对照品的制备和供应，承担部分国家标准品、对照品的原料初选和中国药品生物制品检定所委托的协作标定工作。

⑥开展药品检验、药品质量等有关方面的科研工作，参与全国性有关药品检验的科研协作。

⑦指导本辖区药品检验所及药品生产、经营、使用单位质量检验机构的业务技术工作，协助解决技术疑难问题，培训有关的技术和管理人员。

⑧综合上报和反馈药品质量情报信息。

⑨执行省级药品监督管理部门交办的有关药品监督任务。

第三节　我国药品生产经营行业管理机构

药品生产经营组织为一种经济组织，主要包括药品生产企业、药品经营批发企业、药品经营零售企业等。我国药品生产经营组织及行业管理体制，随着我国药品管理体制改革的深入，药品的监督管理机构正加速建立现代企业制度。1998 年国务院成立了国家药品监督管理局，将原隶属于国家医药管理局的部分行政职能归由国家药品监督管理局负责，部分行业管理职能归国家经贸委的经济运行局负责。2003 年 3 月国务院机构改革撤销国家经贸委，原国家经贸委的经济运行局划转到国家发展和改革委员会，药品行业管理职能亦划归到国家发展和改革委员会经济运行局负责。

一、我国医药行业管理机构的建立

（一）国家医药管理总局的成立

1978 年国务院在总结我国医药管理经验教训的基础上，批转了卫生部《关于建议成立国家医药管理总局的报告》，正式成立了国家医药管理总局，由卫生部代管。将原分属于化工、商业、卫生三个部门有关中、西药品，医疗器械的生产、供应等的管理职能及机构人员划归了国家医药管理总局。国家医药管理总局是全国医药行业的主管部门，负责中、西药品的生产经营管理。

1982 年国家医药管理总局改名为国家医药管理局，由卫生部代管改为国家经委领导。1988 年国家医药管理局改为国务院直属局；1994 年又改为国家经贸委管理的国家局。

自国家医药管理总局成立后，各省、自治区、直辖市也相应地组建了省级医药管理局，负责辖区内的医药行业管理工作。

（二）国家中医药管理局的成立

《药品管理法》规定，国家发展现代药和传统药。为了加强对传统药的管理，1988 年根据中华人民共和国国务院批准成立了国家中医药管理局，由卫生部归口管理，将中药（包括中药材、中药饮片、中成药）生产经营行业管理的职能从国家医药管理局划归国家中医药管理局。

（三）国家经贸委医药司的成立

1998 年根据国务院机构调整的部署，国家对药品行业管理的职能进行了调整，在国家经济贸易委员会下设医药司，履行政府对医药行业管理的职能。将原国家医药管理局、国家中医药管理局、国内贸易部药品生产经营行业管理的职能移交给国家经贸委医药司。除中央部委设立专门机构进行药品的行业管理外，在省、地（市）、县经济贸易委员会下也设立了医药管理办公室，负责辖区内医药行业的管理工作。

（四）国家发展和改革委员会经济运行局

2003 年 3 月，国务院机构改革撤销国家经贸委，原国家经贸委的经济运行局划转到国家发展和改革委员会，药品行业管理职能亦划归到国家发展和改革委员会经济运行局负责。

二、我国医药行业管理机构的职责

1998 年国务院对国家药品监督管理体制进行调整，国家经济贸易委员会成立医药管理司，负责药品生产和药品经营的行业管理。同时在各省、市县的各级经济贸易委员会设立医药管理机构，负责辖区内的医药行业管理工作。2000 年，国家经济贸易委员会的医药管理司撤销，其职能并入经济运行局。由其下设的医药管理处具体履行原医药管理司的职责。

药品生产经营行业管理的主要职能是：

（1）贯彻、执行国家有关法律、法规。

（2）对所辖行业、企业生产经营方面进行经济管理，对医药行业经济运行进行宏观调控。

（3）根据国家产业政策，制定医药行业发展战略、长远规划。

（4）制定行业或企业的产品升级换代规划、计划；指导企业按国家或市场需求调整产品结构，推进技术进步，提高企业产品在国内外市场中的竞争能力。

（5）负责医药行业的统计、信息工作。

（6）负责药品、药械储备及灾情、疫情、军需、战备药品及药械的紧急调度工作。

（7）组织实施中药、生化制药的行业管理。

第四节 药学教育、科研组织及社会团体

药学教育组织和药物科研组织均属于药学事业性组织，而药学学术团体则包括中国药学会及经政府批准成立的各种协会。这些组织都是药事组织的重要组成部分。

一、药学教育组织

我国现代药学教育经历了近百年的发展历程，已形成由高等药学教育、中等药学教育、药学继续教育构成的多层次、多类型、多种办学形式的药学教育体系。

截止到 2009 年底，全国设置药学类的普通高等学校共计 567 所，其中，本科院校 327 所、医药高等专科学校 43 所、独立设置的高等职业技术学院 197 所。在本科院校 327 所中，独立的药科大学 2 所，独立药学院 1 所，医科大学及医学院 49 所，中医药大学和中医学院有 23 所，综合性大学 102 所，余下的 150 所分布在各行业、各类型的高等院校中。设置有药学类专业的高校和中等学校均是依据《中华人民共和国教育法》、《中华人民共和国高等教育法》的规定设立的，均为政府投资兴办的事业法人单位。

二、药物科研组织

我国的药物科研组织主要有两种形式，即独立的药物研究院所和附设在高等药学院校、大型制药企业、大型医疗机构中的药物研究所（室）。除大型制药企业设立的药物科研机构外，其他均为国家投资兴办的事业单位。全国独立的药物研究院所 130 多个，其行政管理隶属关系为中国科学院、中国医学科学院、中医研究院、军事医学科学院等国家和地方科学院系统以及中央和地方政府卫生行政主管部门、医药生产经营主管部门。自国家开展科技体制改革以来，药物科研机构的事业性经费逐渐减少、自主权不断扩大，单位通过开辟科技市场、保护知识产权、进行技术转让等方式有效地克服了计划经济体制管理所带来的弊端。

根据全国科技规划，国家政府有关部门制定了医药科技的发展规划和计划，通过资金管理，保证重大医药科研课题，进行宏观调控。为了适应社会主义市场经济体制的需要，医药科研机构应加强医药产品和技术创新的研究，建立多渠道、多元化的科技投资机制，使科技成果尽快转化为生产力，推动医药经济的发展。

三、药学社会团体

（一）中国药学会

中国药学会（China Pharmaceutical Associations，CPA）成立于 1907 年，是我国成立较早的学术性社会团体之一。1992 年恢复加入了国际药学联合会（FIP），是亚洲药物化学联合会（AFMC）的发起成员之一。现在的中国药学会由从事医院药学、药物研究、生产、经营、管理、检验以及教育的科技人员组成，是经民政部注册登记，具有法人资格的全国学术性社会团体，是中国科协的成员单位，是国际药学联合会和亚洲药物化学联合会的成员。根据会章或定，凡承认本会章程并符合会员条件者，均可按规定程序申请入会，经批准后，成为中国药学会会员。该会会员分个人会员和团体会员，个人会员是组织的主体，包括会员、高级会

员、通讯会员、外籍会员，截止到 2010 年，中国药学会已拥有 10 万名会员和 35 个团体会员单位。中国药学会根据药学发展的需要设立专业委员会，选举产生正副主任委员，现有 20 个专业委员会，即中药和天然药物、药剂、抗生素、药物分析、药物化学、生化与生物技术药物、制药工程、医院药学、老年药学、海洋药物、药事管理、药学史、军事药学、药物流行病学、应用药理、药物经济学、药物安全评价研究、药物临床评价研究、医药知识产权和生物制品专业委员会。

中国药学会根据工作需要设立工作委员会协助理事会工作。现有组织工作、学术工作、科技开发工作、国际学术交流工作、编辑出版工作、教育与科普工作 6 个委员会。学会的办事机构为秘书处，秘书处内设办公室、组织工作部、学术部、编辑出版部、继续教育与科普部、国际交流部、咨询服务部。

中国药学会目前主办的学术期刊有《药学学报》、《中国药学杂志》、《中国临床药理学杂志》、《中国中药杂志》、《药物分析杂志》、《中国医院药学杂志》、《中国新药与临床杂志》、《中国海洋药物》、《中国现代应用药学》、《中国药物化学杂志》、《中国药学杂志》（英文版）、《中国新药杂志》、《药物生物技术》、《中国临床药学杂志》等 14 种。

中国药学会的宗旨是：团结和组织广大药学科学技术工作者，实施科教兴国和可持续发展战略，促进药学科学技术的普及、繁荣与发展，促进药学人才的成长与提高，促进药学科学技术与经济的结合，为我国社会主义现代化建设服务，为构建社会主义和谐社会服务，维护药学科学技术工作者的合法权益，为会员和药学科学技术工作者服务。

中国药学会的任务是：①开展药学科学技术的国内外学术交流，编辑、出版、发行药学学术期刊、书籍，发展同世界各国或地区药学学术或相关团体、药学科学技术工作者的友好交往与合作。②举荐药学人才，表彰、奖励在科学技术活动中取得优异成绩的药学科学技术工作者。③开展对会员和药学科学技术工作者的继续教育与培训等工作。④组织开展药学及相关学科的科学技术知识普与宣传工作，开展医药产品展示，提供医药技术服务与推广科研成果转化等活动。⑤反映会员和药学科学技术工作者的意见和要求，维护会员和药学科学技术工作者的合法权益。⑥接受政府委托，承办有关药学发展、药品监督管理等有关事项，组织会员和药学科学技术工作者参与国家科学论证和科学技术咨询。⑦依法兴办符合本会业务范围的事业与企业单位。

（二）药学协会

我国的药学协会主要包括中国医药企业管理协会、中国化学制药工业协会、中国非处方药物协会、中国医药商业协会、中国中药协会、中国医药教育协会和中国执业药师协会共 7 个协会。

1. 中国医药企业管理协会　中国医药企业管理协会（China Pharmaceutical Enterprises Association，CPEA）成立于 1985 年，是我国医药工商企业界的社会团体，该协会采取团体会员制的组织形式。只吸收团体会员。协会主要从事人员培训、企业咨询、理论研究、信息服务等项工作，编辑出版了《医药企业管理简讯》、《医药企业》杂志。中国医药企业管理协会在业务上受中国企业管理协会的指导。

2. 中国化学制药工业协会　中国化学制药工业协会（China Pharmaceutical Industry Association，CPIA）成立于 1988 年。是化学制药工业全行业的社会经济团体，是政府与企业间的桥梁和纽带，同时承担政府部门委托的行业管理任务。该协会的宗旨是为企业服务，维护会员单位的合法权益。依靠技术进步，提供信息服务，提高全行业经济效益。协会章程规定，凡从事化学制药工业及配套服务的具有法人资格的企业，均可向该会提出入会申请。

3. 中国非处方药物协会（原名中国大众药物协会）　中国非处方药物协会（China Non-prescription Medicines Association，CNMA）成立于1988年，并加入了世界大众药物协会。该协会也采取团体会员制的组织形式。北京药厂、杭州中药二厂、中国医药工业公司等为其会员单位。1996年4月，在协会举行的第二届一次会员代表大会上，决定协会更名为中国非处方药物协会。

4. 中国医药商业协会　中国医药商业协会（China Association of Pharmaceutical Commerce，CAPC）成立于1989年，是医药商业系统的行业组织，它遵循资源平等、互助、协商的原则。具有法人地位。该协会作为政府医药主管部门的助手和参谋，协助政府搞好医药商业的行业管理工作，积极为企业服务，在政府与企业之间发拉桥梁和纽带作用，促进医药商业流通的发展。

5. 中国中药协会　中国中药协会（China Association of Traditional Chinese Medicine，CATCM）成立于2000年，是沟通政府、服务企业，该协会全面履行代表、自律、管理、协调、服务等职能，弘扬中药文化，促进中药行业持续健康发展。

6. 中国医药教育协会　中国医药教育协会（China Medicine Education Association，CMEA）成立于1992年11月。是医药教育的全国性群众团体，是国家医药主管部门、教育部门联系医药教育工作者的纽带和发展医药教育的助手。同时是发展我国医药教育的良好助手。编辑出版《药学教育》杂志。中国医药教育协会高等药学院校委员会（China Association of Pharmaceutical Colleges，CAPC）是1992年12月成立的，其前身为1986年2月成立的高等药学教育协作组。该委员会是开展高等药学教育活动的全国性群众团体。本会的宗旨是坚持党的基本路线，遵循党的教育、医药卫生工作方针和国家的各项政策、法规，广泛联系高等药学院校（系）进行教学、科研、生产等有关活动的研讨，为主动适应我国社会主义经济建设和药学事业的发展服务，为建立具有中国特色的社会主义高等药学教育体系作出贡献。

7. 中国执业药师协会　中国执业药师协会（China Licensed Pharmacist Association，CLPA）成立于2003年，是执业药师遵守宪法、法律、法规和国家政策，遵守社会道德风尚。该协会坚持自律、维权、协调、服务的职能。

第五节　国外药事管理体制与组织机构

世界各国由于国体和政体不同，其药事管理体制也各有差异。大多数国家对药品采取了由国家集中监督管理的体制。

20世纪中叶以后，药品的国际贸易日益频繁，各国药事管理体制受经济全球化影响不断变革。其发展变化趋势的主要共同之处有：①强化中央政府对药品质量的监督管理，确保人们用药安全有效；②中央政府加强对药品价格的控制，降低卫生经费支出；加强对药品生产、流通和药学教育科技的宏观管理；③药品生产、经营机构进行合并，扩大规模，增强市场竞争力。目前美国、日本的药事管理体制具有一定的代表性，本节将介绍美国和日本的药品监督管理体制与机构，以及世界卫生组织的基本情况。

一、美国药事管理体制与机构

美国主管药品监督管理的机构分为两级：联邦政府健康和人类服务部（执法机构为食品

药品管理局）、州政府卫生局（一般设有药政机构）。

（一）美国药品监督管理机构

美国在 1906 年颁布的《食品、药品法》中授权联邦政府的农业部统一管理全国的药品，从此开始了国家集权管理药品的体制。目前，联邦政府在人类与健康服务部（Human and Health Service，HHS）中设立了食品药品管理局（Food and Drug Administration，FDA）。负责对药品、生物制品、医疗器械、化妆品、兽医药物、疫苗、血液制品、动物饲料、放射性产品进行监督管理。FDA 的管理职责范围约占全美商品生产和销售总价值的 25%。

1. 联邦政府的药品监督管理机构

（1）FDA 的机构设置　FDA 总部下设芝加哥、纽约等 10 个大区。域办公室 22 个地区办公室以及 135 个检查站。FDA 本部设 8 个办公室，即局长办公室、立法事务办公室、法令条例事务办公室、卫生事务办公室、政策协调办公室、管理办公室、计划评价办公室、公务办公室。总部及大区大办公室均设有检验室，直接进行药品的监督检验工作。

FDA 设有药物研究评审中心、生物制品评审研究中心、医疗器械及放射卫生中心、食品安全及营养中心、兽医药中心 5 个评审研究中心。在全国范围内形成了一个强大的药品监督网络，部门之间、上下机构之间分工明确，职责清晰，工作效率高。FDA 是联邦执法机构，实行垂直领导体制，相对独立，不受地方州的管辖，受干扰较少，不易滋生地方保护主义，监督管理力度强。

（2）FDA 的主要职责　①用各种合适的法律手段，执行国家有关的联邦法律和规定；②在有利的科学依据和合理分析的基础上做出管理规范的裁决；③促进生产安全有效的产品提供给消费者，并对罕见和危害生命的疾病特别予以重视；④为受管理的工业界提供明确的标准规范，并指导其达到这些标准规范；⑤发现并公布有关受理产品中产生的重要的公共健康问题；⑥通过与各级政府机构和国内外的专职机构、工业界、学术界的合作，提高该局的工作效能；⑦协助传播媒体、消费者团体、医疗界向公众提供所管辖产品正确的、最新的信息；⑧保证诚实、公平、负责地采取合适的行动和决策。

（3）FDA 分区机构职责　FDA 的分区机构分别担任全国 50 个州的食品、药品的管理工作。具体职责是：①日常监督和定期检查管辖区内食品、药品的质量，以及生产厂家；②负责辖区内的新药审批；③负责辖区的食品添加剂的审批；④负责由联邦掌管的其他有关业务；⑤负责药品和食品的注册登记及其厂家的注册登记。

2. 州政府的药品监督管理机构　州药房委员会（State Board of Pharmacy）是州政府卫生部门的下属机构。美国各州均有州药房委员会，并制定有药房法（Pharmacy Law），州药房委员会负责执行药房法。其主要职责是：①管理本州的药房工作；②对药师执照、药房执照、实习药师执照的申请者进行审查、考试和发证；③根据本州"药房法"检查各种违法者，并按条例决定其处罚；④定期对药房进行检查、验收；⑤协助本州其他药政机构分支（FDA 和 DEA）执行其他药政法规；⑥决定药房执照和药师执照的暂停和吊销；⑦根据本州药房法，颁布实施细则。州药房委员会的人员由州长任命。

（二）美国麻醉药物强制管理局（Drug Enforcement Administration，简称 DEA）

DEA 是负责强制执行麻醉药物等特殊药物管理的一个联邦机构，是美国联邦特殊药物管理法案（Controlled Substance Act）的执法机构。DEA 是美国司法部联邦调查局的下属单位，建立于 1973 年 7 月，其前身是麻醉药物和危险药物管理局。

（三）美国药典会

美国药典会为独立机构，是非政府机构，负责制定药品的标准。根据美国有关药品管理法规的规定，FDA 有权对药品质量标准、检验方法及载入药典的条文等进行评价、审核。由美国药典会编纂出版的国家药品标准有《美国药典》（USP）、《国家药方集》（N. F.）、《美国药典》增补版（一般每年两次）；另外还出版有《配制药剂信息》、《用药指导》、《美国药物索引》及期刊《药学讨论》等。

（四）美国药学会

美国药学会（APHA）于 1852 年成立，是美国药事职业、行业的社会团体。其下设有许多协会和委员会，如美国药学院校协会（AACP）、药学院校审议委员会（ACPE）、美国医院药房协会（ASHP）、美国零售药房协会（NRDA）、美国制药工业协会等。美国药学会通过下设各协会的活动在药事管理中发挥重要作用，如美国的医院药房和社会药房的管理，宏观管理主要依靠药学会的有关协会负责。国家或州法律会授予协会药品监督管理的权利。因此，有关管理规范、行为规范均是由协会来制定并监督实施。

二、日本药事管理体制与机构

日本的药事管理体制共分三级，即中央级、都道府县级和市町村级。中央政府厚生省药分局是权力机构，而地方政府则为政策的贯彻执行部门。

日本在厚生省设立药务局，是一个内设机构，负责药品监督管理工作。其下设有 8 个课包括：计划课，经济课，审查第一课，审查第二课，安全课，监视指导课，生物制品课及麻醉药品课八个课。管理范围包括人用药品、类药品、兽药、化妆品、医疗器械。地方的各都道府县设有卫生主管部局，内设药事主管课。

药务局的主要职能：

（1）指导、监督药师的职位、工作。

（2）指导、监督管理药品、类药品、医疗器械、外科敷料的生产、销售。

（3）指导、监督药物不良反应机构、研究机构、药品推广机构、产品再评价机构的工作。

（4）指导药品、类药品、化妆品、医疗器械的测试、检测、研究。

（5）为药品、类药品、医疗器械、化妆品生产商、进口商提供服务。

（6）对有毒物质、有害物质的控制。

（7）对掺假、标签不当的药品、类药品、化妆品、医疗器械的控制。

（8）提供生物制品、抗生素及一些特殊药品的分析服务。

（9）控制、监督与麻醉药品、精神药品、大麻以及对这些药品处理的所有活动。

（10）鸦片的接收、销售、控制。

（11）兴奋剂、兴奋性物质的控制、处理。

（12）决定以上各种服务的费用。

厚生省设置中央药事委员会（Central Pharmaceutical Affairs Council，简称 CPAC），都道府县设地方药事委员会，作为咨询机构，负责调查、讨论有关药品（包括医疗器械）的重要事项。中央药事委员会设有 12 个委员会，即药典委员会、药品委员会、兽药委员会、生物制品委员会、抗生素委员会、放射性药品委员会、化妆品和准药品委员会、医疗器械委员会、药品安全委员会、有害物质及特殊化学品委员会、非处方药委员会和药效再评价委员会。中央药事委员会由 500 多名兼职或专职的医药学专家组成。

中央药事委员会所讨论的主要议题是：①《日本药典》的修订；②制定药品以及相关产品的标准；③决定新药的生产许可；④决定对药品进行疗效再评价并组织实施；⑤根据《药品不良反应救济、研究开发、产品评审》的规定，决定是否发放救济金。

厚生省和都道府县设置有事业性监督检验机构——卫生研究所，负责药品质量的监督检验，国家设有国立卫生试验所和国立预防卫生研究所，它们是日本药事法中规定的国家药品检定机构。47 个都道府县都设有卫生试验所，承担药品检验工作。厚生省和都道府县还设有药事监视员（即药品监督员）。

三、世界卫生组织

世界卫生组织（World Health Organization，简称 WHO）是联合国的卫生机构。1948 年成立，总部设在日内瓦。下设有三个主要机构，即世界卫生大会、执行委员会和秘书处。其宗旨是"使全世界人民获得可能的最高水平的健康"。它的法定职能有两项：①负有倡导和协调责任的国际卫生工作的指导；②在卫生领域与会员国开展技术合作。

世界卫生大会是 WHO 的最高理事机构，WHO 下设的主要工作机构有：世界卫生大会、执行委员会和秘书处。根据世界卫生组织章程规定，世界卫生大会是世界卫生组织的工作机构，由会员国代表组成，每年举行一次大会，必要时举行特别会议，讨论决定有关政策和计划，并通过本年度经费预算。每年的世界卫生日，WHO 都会围绕一个主题开展广泛的宣传活动。在世界卫生大会闭会期间，由执行委员会代行其职权，执行委员会每年至少举行两次会议。执委会由 31 个会员国各派 1 名委员组成。这些会员国由世界卫生大会考虑地域上均匀分配的原则，推选产生。执委会每年至少举行两次会议。

WHO 的秘书处设有总干事办公室，有 1 名总干事和 5 名副总干事，每位副总干事分管若干处。

药品事宜由诊断、治疗和康复技术处管理。该处对药品管理的主要工作有：①制定药物政策和药物管理规划，要求各国采取行动，选择、供应和合理使用基本药物约 200 种；②药品质量控制：编辑和出版国际药典，主持药品的统一国际命名以避免药品商品名称的紊乱，出版《药物情报》刊物，通报有关药品功效和安全的情报；③生物制品：制定国际标准和控制质量，通过其合作中心向会员国提供抗生素、抗原、抗体、血液制剂、内分泌制剂的标准品，支持改进现有疫苗和研制新的疫苗；④药品质量管理：制定《药品生产质量管理规范》（即 WHO 的 GMP）、《国际贸易药品质量认证体制》（即 WHO 的认证体制），建议并邀请会员国实施和参加。

WHO 的专业机构有：①顾问和临时顾问；②专家咨询和专家委员会共 47 个，其中与药品、生物制品、血液制品有关的有生物制品标准化、药物成瘾和乙醇中毒、药物评价、人血制品和有关产品、国际药典和药物制剂、传统医学等 6 个专业委员会；③全球和地区医学研究顾问委员会；④WHO 合作中心，我国有 42 个卫生机构已被指定为 WHO 合作中心，其中涉及药品的有 WHO 药品控制合作中心（中国药品生物制品检定所）、WHO 传统药品合作中心（中国医学科学院药用植物资源开发研究所）、WHO 传统医学合作中心（中国中医研究院中药研究所）。

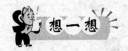 **想一想**

1. 简述药事组织机构的类型。
2. 简述我国药品监督管理机构的划分。
3. 简述国家食品药品监督管理局内设机构和直属机构的设置。
4. 简述中国食品药品检定研究院的主要职能。
5. 简述国家药典委员会的主要职能。
6. 简述我国药品生产经营行业管理的机构和主要职能。
7. 简述美国、日本的药事管理体制与机构。

（刘佐仁）

第三章　药品与药品监督管理

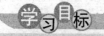

掌握：1. 药品的含义及相关概念。
　　　2. 药品质量监督检验的主要类型。
　　　3. 国家基本药物制度的主要内容。
　　　4. 药品不良反应报告与监测管理的基本要求。
　　　5. 药品分类管理的主要规定。
　　　6. 药品召回的含义和分级。
熟悉：1. 药品质量的概念与特征。
　　　2. 药品标准。
　　　3. 药品质量监督检验的性质、药品质量公报。
了解：1. 药品的特殊性。
　　　2. 药品质量监督管理的概念和作用。

第一节　药品的含义及相关概念

什么是药品、它包括哪些物质、它有哪些基本特征等问题，是药事管理学的基本问题，也是国家对药品进行监督管理时首先必须明确的问题。

一、药品的含义

不同时代、不同国家、不同角度对药品（drug）的定义不同，其内涵也不同。

我国《药品管理法》第一百零二条规定，"药品，是指用于预防、治疗、诊断人的疾病，有目的地调节人的生理机能并规定有适应证或者功能主治、用法和用量的物质，包括中药材、中药饮片、中成药、化学原料药及其制剂、抗生素、生化药品、放射性药品、血清、疫苗、血液制品和诊断药品等。"这是从管理的角度对药品的定义，理解这一定义主要包括以下要点：

（1）从功能上看，药品是指用于预防、治疗、诊断人的疾病，有目的地调节人的生理机能的物质，即一般所说防病治病、康复保健的物质。另外，我国的药品专指人用药品，而不包括动物用药（兽药）、更不包括植物用药（农药、化肥等），这一点与有些国家药品的定义不同。

（2）并非所有具有以上功能的物质都是药品，药品还必须规定适应证或者功能主治、用法和用量。实际上，能够预防、治疗、诊断人的疾病，或者能够调节人的生理机能的物质很多，如某些食品、化妆品等，但它们既不能规定适应证或者功能主治，也没有非常严格的用法用量规定。而药品则必须规定这些内容，一般而言，化学药品和生物制品必须规定适应证，中药必须规定功能主治，而且它们的用法用量都有严格的规定。所以，这一要点主要区别药品与食品、化妆品。

（3）药品包括的类别有中药材、中药饮片、中成药、化学原料药及其制剂、抗生素、生化药品、放射性药品、血清、疫苗、血液制品和诊断药品等。

二、药品的相关概念

（一）现代药与传统药

《药品管理法》第三条规定："国家发展现代药（modern medicines）和传统药（traditional medicines），充分发挥其在预防、医疗和保健中的作用。"

1. 现代药 一般是指 19 世纪以来发展起来的化学药品、抗生素、生化药品、放射性药品、血清疫苗、血液制品等。其特点是用现代医学的理论和方法筛选确定其药效，并按照现代医学理论用以防治疾病。一般是用合成、分离提取、化学修饰、生物技术等方法制备的物质，结构基本清楚，有控制质量的标准和方法。这类药发展很快，已有数万品种。习惯上分为化学药品和生物制品。如阿司匹林、青霉素、干扰素等。

2. 传统药 一般是指各国历史上流传下来的药物，主要是动、植物和矿物药，又称民族药。我国的传统药即中药，中药治病的经验和理论，如性味、归经、功效、主治、用法、用量、禁忌，都是在中医辨证理论的指导下，根据药物的性能组合在方剂中使用。中药最本质的特点是在中医理论指导下应用，中医药是一个整体，它的基本理论是建立在把人体、健康、环境视为一个主体的哲学观点上，其特点是整体观、动态观和辨证观。中药不仅历史悠久，至今仍是我国人民防治疾病不可缺少的药物，而且在世界各国影响也很大。

人类步入现代工业化社会之后，开始逐步广泛使用现代药，传统药的重要性曾经一度被人们所轻视，其发展也受到限制，尤其是在欧美国家中。但在我国和其他一些亚洲国家，即使已经广泛使用现代药，传统药仍然在国民医疗保健中占有重要地位。目前，不仅世界卫生组织鼓励使用传统药解决药品短缺问题，在欧美发达国家也越来越重视传统药的应用。

（二）处方药与非处方药

我国《药品管理法》第三十七条规定"国家对药品实行处方药与非处方药分类管理制度。"药品分类是根据安全有效、使用方便的原则，依其品种、规格、适应证、剂量及给药途径不同，将药品分别按处方药（prescription drugs）和非处方药（nonprescription drugs, over - the - counter drugs，即 OTC drugs）进行管理。这是目前世界通行的一项药品管理的制度。

1. 处方药 《药品管理法实施条例》第 83 条规定，处方药是指"凭执业医师和执业助理医师的处方方可购买、调配和使用的药品。"英国一般把处方药称为 prescription - only medicine，即 POM；美国则称为 legend drugs。

被列为处方药的药品一般是：特殊管理的药品（又称控制物质）；由于药品的毒性或其它潜在影响使用不安全的药品；因使用方法的规定（如注射剂），用药时有附加要求，病人自行使用不安全，需在医务人员指导下使用的药品；或是新化合物、新药等。在我国，凡是没有被遴选为非处方药的药品均按处方药管理。

2. 非处方药 《药品管理法实施条例》第 83 条规定，非处方药是指"由国务院药品监督管理部门公布的，不需要凭执业医师和执业助理医师处方，消费者可以自行判断、购买和使用的药品"。

被列为非处方药的药品具有以下特点：药品适应证可自我诊断、可自我治疗，通常限于自身疾病；药品的毒性在公认的安全范围内，其效用－风险比值大；药品滥用、误用的潜在可能性小；药品作用不掩盖其他疾病；药品不致细菌耐药性；一般公众能理解药品标签的忠告性内容，无需医师监督和实验监测即可使用。这些药品的种类主要包括：维生素、滋补剂、微量元素补充剂、感冒咳嗽药、抗酸剂、消胀剂、轻泻剂、口服止痛药、外用镇痛药和麻醉剂、其他外用药、足部保健制剂、口腔清洁用品、支气管扩张剂等。根据药品的安全性，非处方药又分为甲、乙两类。

（三）新药、首次在中国销售的药品与上市药品

1. 新药 根据《药品管理法实施条例》第83条，新药是指未曾在中国境内上市销售的药品。而《药品注册管理办法》第8条另规定，"已上市药品改变剂型、改变给药途径、增加新适应证的，按照新药管理。"

2. 首次在中国销售的药品 指国内或者国外药品生产企业第一次在中国销售的药品，包括不同药品生产企业生产的相同品种。

3. 上市药品 是指经国务院药品监督管理部门审查批准，并发给药品生产批准文号或者进口药品注册证书的药品。

（四）特殊管理的药品

《药品管理法》第三十五条规定，"国家对麻醉药品、精神药品、医疗用毒性药品、放射性药品，实行特殊管理。"这4类药品被称为特殊管理的药品。具体管理规定详见本书第十一章。

（五）国家基本药物、基本医疗保险用药

1. 国家基本药物 指从国家目前临床应用的各类药物中，经过科学评价而遴选出来的具有代表性的药物，由国家的药品监督管理部门公布，国家保证其生产和供应，在使用中首选。2002年世界卫生组织（WHO）对基本药物的定义是：能满足人们卫生保健优先需求的药物，是按照一定的遴选原则，经过认真筛选数量有限的药物。国家基本药物制度的具体内容详见本章第三节。

2. 基本医疗保险用药 为了保障城镇职工基本医疗保险用药，合理控制药品费用，规范基本医疗保险用药范围管理，由国务院医疗保险行政管理部门组织制定并发布国家《基本医疗保险药品目录》（以下简称《药品目录》）。纳入《药品目录》的药品是有国家药品标准的品种和进口药品，并符合"临床必需、安全有效、价格合理、使用方便、市场能保证供应"的原则。《药品目录》所列药品包括化学药、中成药、中药饮片。化学药和中成药列基本医疗保险准予支付的药品目录，采用通用名称并标明剂型。中药饮片列基本医疗保险不予支付的药品目录，药品名称采用药典名。

《药品目录》又分为"甲类目录"和"乙类目录"。《药品目录》又分为"甲类目录"和"乙类目录"。纳入"甲类目录"的药品是临床必需、使用广泛、疗效好，同类药品中价格低的药品。"乙类目录"的药品是可供临床治疗选择使用，疗效好，同类药品中比"甲类目录"药品价格略高药品。"甲类目录"由国家统一制定，各地不得调整。"乙类目录"由国家制定，各省、自治区、直辖市可根据当地经济水平、医疗需求和用药习惯，适当进行调整，增加和

减少的品种数之和不得超过国家制定的"乙类目录"药品总数的15%。

三、药品是特殊的商品

1. 药品的商品性 药品的属性首先是商品性。即药品首先是一种商品，与其他商品一样，人们需使用药品时，将由自己或有关单位付钱去购买。在市场经济条件下，药品的生产、流通等行为与其他商品一样都需要受经济规律、价值规律、竞争规律等的支配和约束，药品企业也存在市场竞争、优胜劣汰等问题。

2. 药品的特殊性 药品与其他商品相比有明显的特殊性，即不同于其他普通商品的显著特点，主要包括以下方面。

(1) 生命关连性 其他消费品比较，药品的不同之处首先在于，药品是与人们的生命相关连的物质。药品的使用目的是预防、治疗、诊断人的疾病，有目的地调节人的生理机能，它是维持人们生命与健康的物质。各种药品有各不相同的适应证，以及用法用量；若没有对症下药，或用法用量不适当，均会影响人的健康，甚至危及生命。而其他商品没有这种与人的生命直接的相关性，故生命关连性是药品的最基本特殊性。

(2) 质量严格性 由于药品与人们的生命有直接关系，确保药品质量尤为重要。药品的纯度、稳定性、均一性与药品的使用价值有密切关系，杂质、异物混入药品，可出现异常生理现象、毒副作用，产生药品不良反应和药源性疾病，甚至出现中毒或死亡。药品这一商品只有合格品与不合格品的区分，而没有顶级品、优品与等外品的划分，只有合格的药品才能上市销售。法定的国家药品标准是判断和保证药品质量的标准，是划分药品合格与不合格的惟一依据。

药品的高质量性还反映在，国家对药品的研制、生产、流通、使用实行严格的质量监督管理，推行 GLP、GCP、GMP、GSP、GAP 等质量规范。

(3) 高度的专业性 药品要发挥预防、治疗、诊断人们疾病，维护人们健康的作用，必须通过专业的医师、药师指导作用才能得以实现，这和其他商品有很大的不同。药品说明书有许多专业术语，未受过医药专业教育的营业员不能正确理解和解释。处方药必须通过执业医师处方才能购买，零售处方药和甲类非处方药的药房，必须配备执业药师或者其他经过资格认定的药学技术人员。药品的研究和开发更是需要多学科高级专家合作才能进行。为此制药工业被称为高科技产业，药品被称为指导性商品。

(4) 使用的两重性 药品一方面可以防病治病，另一方面也存在不良反应、毒副作用，能够致病。所以，药品如果管理、使用得当，可以治病救人，造福人类；若管理、使用不当则可能造成严重后果，轻则无效或延误病程，重则导致中毒或药源性疾病，甚至致命。据世界卫生组织统计，目前每年全世界死亡的病人中，有1/3死于用药不当；另据文献报道，美国现住院病人中约有1/7是由于用药不当而住院的。

(5) 公共福利性 药品防治疾病、维护人们健康的商品使用价值，具有社会福利性质，假如药品的价格太高，将使药品的使用价值受到限制。无论什么性质的制药企业都应担负起为人类健康服务的社会职责。人类的疾病种类繁多，为此治疗疾病的药品品种也很多，但每种药品的需求量却有限，这就导致药品的成本较高。作为商品的药品，其成本较高而客观上又不得高定价，制药企业应认清药品的公共福利性，将此作为自己应尽的社会责任。国家为了保证人们能买到质量高、价格适宜的药品，保证人们用药的可及性和公平性，对药品价格、广告等行为进行严格管理，都是药品的公共福利性特征的体现。

四、药品质量

（一）药品质量的概念与特征

1. 药品质量的概念 国际标准化组织（ISO）对质量的定义为："质量是指产品或作业所具有的、能用以鉴别其是否合乎规定要求的一切特性或性能。"我国的国家标准（GB 3935.1－83）对质量的定义为："产品、过程或服务满足规定要求（或需要）的特征与特征总和。"据此，可以对药品质量定义为：药品质量，是指药品满足规定要求和需要的特征总和。

2. 药品的质量特征 指药品与满足预防、治疗、诊断人的疾病，有目的地调节人的生理机能的要求有关的固有特征。药品的质量特征包括有效性、安全性、稳定性、均一性、经济性等方面。

（1）有效性 药品的有效性是指在规定的适应证或者功能主治、用法和用量的条件下，药品能满足预防、治疗、诊断人的疾病，有目的地调节人的生理机能的要求。有效性是药品的基本特征，若对防治疾病没有效，则不能成为药品。但必须在一定前提条件下，即按照规定的适应证或者功能主治和用法、用量使用。

有效程度的表示方法，在我国采用"痊愈"、"显效"、"有效"以区别之；在国外有的采用"完全缓解"、"部分缓解"、"稳定"等来区别。

（2）安全性 药品的安全性，是指按规定的适应证和用法、用量使用药品后，人体产生毒副反应的程度。大多数药品均有不同程度的毒副反应，因此，只有在衡量有效性大于毒副反应，或可解除、缓解毒副作用的情况下才使用某种药品。假如某物质对防治疾病有效，但对人体有致癌、致畸、致突变等严重损害，甚至致人死亡，则不能作为药品使用。安全性也是药品的基本特征。

（3）稳定性 药品的稳定性，是指药品在规定的条件下保持其有效性和安全性的能力。这里所指的规定条件一般是指规定的有效期内，以及生产、贮存、运输和使用的要求。假如某物质不稳定，极易变质，即时具有防治、诊断疾病的有效性和安全性，也不能作为药品。因此，稳定性是药品的重要特征。

（4）均一性 药品的均一性，是指药物制剂的每一单位产品都符合有效性、安全性的规定要求。药物制剂的单位产品，如一片药、一支注射剂、一粒胶囊、一瓶糖浆等。原料药品的单位产品，如一箱药、一袋药、一桶药等。由于人们用药剂量一般与药品的单位产品有密切关系，特别是有效成分在单位产品中含量很少的药品，若不均一，则可能等于未用药，或用量过大而中毒、甚至致死。因此，均一性也是药品的重要特征。

（5）经济性 药品的经济性，是指药品在生产流通过程中形成的价格水平。若价格过高，超过了人们的承受能力，则不能作为商品在市场上流通，因而限制了其使用。因此，药品的经济性对药品价值的实现、患者用药以及企业的生存发展均有较大影响。

第二节 药品监督管理概述

由于药品直接影响到人的身体健康甚至生命安全，世界各国政府都采取各种手段，对药品及其有关事项进行严格的监督管理，以保证药品质量，维护人民身体健康和用药的合法权益。

一、药品质量监督管理

（一）概念与特征

药品质量监督管理可简称为药品监督管理，是我国行政监督体系中的一个组成部分。药品监督管理是指行政主体依法定职权，对药品研制、生产、经营、使用、广告、价格等各环节的有关机构和人员等管理相对人遵守药事法律、法规、规章，执行行政决定、命令的情况进行检查，对其生产、经营、使用的药品和质量体系进行抽检、监督，执行行政处罚的行政行为。其特征为：

（1）药品监督管理的行政主体是《药品管理法》规定享有药品监督管理主管权的国务院药品监督管理部门。还有法律、法规授权的其他有关行政机关，如工商行政部门、物价主管部门等。

（2）药品监督管理的对象是作为管理相对人的公民、法人或其他组织。如制药公司、医药公司、使用药品的医疗机构和人，以及销售自种药材的单位和个人等。

（3）药品监督管理的内容是管理相对人遵守药品管理法及相关法规、规章、国家药品标准的情况，主要是对药品质量和药品生产、经营、使用单位保证药品质量的管理体系进行监督。

（4）药品监督管理的目的是为了防止和纠正、处理管理相对人制售假、劣药及其他的违法行为，以保证药品质量，保障人体用药安全，维护人民身体健康和用药的合法权益。

（二）药品质量监督管理的作用

1. 保证药品质量　药品是防病治病不可缺少的物质，其质量好坏消费者难以辨别。常有不法分子以假药、劣药冒充合格药品；或者不具备生产、销售药品的基本条件，而擅自生产、进口、销售、配制制剂，以牟取暴利。其后果必然是危害人们健康和生命，扰乱社会秩序，影响政府和医疗机构的威信。为此，必须加强政府对药品的监督管理，严惩制售假、劣药和无证生产、销售药品，以及其他违反《药品管理法》的违法犯罪活动，才能保证药品质量，保证人们用药安全有效。

2. 促进新药研究开发　新药研究开发是投资多、风险大、利润高的高科技活动。新药的质量和数量，对防治疾病和发展医药经济均有重大影响。但若失之管理，导致毒性大的药品、无效的药品上市，既危害人们健康和生命，亦可能会导致企业破产、直接责任人受法律制裁。例如1938年美国发生的"磺胺"事件，20世纪60年代初德国、英国发生的"反应停"事件，1964年日本发生的"斯蒙"事件等。实践证明只有确定科学的新药审评标准，规范新药研制活动基本准则，严格新药审评的程序、手续，才能保证研究开发的新药更有效、更安全，才能促进药品发展。

3. 提高制药工业的竞争力　药品质量水平是制药企业生存竞争的基础。在药品生产过程中影响质量的因素很多，除技术因素、环境因素等以外，社会因素也很重要。社会因素主要反映在经济效益和社会效益发生矛盾时，领导和员工以何者为第一位，往往更加重视经济效益，忽略药品质量和保证体系的质量，导致生产出劣药，甚至假药，产生严重后果。只有政府加强药品监督管理，才能控制经济效益和社会效益这对矛盾，坚持质量第一，确保产品质量，提高制药企业的竞争力。

4. 规范药品市场，保证药品供应　药品市场较复杂，药品流通过程影响药品质量、药学服务质量的因素多，并且较难控制。为了防止假、劣药和其他不合格的药品混入药品市场，同时在流通过程中保持药品质量不变、合理定价、公平交易、传递的药品信息真实，必须加强药品监督管理，规范药品市场，反对不正当竞争，打击扰乱药品市场秩序的违法犯罪活动，这样才能保证方便及时地给人们供应安全有效的合格药品。

5. 为合理用药提供保证　20 世纪化学药物治疗发展起来后，带给人们很大好处的同时也产生危害人类的药害，合理用药问题已引起社会广泛重视。合理用药不仅要求医生科学、合理、正确处方，而且大量涉及药品质量和药师服务质量。为此，政府和药学行业协会不断强化对药学实践的监督管理，除药事法规中有关规定外，药学行业协会对保证合理用药制定了各种规范、规定，药品监督管理对防止药害及不合理用药引起的不良反应，起到积极作用，有效地保证人们用药安全、有效、经济。

（三）我国药品质量监督管理的性质、特点及原则

1. 性质　我国药品质量监督管理具有预防性、完善性、促进性、情报性和教育性。

2. 特点　我国药品质量监督管理具有全面质量管理、"监、帮、促"相结合、监督检验与群众参与质量管理相结合的特点。

以监督为中心，"监、帮、促"相结合是我国药品监督管理工作的指导方针。监即监督，就是科学公正地对药品的研究、生产、流通、使用全过程依法实施监督，保证药品质量，保证人民用药安全、有效、经济、合理，维护人民身体健康和用药的合法权益。帮即帮助，就是充分运用监督手段扶正祛邪，为医药企业发展创造良好的环境。促即促进，就是促进药品质量的提高，促进医药事业的健康发展。

3. 原则

（1）以社会效益为最高准则　药品是防病治病的物质基础，保证人民群众用药安全、有效是药品监督管理工作的宗旨，也是药品生产、经营活动的目的。因此，药品质量监督管理必须以社会效益为最高准则。

（2）质量第一的原则　药品是特殊的商品，其质量至关重要。只有符合质量标准要求，才能保证其安全有效；否则将无效以致于贻误病情，或者产生较大的毒副作用。因此，质量问题直接关系到患者的生命安全，自始至终应该把药品的质量放在首位。

（3）法制化与科学化高度统一的原则　要做好药品监督管理工作，必须对其立法，做到有法可依、有法必依、执法必严、违法必纠。同时，必须依靠科学的管理方法，如严格执行《药品生产质量管理规范》、《药品经营质量管理规范》，推广应用现代先进的科学技术等来促进药品监督管理工作。《药品管理法》及其《实施条例》、《药品生产质量管理规范》等法律规范的颁布实施就是对药品科学的监督管理赋予了法定性质。

（4）专业监督管理与群众性的监督管理相结合的原则　为了加强对药品的监督管理，国家设立了药品监督管理机构，专门负责药品监督管理工作。在药品生产、经营企业和医疗单位设立药品质检科室，开展自检活动，还设立了群众性的药品质量监督员、检验员，开展监督工作。这三支力量相结合，发挥着越来越大的作用。

二、药品质量监督检验

药品质量监督检验是药品质量监督的重要组成部分，质量监督必须采用检验手段，检验的目的是为了监督，如果检验技术不可靠，检验数据不真实，必然造成质量监督工作的失误和不公正。因此必须加强药品质量监督检验的管理。为此，国家设置和确定了专门的法定机

构，配备了检验的仪器和专业技术人员，依据国家的法律规定，对研制、生产、经营、使用及进出口的药品质量、医疗单位配制的制剂质量依法进行检验。

（一）药品质量监督检验的性质及条件

国家为了进行对药品质量的监督管理必须采用监督检验，这种监督检验与药品生产检验、药品验收检验的性质不同。药品监督检验具有第三方检验的公正性，因为它不涉及买卖双方的经济利益，不以盈利为目的，具有公正立场。药品监督检验是代表国家对研制、生产、经营、使用的药品质量进行的检验，具有比生产或验收检验更高的权威性。药品监督检验是根据国家的法律规定进行的检验，在法律上具有更强的仲裁性。另外，药品质量监督检验应具有精良的技术、公正的立场，以及不以盈利为目的等三个条件。

（二）我国的药品质量监督检验机构

根据《药品管理法》及其他有关规定，药品检验所是执行国家对药品监督检验的法定性专业机构。国家依法设置的药品检验所分为四级：①中国药品生物制品检定所；②省、自治区、直辖市药品检验所；③地、市、自治州、盟药品检验所；④县、市、旗药品检验所。

各级药品检验所受同级药品监督管理主管部门领导，享受同级药品监督管理主管部门所属直属事业单位的待遇，业务技术受上一级药品检验所指导。

（三）药品质量监督检验的类型

药品质量监督检验根据其目的和处理方法不同，可以分为抽查性检验。评价性检验和仲裁性检验和国家检定等4种类型。

1. 抽查性检验 是由国家的药品检验机构，根据药品监督管理计划，对生产、经营、使用的药品进行抽查检验，发现药品质量问题和发展趋势，指导并加强国家对药品质量的宏观控制，督促企、事业单位严格按药品标准生产、经营、使用合格药品。抽查检验是一种强制性检验，并且不得收取检验费。抽查检验结果由政府药品监督管理部门发布《药品质量公报》，并依法处理不合格药品的生产、经营、使用的企、事业单位和个人。这种类型的监督检验是经常使用的一种。

2. 评价性检验 这种监督检验主要运用于药品注册审批、优质药品评价、新工艺鉴定等。药品注册检验同时还需严格审查申报的全部研究资料。评价优质药品时不仅要抽查药品质量，还要审查、评定药品生产企业的质量保证体系。这种类型的检验是根据企、事业的主动申请进行的，对合格单位（或个人）发给《新药证书》、《进口药品注册证》、药品生产批准文号等。

3. 仲裁性检验 是公正判定、裁决有质量争议的药品，保护当事人的正当权益。因此只对有争议药品进行检验，必要时要抽查所涉及的企、事业单位的质量保证体系条件，弄清质量责任。处理办法是由仲裁质量监督部门进行裁决和调解。这是法制监督的重要组成部分。

4. 国家检定 是指由国家法律或药品监督管理部门规定，某些药品在销售前或进口时，必须经过指定的政府药品检验机构检验，合格的才准予销售或进口。这是一种强制性检验。欧美许多国家的药事法规中都有国家检定的规定，我国于2001年开始实施。国家检定不同于抽查性检验，是对未出厂的药品进行监督检验，而抽查性检验是对已出厂上市销售的药品进行监督检验。

三、药品标准

药品标准（drug standard）由政府组织编纂药品标准，用以对药品质量进行监督管理，这一办法已有悠久的历史。公元 659 年，我国唐朝政府组织编写的《新修本草》，是世界上第一部具有药典性质的国家药品标准。现在，很多国家和地区已经颁布了药典，并以此来提高药品质量，发展医药科技和制药工业的水平。

（一）药品标准的含义

1. 药品标准　即药品的质量标准，是指国家对药品质量规格及检验方法等方面所作的技术规定，是药品生产、供应、使用、检验和管理部门共同遵循的法定依据。

凡正式批准生产的药品、辅料以及商品经营的中药材，都要制定标准。

2. 国家药品标准　根据《药品管理法》，国家药品标准包括《中华人民共和国药典》和国务院药品监督管理部门颁布的药品标准，但中药饮片中另有一些执行省、自治区、直辖市药品监督管理部门制定的炮制规范。而《药品注册管理办法》第 155 条规定，"国家药品标准，是指国家为保证药品质量所制定的质量指标、检验方法以及生产工艺等的技术要求，包括国家食品药品监督管理局颁布的《中华人民共和国药典》、药品注册标准和其他药品标准。"国家药品标准是法定的、强制性标准。

（二）《中华人民共和国药典》简介

《中华人民共和国药典》（The Pharmacopoeia of the People's Republic of China，英文简写为Ch. P.），简称《中国药典》，是由国家药典委员会制定和修订，国务院药品监督管理部门颁布的。新中国成立以来，先后共编纂颁布了 9 版《中国药典》，分别为 1953 年版、1965 年版、1977 年版、1985 年版、1990 年版、1995 年版、2000 年版、2005 年版、2010 年版。从 1980 年起，每 5 年修订颁布新版药典。现行版药典为《中国药典》2010 年版。

《中国药典》2010 年版分为一部、二部和三部。其中一部收载常用的中药材和中药处方制剂，二部收载化学药品、抗生素等，三部收载生物制品。

第三节　我国药品监督管理的主要内容

我国药品的监督管理包括制定和执行药品标准、药品质量的抽查检验、国家基本药物制度、药品注册管理、处方药与非处方药分类管理、药品不良反应报告与监测等内容。本节重点介绍国家基本药物制度、处方药与非处方药分类管理、药品不良反应的报告与监测、药品召回管理。

一、国家基本药物制度

（一）WHO 的基本药物政策

1. 发展概况　1975 年，WHO 开始向一些发展中国家推荐制定基本药物的做法，其目的一方面是为了减轻人们药品消费的经济负担以及促进合理用药，另一方面是为了提高卫生资源的使用效率和促进医疗卫生服务的公平性，使大部分人口得到基本药物的供应。WHO 在 1981 年成立了基本药物行动委员会，希望各成员国依据国情制定各国的基本药物。

1977 年，WHO 制订了第一版基本药物示范目录。1978 年世界卫生大会通过了第 31、32 号决议，敦促成员国建立国家基本药物目录和能满足需要的采购系统。同年，阿拉木图宣言为卫生体系确定了以基本医疗卫生为核心的服务模式。WHO 基本药物示范目录自诞生以来被全球所认可，成为支持整个医药系统平稳运行和促进卫生公平的有力工具。它指导着各国和机构基本药物目录的制订。WHO 基本药物示范目录每 2 年由一个独立的专家委员会更新一次，以反映新的卫生挑战、药品开发和耐药性的变化。1977 年版目录包含 186 个药品，覆盖当时治疗全球疾病的基本药物。最新的 2007 版目录收录了 340 个药物，覆盖目前全球基本疾病负担的药物。目录分核心目录和补充目录两部分。核心目录收录的是基本医疗卫生服务所需的最少数量的药品，这些药品可满足当前和未来的公共健康需要，是在药品中遴选出来的，治疗常见疾病的，最有效、最安全、和经济性最好的药品。补充目录收录需要采用专科诊断或监测设施进行诊疗的常见疾病所需的药物。

推行基本药物制度是 WHO 最成功的全球卫生计划之一。通过 WHO 和参与各国的努力，从 1977 年仅十余个国家采用国家基本药物目录或基本药品计划扩展到目前全球已有超过 156 个国家制定了基本药物政策，低收入国家基本药物政策制定率已达 75%，中、高收入国家制定率也达 30% ~ 40%。WHO 的 2002 年第 914 号专家委员会报告书《基本药物的选择与使用》指出，"基本药物是保障人群医疗优先需要的药物"，即基本药物应该是优化遴选和使用、控制费用、促进基本医疗卫生的有力工具。意味着公共医疗机构和非营利私立领域的药品供应和使用应限于基本药物。基本药物在运行良好的卫生体系内，应在任何时候都保证有足够的数量，并以适宜的剂型、价格能被个人和社会负担，质量要可靠，信息要充分。实行基本药物制度的目的在于提高绝大多数人口对基本药物的可及性和促进合理用药。前一个目的对于维护健康公平具有重要意义，后一个目的则通过提高药品使用的效率来实现社会福利。

2. WHO 的基本药物遴选标准 在基本药物遴选时，应当考虑如下标准。

（1）首先，应考虑地方病疾病和各国的具体条件，特别是疾病谱的情况。为节约有限的药物资源，保证所选出的药物是最有效的药物，选择药物之前，各国要进行周密的计划和流行病学调查，找出本国、本地区的常见病、多发病，尽可能收集能够得到的流行病学数据，并进行认真分析和统计，还应考虑现有的医疗设施、医务人员的素质、财政来源和遗传、地理、环境等因素。

（2）应选择在各种医疗单位常规使用中或在临床研究中具有较好疗效和安全可靠的药物。

（3）应保证选出的每种药都能以一定的方式获得，保证药品质量和在一定条件下保存及使用过程中的稳定性。

（4）如果两种或更多的药物在上述几方面均很相似，则应对它们之间的相对疗效、安全性、质量、价格、可获得性等进行仔细评价，再在它们之间做出选择。

（5）药物间的价格比较不仅要考虑其单价，更应考虑整个疗程的费用。

（6）基本药物应由单一成分组成，但是如果有证据表明复方制剂在疗效、安全性、依从性等方面的确比分别使用单组分药有优越性时，应该考虑选择复方制剂。

（二）我国的基本药物制度

我国政府积极响应 WHO 的倡导，为加强药品使用和生产供应的宏观调控和管理，保障人民群众安全、有效、合理地用药，从 1979 年就开始国家基本药物的制定工作。1991 年 9 月我国被指定为基本药物行动委员会西太平洋区代表，任期从 1992 年 1 月到 1994 年 12 月。1992 年为配合医疗保障制度的改革，促进合理用药，我国政府决定制定并实施国家基本药物政策。1997 年国家基本药物政策已列入我国的国家卫生改革与发展的纲要之中。2007 年，党的"十七大"把"建立国家基本药物制度"作为加快推进以改善民生为重点的社会建设的一项重要内容。2009 年 3 月 18 日，国务院印发了《医药卫生体制改革近期重点实施方案)》，提出了重点抓好五项改革，其中一项为初步建立国家基本药物制度，包括建立国家《基本药物目录》

遴选调整管理机制，初步建立基本药物供应保障体系和建立基本药物优先选择和合理使用制度。2009 年 8 月 18 日，国务院深化医药卫生体制改革领导小组办公室召开电视电话会议，正式启动和部署国家基本药物制度工作，以保障群众基本用药，减轻群众基本用药费用负担。《关于建立国家基本药物制度的实施意见》、《国家基本药物目录管理办法（暂行）》和《国家基本药物目录（基层医疗卫生机构配备使用部分）》（2009 版）同时发布，这标志着我国建立国家基本药物制度工作正式实施。

1.《关于建立国家基本药物制度的实施意见》　2009 年 8 月 18 日，卫生部等 9 部门发布《关于建立国家基本药物制度的实施意见》，正式启动国家基本药物制度建设工作。要点如下：

基本药物是适应基本医疗卫生需求，剂型适宜，价格合理，能够保障供应，公众可公平获得的药品。政府举办的基层医疗卫生机构全部配备和使用基本药物，其他各类医疗机构也都必须按规定使用基本药物。国家基本药物制度是对基本药物的遴选、生产、流通、使用、定价、报销、监测评价等环节实施有效管理的制度，与公共卫生、医疗服务、医疗保障体系相衔接。

国家基本药物工作委员会负责协调解决制定和实施国家基本药物制度过程中各个环节的相关政策问题，确定国家基本药物制度框架，确定国家基本药物目录遴选和调整的原则、范围、程序和工作方案，审核国家基本药物目录。委员会由卫生部、国家发展和改革委员会、工业和信息化部、监察部、财政部、人力资源和社会保障部、商务部、国家食品药品监督管理局、国家中医药管理局等部门组成。办公室设在卫生部，承担国家基本药物工作委员会的日常工作。

建立国家基本药物制度目标：2009 年每个省（区、市）在 30% 的政府办城市社区卫生服务机构和县（基层医疗卫生机构）实施基本药物制度，包括实行省级集中网上公开招标采购、统一配送，全部配备使用基本药物并实现零差率销售。到 2011 年，初步建立国家基本药物制度；到 2020 年，全面实施规范的、覆盖城乡的国家基本药物制度。

国家基本药物目录遴选调整管理：在充分考虑我国现阶段基本国情和基本医疗保障制度保障能力的基础上，国家基本药物遴选应当按照防治必需、安全有效、价格合理、使用方便、中西药并重、基本保障、临床首选和基层能够配备的原则，参照国际经验，合理确定我国基本药物品种（剂型）和数量。2009 年公布国家基本药物目录。在保持数量相对稳定的基础上，实行国家基本药物目录动态调整管理。国家基本药物目录原则上每 3 年调整一次。必要时，国家基本药物工作委员会适时组织调整。

保障基本药物生产供应：在政府宏观调控下充分发挥市场机制作用，规范基本药物的生产流通。政府举办的医疗卫生机构使用的基本药物，由省级人民政府指定以政府为主导的药品集中采购相关机构按《招标投标法》和《政府采购法》的有关规定，实行省级集中网上公开招标采购。其他医疗机构和零售药店基本药物采购方式由各地确定。完善国家药品储备制度，确保临床必需、不可替代、用量不确定、企业不常生产的基本药物生产供应。

合理制定基本药物价格：基本药物将全部纳入政府定价范围。国家发展改革委制定基本药物全国零售指导价格。基本药物零售指导价格原则上按药品通用名称制定公布，不区分具体生产经营企业。在国家零售指导价格规定的幅度内，省级人民政府根据招标形成的统一采购价格、配送费用及药品加成政策确定本地区政府举办的医疗卫生机构基本药物具体零售价格。实行基本药物制度的县（市、区），政府举办的基层医疗卫生机构配备使用的基本药物实行零差率销售。各地要按国家规定落实相关政府补助政策。

促进基本药物优先和合理使用：政府举办的基层医疗卫生机构全部配备和使用国家基本药物。其他各类医疗机构也要将基本药物作为首选药物并达到一定使用比例，具体使用比例由卫生行政部门确定。在建立国家基本药物制度初期，政府办基层医疗卫生机构确需配备、使用非国家基本药物目录药品，暂由省级人民政府统一确定，并执行国家基本药物制度相关政策和规定。民族自治区内政府举办的基层医疗卫生机构配备使用国家基本药物目录以外的民族药，由自治区人民政府制定相应管理办法。

患者凭处方可以到零售药店购买药物。零售药店必须按规定配备执业药师或其他依法经资格认定的药学技术人员为患者提供购药咨询和指导，对处方的合法性与合理性进行审核，依据处方正确调配、销售药品。

基本药物全部纳入基本医疗保障药品报销目录，报销比例明显高于非基本药物。具体办法按医疗保障有关规定执行。

加强基本药物质量安全监管。完善基本药物生产、配送质量规范，对基本药物定期进行质量抽检，并向社会及时公布抽检结果。加强和完善基本药物不良反应监测，建立健全药品安全预警和应急处置机制，完善药品召回管理制度，保证用药安全。

建立国家基本药物制度工作启动后，国家有关部门将对基本药物制度实施情况进行绩效评估，发布监测评估报告等相关信息，促进基本药物制度不断完善。

2.《国家基本药物目录管理办法（暂行）》 为落实《中共中央国务院关于深化医药卫生体制改革的意见》和《国务院关于印发医药卫生体制改革近期重点实施方案（2009-2011年）的通知》精神，建立国家基本药物目录遴选调整管理机制，卫生部等9部门制定了《国家基本药物目录管理办法（暂行）》，于2009年8月18日发布。其内容要点包括：

《国家基本药物目录管理办法（暂行）》规定国家基本药物目录中的药品包括化学药品、生物制品、中成药。药品应当是《中华人民共和国药典》收载的，卫生部、国家食品药品监督管理局颁布药品标准的品种。化学药品和生物制品名称采用中文通用名称和英文国际非专利药名中表达的化学成分的部分，剂型单列；中成药采用药品通用名称。

下列药品不纳入国家基本药物目录遴选范围：①含有国家濒危野生动植物药材的；②主要用于滋补保健作用，易滥用的；③非临床治疗首选的；④因严重不良反应，国家食品药品监督管理部门明确规定暂停生产、销售或使用的；⑤违背国家法律、法规，或不符合伦理要求的；⑥国家基本药物工作委员会规定的其他情况。

卫生部负责组织建立国家基本药物专家库，负责国家基本药物的咨询和评审工作。制定国家基本药物目录的程序为：①从国家基本药物专家库中，随机抽取专家成立目录咨询专家组和目录评审专家组，咨询专家不参加目录评审工作，评审专家不参加目录制订的咨询工作；②咨询专家组根据循证医学、药物经济学对纳入遴选范围的药品进行技术评价，提出遴选意见，形成备选目录；③评审专家组对备选目录进行审核投票，形成目录初稿；④将目录初稿征求有关部门意见，修改完善后形成送审稿；⑤送审稿经国家基本药物工作委员会审核后，授权卫生部发布。

国家基本药物目录在保持数量相对稳定的基础上，实行动态管理，原则上3年调整一次。必要时，经国家基本药物工作委员会审核同意，可适时组织调整。调整的品种和数量应当根据以下因素确定：①我国基本医疗卫生需求和基本医疗保障水平变化；②我国疾病谱变化；③药品不良反应监测评价；④国家基本药物应用情况监测和评估；⑤已上市药品循证医学、药物经济学评价；⑥国家基本药物工作委员会规定的其他情况。

属于下列情形之一的品种，应当从国家基本药物目录中调出：①药品标准被取消的；②国家食品药品监督管理部门撤销其药品批准证明文件的；③发生严重不良反应的；④根据药物经济学评价，可被风险效益比或成本效益比更优的品种所替代的；⑤国家基本药物工作委员会认为应当调出的其他情形。

3. 基本药物目录　《国家基本药物目录（基层医疗卫生机构配备使用部分)》（2009 版）于 2009 年 8 月 18 日正式公布，包括化学药品、生物制品中成药共 307 个药物品种。目录自 2009 年 9 月 21 日起施行。

《国家基本药物目录（基层医疗卫生机构配备使用部分)》（2009 版）共分为四部分：第一部分是化学药品和生物制品，第二部分是中成药，第三部分是中药饮片，最后一部分是有关说明。目录中的化学药品和生物制品主要依据临床药理学分类，共 205 个品种；中成药主要依据功能分类，共 102 个品种；中药饮片不列具体品种，用文字表述。

国家基本药物目录是医疗机构配备使用药品的依据。主要包括两部分：基层医疗卫生机构配备使用部分和其他医疗机构配备使用部分。这次公布的是基层医疗卫生机构配备使用部分。其他部分是目录基层部分的扩展，将配合公立医院改革试点尽快制定出台。

二、处方药与非处方药分类管理

处方药与非处方药分类管理是由国家颁布法律或法规，将药品划为处方药与非处方药两类，根据其特点，分门别类地进行管理的一种管理制度。这项制度并不是按照药品的本质属性对药品进行分类，而是从管理方面的分类界定，是按照药品安全有效、使用方便的原则，依照其品种、规格、适应证、剂量及给药途径的不同，对药品分别按处方药与非处方药进行管理。其目的是有效地加强药品监督管理，保障人民用药安全有效，合理利用医疗卫生与药品资源，推动基本医疗保险制度的建立，提高人们自我保健意识。

为了加强对麻醉药品、精神药品、毒性药品的控制销售，防止药品滥用，保证公众的用药安全与合法权益，从 20 世纪 40 年代起，世界各国从本国药品管理实际出发，纷纷立法，对药品实行分类管理。在法律上明确规定对药品实行处方药与非处方药分类管理，始于 1951 年的美国，现已被各国普遍采用。各国政府相继颁布处方药或者受控药名单，公布 OTC 药品标准，将药品分成两类。一类必须凭医生处方才可调配、购买使用，并必须在医务人员指导和监控下使用的药品，即处方药。另一类不必经医生处方，消费者可以自主购买使用的药品，即非处方药。20 世纪 80 年代，世界卫生组织（WHO）向发展中国家推行这一管理模式。目前已有 100 多个国家和地区对药品实行了分类管理。

处方药与非处方药分类管理是我国卫生医药事业改革与发展的一项重要决策。《药品管理法》中对这一制度作出了法律上的规定。药品分类管理对我国药品监督管理、医药卫生保健事业和医药产业都将产生深远的影响。

（一）分类管理的意义和目的

处方药与非处方药分类管理是在药品监督管理的实践中形成的高效率的管理方法。通过对处方药的审批、处方权限、广告、标签说明书的严格管理，更有利于保证人民用药安全有效。而对非处方药，通过医药专家严格遴选，通过增强人们自我保健意识，规范其标签说明书，使人民群众用药更加安全有效、方便、及时。因此，我国药品分类管理的意义在于：保证人民用药安全有效、方便及时；有利于推动医疗保险制度的改革，降低医疗费用；提高人民自我保健意识；促进医药行业与国际接轨。

我国在分类管理以前，医院药房销售的全部药品均需要处方，而社会零售药房销售药品时，除对麻醉药品、精神药品、医疗用毒性药品、放射性药品、戒毒药品有特殊限制外，其他药品基本上处于自由销售状况，包括抗生素、注射剂、大输液等药品品种。这一状况使药品滥用、群体耐药性增加，给消费者用药带来安全隐患。为了解决这个问题，参照国外管理药品的经验和世界卫生组织的建议，我国决定建立处方药与非处方药分类管理制度。为此，中共中央、国务院在 1997 年 1 月 15 日发布的《中共中央、国务院关于卫生改革与发展的决定》中明确提出，要建立并完善处方药和非处方药分类管理制度。1999 年 6 月 18 日，原国家药品监督管理局颁布《处方药与非处方药分类管理办法》，正式宣布我国从 2000 年 1 月 1 日起实行药品的分类管理。

我国实行药品分类管理的根本目的是加强处方药的销售控制，规范非处方药的管理，保证公众用药安全有效、方便及时。实行药品的分类管理对我国医药经济的发展和医疗保健事业也有重要的推动作用。分类管理有利于增强人们自我保健、自我药疗的意识，有利于减少公众对社会资源的依赖心理，使公共卫生资源的分配更趋于合理，有利于医药卫生保健事业健康快速地发展；由于实行了分类管理，世界医药市场更加分化、细化。生产销售处方药的制药企业在新药研究、发明专利方面加大投资，在营销、广告策略上面向医务人员，而生产销售非处方药品的制药企业，更加注重品牌效应，面向大众开辟"自费药"市场。

（二）分类管理后处方药与非处方药的特点

从本质上讲，处方药和非处方药首先都是药品，均应符合安全有效的药品质量标准，均应取得药品批准文号方可生产，均应检验合格方可出厂销售。但由于在销售、使用等方式上有不同的管理要求，故处方药与非处方药有一些不同的特点。

1. 处方药的特点

一般而言，处方药具有以下特点：

（1）麻醉药品、精神药品等易产生依赖性的药品。

（2）国家批准的新药。

（3）使用时有附加要求，自我用药不安全，需医药工作人员指导的药品。

麻醉药品、精神药品、医疗用毒性药品、放射性药品绝大多数为处方药，抗生素、激素、心脑血管疾病药品绝大多数为处方药。按药物剂型的特点分析，注射剂、粉针剂、大输液、喷雾吸入剂等由于自我使用不安全、不方便，大部分划为处方药。

2. 非处方药的特点

非处方药往往有以下特点：

（1）药品的适应证病人能自行判断并准确选择。

（2）药品安全性高，正常使用时无严重不良反应，或者不良反应轻微、可逆、可察觉；无潜在毒性；无耐药性。

（3）药品诊疗效果确切且可觉察。

（4）在正常条件下储存时药品质量稳定。

（5）药品说明书详尽并易于理解。

（6）药品使用时不需要医务人员的指导与监控。

一般来说维生素、滋补保健药、解热镇痛药。感冒咳嗽药、止痛药、抗酸药、抗寄生虫药、避孕药等可作非处方药。按药物剂型分析，外用的皮肤科、五官科用药大多可作为非处方药使用。

（三）我国药品分类管理的状况

1. 实施药品分类管理的基础与条件 要建立并完善药品分类管理体系，有赖于以下几个方面的条件的成熟：

（1）药品分类管理的法律与法规系统的建立与完善。

（2）合法的可控的药品销售供应系统。

（3）公众受教育的程度和整体素质的提高。

（4）公众对自费药的支付能力。

随着我国社会经济的发展，人民物质、文化、生活水平不断提高，人们自我保健意识逐渐增强，对安全有效、方便合理用药的要求也越来越高，这为我国药品分类管理制度的建立提供了重要的社会基础。

2. 实施药品分类管理的指导思想、目标和基本原则

（1）指导思想 从保证人民用药安全、有效和提高药品管理水平出发，坚持以监督管理为核心，充分考虑国情，建立科学、合理的管理思路。在制定政策法规时，要先原则、后具体，先综合、后分类，实施工作要建立在充分调查研究的基础上，既要积极，又要做细，按照分步实施、逐步到位的方式进行。

（2）目标 从 2000 年开始，初步建立起符合社会主义市场经济体制要求的处方药与非处方药分类管理制度和与之相适应的新的药品监督管理法规体系，再经过若干年时间，建成一个比较完善、具有中国特色的处方药与非处方药分类管理制度。

（3）基本原则 实行药品分类管理，要从我国社会和经济发展的实际出发，采取以下十六字方针："积极稳妥、分步实施、注重实效、不断完善"；要制定和完善相应的政策法规；要按照"应用安全、疗效确切、质量稳定、使用方便"的原则，遴选并分期分批公布《非处方药目录》；广泛宣传分类管理的改革方向与政策法规，促进群众观念转变，学会依靠药品标签和说明书合理选购并正确使用非处方药；严格处方药管理，规范药品市场，加强依法监督，加大执法力度，确保人民用药安全有效、方便及时。

我国实施药品分类管理制度的核心时：严格处方药监督管理，规范非处方药监督管理，保障人民用药安全有效、方便及时。

3. 我国非处方药的分类与目录 我国的药品分类方式是从所有上市的化学药品和中成药中，遴选出非处方药，发布《国家非处方药目录》，没有入选《国家非处方药目录》的药品均按处方药管理。

我国对化学药品的非处方药分类参照《国家基本药物目录》，根据非处方药遴选原则与特点划分为解热镇痛药，镇静助眠药，抗过敏药与抗眩晕药，抗酸与胃黏膜保护药，助消化药，消胀药，止泻药，胃肠促动力药，缓泻药，胃肠解痉药，驱肠虫药，肝病辅助药，利胆药，调节水、电解质平衡药，感冒用药，镇咳药，祛痰药，平喘药，维生素与矿物质，皮肤科用药，五官科用药，妇科用药，避孕药等 23 类。中成药非处方药分类是参照国家中医药管理局发布的《中医病症诊断疗效标准》，将中成药中符合非处方药遴选原则的 38 种病证分为内科、外科、骨伤科、妇科、儿科、皮肤科、五官科 7 个门类。

1999 年 7 月 22 日，国家药品监督管理局公布了第一批《国家非处方药目录》，共有 325 个品种，其中西药 165 个品种，中成药 160 个品种；每个品种含有不同剂型。在西药的 165 个品种中，"活性成分"为 121 个，既可单独作为制剂成分，也可作为复方制剂的成分使用；"限复方制剂活性成分"25 个，仅限于复方制剂成分，而不能单独使用。2001 年国家已在第一批 OTC 药品目录中确定了乙类非处方药，其中化学药品制剂 88 个，中成药制剂 106 个。

2001 年上半年，国家药品监督管理局公布了第二批《非处方药目录》，此次目录共收载 1535 个制剂品种，化学药品制剂 205 个，其中甲类非处方药 136 个，乙类非处方药 69 个；中成药制剂 1330 个，其中甲类 978 个，乙类 352 个。此次目录由原来的按药品活性成分遴选改为按药物制剂进行遴选，同时扩大了遴选范围，中成药占较大比例，民族药也列入目录之中。按照药品分类管理工作的整体部署和安排，至 2004 年，国家食品药品监督管理局共公布了六批 4326 个非处方药制剂品种。

2004 年 4 月 7 日，国家食品药品监督管理局发布了《关于开展处方药与非处方药转换评价工作的通知》。决定从 2004 年开始开展处方药与非处方药转换评价工作，并对非处方药目录实行动态管理。

《通知》规定，除以下规定情况外，申请单位均可对其生产或代理的品种提出处方药转换评价为非处方药的申请：①监测期内的药品；②用于急救和其他患者不宜自我治疗疾病的药品。如用于肿瘤、青光眼、消化道溃疡、精神病、糖尿病、肝病、肾病、前列腺疾病、免疫性疾病、心脑血管疾病、性传播疾病等的治疗药品；③消费者不便自我使用的药物剂型。如注射剂、埋植剂等；④用药期间需要专业人员进行医学监护和指导的药品；⑤需要在特殊条件下保存的药品；⑥作用于全身的抗菌药、激素（避孕药除外）；⑦含毒性中药材，且不能证明其安全性的药品；⑧原料药、药用辅料、中药材、饮片；⑨国家规定的医疗用毒性药品、麻醉药品、精神药品和放射性药品，以及其他特殊管理的药品；⑩其他不符合非处方药要求的药品。

同时，国家食品药品监督管理局组织对已批准为非处方药品种的监测和评价工作，对存在不安全隐患或不适宜按非处方药管理的品种将及时转换为处方药，按处方药管理。2004 年，国家食品药品监督管理局发布的《关于加强广防己等 6 种药材及其制剂监督管理的通知》（国食药监注〔2004〕379 号）和《关于复方甘草口服溶液生产有关问题的补充通知》（国食药监安〔2004〕323 号），已明确规定将肺安片、朱砂莲胶囊、复方拳参片、复方甘草口服溶液 4 个品种按处方药管理。

2005 年 12 月 20 日国家食品药品监督管理局发出通知，氯霉素滴耳剂等 12 种非处方药转换为处方药，按处方药管理。这次由非处方药转换为处方药的药品，包括化学药品 9 种，中成药 3 种。具体药品为：氯霉素滴耳液、氯霉素滴眼液、硫酸沙丁胺醇片、硫酸沙丁胺醇胶囊、硫酸沙丁胺醇缓释片、硫酸沙丁胺醇控释胶囊、复方甘草片、复方甘草含片、吲哚美辛栓、千柏鼻炎片、千柏鼻炎胶囊、源吉林甘和茶。

2007 年 4 月 16 日，国家食品药品监督管理局发文解毒痤疮丸等 4 种药品转换为甲类非处方药，同时将三维 B 片等 7 种非处方药转换为处方药，2007 年 7 月 11 日，国家食品药品监督管理局发出通知，将碳酸钙口服混悬液等 14 种药品转换为非处方药。

（四）处方药的管理

对处方药和非处方药实行分类管理，涉及到药品的审批管理、药品的包装、标签、说明书的管理、广告管理、价格管理、处方的管理等多方面内容。

1. 特殊管理的处方药　特殊管理药品基本上属于处方药，其生产、经营、使用的管理方法严格按国务院制定的行政法规执行。

2. 处方药的生产与销售管理　处方药生产企业必须具有《药品生产许可证》，其生产品种必须取得药品批准文号。处方药的批发与零售企业必须具有《药品经营许可证》。药品生产、批发企业不得以任何方式直接向病患者推荐、销售处方药。

处方药的销售和购买必须由执业医师或执业助理医师处方，可在医疗机构药房调配、购买、使用，也可凭处方在有《药品经营许可证》的零售药房购买使用。销售处方药的医疗机构与零售药店必须配备驻店执业药师或者药师以上药学技术人员。执业药师或者药师必须对医生处方进行审核。签字后依据处方正确调配、销售处方药。药师对处方所列药品不得擅自更改或代用。对有配伍禁忌或超剂量的处方，应当拒绝调配、销售，必要时，经处方医师更正或重新签字，方可调配、销售。零售药店对处方必须留存 2 年以上备查；并且处方药不得采用开架自选方式销售，处方药与非处方药应当分柜台摆放，处方药与非处方药均不得采用有奖销售、附赠药品或礼品销售等方式销售。

3. 处方药的包装、标签、说明书的管理　必须符合《药品管理法》的规定。国家药品监督管理局于 2000 年颁布了《药品包装、标签和说明书的管理规定（暂行）》，使处方药包装、标签、说明书的管理有了具体的、可操作性的法规规范，详细内容见本书第十章。

4. 处方药的广告管理　处方药不得在大众媒体上发布广告，除特殊情况外可以在国家主管部门批准的医药专业媒体上发布广告。详细内容见本书第十章。

（五）非处方药的管理

非处方药与处方药相比，在生产、销售、包装、说明书、广告管理上有明显的不同。根据药品的安全性，非处方药又分为甲类、乙类两种，它们在销售管理方面亦有不同的要求。为规范非处方药的管理，国家已颁布了一系列行政法规，它们是《处方药与非处方药流通管理暂行规定》、《非处方药专有标识管理规定》、《非处方药药品标签、使用说明书和包装指导原则》等。

1. 非处方药的生产与销售管理　与处方药相同，非处方药的生产企业也必须具有《药品生产许可证》，其生产品种必须取得药品批准文号。凡列入《国家非处方药目录》的品种必须按规定进行审核登记，未经过审核登记的非处方药品种将被停止生产。

经营非处方药品的批发企业和甲类非处方药的零售企业必须具有《药品经营许可证》。经过省级药监部门批准的普通商业企业可以零售乙类非处方药，必须开设专柜，并且配备高中以上文化程度、经专业培训合格的人员。非处方药可以不凭医师处方销售、购买，但患者可以要求在执业药师或药师的指导下购买使用，执业药师或药师应该对患者选购非处方药提供用药指导或提出寻求医师治疗的建议。非处方药可采用开架自选方式销售，但不得采用有奖销售、附赠药品或礼品销售等方式。医疗机构可以根据医疗需要使用或推荐使用非处方药。任何非处方药销售企业均应从合法的渠道采购药品。

2. 非处方药的包装、标签、说明书的管理　非处方药的标签和说明书是指导患者"正确判断适应证、安全使用药品"的重要文件，对其管理必须严格和规范。除了必须符合《药品管理法》和《药品包装、标签和说明书的管理规定（暂行）》等法律法规的规定外，重点还应注意以下几方面：

（1）非处方药的标签和说明书必须经国家食品药品监督管理局批准。

（2）非处方药的每个销售单元包装必须附有标签、说明书。

（3）消费者有权自主选购非处方药，但必须按其所示内容使用。

（4）非处方药的标签说明书应科学、简明，通俗易懂，便于消费者自行判断、选择和使用。

（5）非处方药的包装、标签或说明书上必须印有以下警示语或忠告语："请仔细阅读药品说明书并按说明使用或在药师指导下购买和使用"。

为体现非处方药的标签、说明书科学、简明、易懂的要求，在使用说明书的具体项目上，还有与处方药不同的规范的要求。

在药物组成项下，要求必须注明组方的所有活性成分的通用名称，包括辅料、任何添加剂，不准使用"等等"缩略语。在药理作用项下，要求注明药理作用外，还必须注明此药品的类别，如感冒用药、咳嗽药、驱虫药等字样。在适应证（中成药为功能主治）项下，要求适应证不能夸大，不得超出原批准范围，也不允许使用"……"省略号或"等"缩略词。在注意事项等项目下，还必须根据药品的性质注明以下警示语言，如："如在 XX 日内症状未缓解，请找医生咨询"；"如服用过量，请立即向医务人员求助"；"当药品性状发生改变时禁止服用"；"儿童必须在成人监护下使用"及"请将药品放在儿童不能接触的地方"；"如正在服用其他处方药药品，使用本品前请咨询医生或药师"。以上带引号的字样均可加重加粗，以起醒目的作用。在不良反应项下，除注明原不良反应外，还必须注明对儿童、孕妇或其他特殊人群的不良反应。

3. 非处方药标识的要求 国家规定非处方药必须有特定的标识。我国非处方药专有标识的图案为椭圆形背景下的 OTC 三个英文字母，分为红色（红底白字）和绿色（绿底白字），红底白字的图案用于甲类非处方药，绿底白字的图案用于乙类非处方药以及经营非处方药的企业指南性标志。非处方药专有标识允许已列入《国家非处方药目录》并通过国家药品监督管理部门审核登记的非处方药使用，作为药品标签、说明书和包装的专有标识，也可用作经营非处方药企业的指南性标识。

三、药品不良反应报告与监测

药品不良反应报告和监测是药品质量管理的一项重要工作。早在1963 年，WHO 就建议在世界范围内建立药品不良反应监测系统，并于1968 年建立了国际药品监测合作中心，该中心的主要目的是收集世界各国的药品不良反应报告，进行国际交流。我国药品行政主管部门自20 世纪80 年代起，进行调查研究并开始药品不良反应监测试点工作，1989 年成立卫生部药品不良反应监测中心，之后在省市推广建立了一些地区性的监测中心，并于1998 年加入国际药品监测合作中心，称为该中心的第49 个成员国。1999 年国家药品监督管理局和卫生部共同颁布了《药品不良反应监测管理办法》（试行），并于2004 年修订为《药品不良反应报告和监测管理办法》。该部《药品不良反应报告和监测管理办法》是我国首部药品不良反应报告和监测管理的行政法规，自实施以来，我国药品不良反应报告和监测工作得到迅速发展，监测体系进一步完善，报告数量和质量不断提高。但随着药品监管形势的变化和药品不良反应监测工作的深入，《办法》也暴露出一些不足，如：地方药品不良反应监测机构和职责的设置已不能适应当前药品安全监管需要；药品生产企业第一责任人体现不够充分；迟报、漏报现象依然存在；对严重药品不良事件的调查和处理以及要求企业对已上市药品进行安全性研究等缺乏明确规定。针对这些问题，卫生部和国家食品药品监督管理局对《办法》进行了补充、完善和修改，使其更加符合当前以及今后一段时间内的监管要求。2011 年 5 月 4 日，卫生部正式颁布新修订的《药品不良反应报告和监测管理办法》，于 2011 年 7 月 1 日正式施行。

新修订的《办法》共 8 章 67 条，包括总则、职责、报告与处置、重点监测、评价与控制、信息管理、法律责任和附则。新修订的《办法》进一步明确了省以下监管部门和药品不良反应监测机构的职责，规范了报告程序和要求，增加了对严重药品不良反应、群体药品不良事件调查核实评价的要求，增加了"药品重点监测的要求"，并对生产企业主动开展监测工作提出更明确和更高的要求。

（一）有关概念

1. 药品不良反应 根据《药品不良反应报告和监测管理办法》，药品不良反应（adverse drug reaction，ADR）是指合格药品在正常用法用量下出现的与用药目的无关的有害反应。

理解此定义有以下几个要点：①引起不良反应的药品，其质量是合格的，不属于假药劣药；②药品应用治疗方法是正确的；③给药剂量是符合标准的；④引起的反应与用药目的无关，而且对用药者有害。因此，药品不良反应与医疗事故、用药不当、药品质量事故、制售假药劣药有本质的区别。

2. 药品不良反应报告和监测 是指药品不良反应的发现、报告、评价和控制的过程。

3. 新的药品不良反应 是指药品说明书中未载明的不良反应。说明书中已有描述，但不良反应发生的性质、程度、后果或者频率与说明书描述不一致或者更严重的，按照新的药品不良反应处理。

4. 严重药品不良反应 是指因使用药品引起以下损害情形之一的反应：①导致死亡；②危及生命；③致癌、致畸、致出生缺陷；④导致显著的或者永久的人体伤残或者器官功能的损伤；⑤导致住院或者住院时间延长；⑥导致其他重要医学事件，如不进行治疗可能出现上述所列情况的。

5. 药品群体不良事件 是指同一药品在使用过程中，在相对集中的时间、区域内，对一定数量人群的身体健康或者生命安全造成损害或者威胁，需要予以紧急处置的事件。

此处同一药品，指同一生产企业生产的同一药品名称、同一剂型、同一规格的药品。

（二）药品不良反应的分类

1. 根据不良反应与药物剂量有无关系分类

（1）剂量相关型不良反应（A型不良反应） 有些药物不良反应与剂量大小或合并用药有直接关系，这类反应也称为A型反应或量变型异常。A型反应的严重程度直接与所用药物的剂量成比例，故可根据病人的需要和耐受程度调整剂量而能得到防治。A型不良反应是药物药理学作用的延伸，或者是由药物或其代谢产物引起的毒性作用，发生的概率高，但死亡率低，通常可在动物毒理学研究中发现，成为预测人体可能发生某些不良反应的依据。

（2）剂量不相关型不良反应（B型反应） 某些药物不良反应与药物剂量无关，又称为B型不良反应或质变型异常。B型不良反应较少见，发生率低于5%，但死亡率较高。这类不良反应与药品的正常药理作用完全无关，而是由病人的敏感性增高所引起，通常表现为对药物反应发生质的改变，可能是遗传药理学变异引起，或者为获得性药物变态反应。大多数具有遗传药理学基础的反应只有在病人接触药物后才能发现，因而难以在首次用药时预防这类不良反应发生。

2. 根据不良反应的性质及表现分类

（1）副作用（side effect） 药物在治疗剂量时与治疗目的无关的药理学作用所引起的反应。药物作用于人体常常产生多种药理作用，某一项作用选作治疗用途，其余作用就成为副作用。如阿托品常被用于解除胃肠痉挛，但又会引起口干，口干即为其副作用；但对于手术后病人，为了减少呼吸道的分泌物，服用阿托品时，引起胃肠道平滑肌松弛产生腹部胀气的作用又成为副作用。副作用是药物固有的药理学作用所产生的。器官选择作用低，即作用广泛的药物副作用可能会多。

（2）毒性作用（toxic effect）　药物剂量过大或用药时间过长对机体产生的有害作用。毒性反应可以是药理学毒性、病理学毒性和基因毒性（基因损伤）。

毒性反应可以表现为急性毒性和慢性毒性，急性毒性多发生在循环、呼吸和中枢神经系统，而慢性毒性多发生在肝、肾、骨髓、血液和内分泌系统。毒性反应通常与药物的剂量和用药时间有关，故减少剂量或缩短给药时间可以防止毒性反应的发生。而且，如果毒性作用部位的药物浓度没有超过太多，毒性反应一般是可逆的。药理学毒性通常可因药物的代谢和排泄而消失，病理学和基因毒性也可能得到修复。

常见的药品毒性反应有以下几大类：①胃肠道毒性反应，不良反应为服药后恶心、呕吐、胃痛等；②中枢神经系统毒性反应，不良反应为头痛、眩晕、失眠、耳鸣、耳聋等反应；③造血系统毒性反应，不良反应为再生障碍性贫血、颗粒血细胞减少；④肝肾系统毒性反应，不良反应为肝肿大、肝痛、黄疸、肝肾功能衰竭、血尿、蛋白尿等；⑤心血管系统毒性反应，不良反应为心动过速、心律失常、心肌、心内膜心包和瓣膜损害，心外血管损害。

（3）后遗效应（residual effect）　停药后仍残留在体内的低于最低有效治疗浓度的药物所引起的药物效应称后遗效应。药物的后遗效应可以是短暂的或是较持久的。

（4）依赖性（dependence）　反复使用某种药物后，如果停药可能出现一系列的症候群，从而病人强烈要求继续服用以避免因停药而引起的不适，这种现象称药物依赖性。依赖性可表现为精神依赖性和身体依赖性。精神依赖性是指反复应用某一药物停药后产生一种强烈要求继续服药，以达到精神上的欣快。身体性依赖是在反复用药而停药后引起生理功能的障碍，发生戒断综合征。中枢作用的药物如镇静药、催眠药、安定药、抗抑郁药、镇痛药。中枢兴奋药和其他能产生精神作用的药物都可能引起依赖性。

阿片类药物和物质如吗啡、哌替啶、海洛因、羟考酮等引起依赖性而导致药物滥用已成为严重的社会问题。这类物质的反复应用引起对精神作用的耐受，因而要不断增加剂量，并强烈要求继续服用以产生欣快感，同时避免终止服药的不适。巴比妥类和其他镇静催眠药随着剂量增加而引起镇静、催眠、麻醉、昏迷和死亡，反复使用可以导致依赖性。中枢兴奋药如咖啡因、尼古丁、可卡因、苯丙胺等也可引起精神依赖性和身体依赖性，特别是苯丙胺类药物可以引起典型的戒断综合征，表现为嗜睡、食欲亢进、精疲力竭、精神抑郁，这些症状可以在停药后维持数天。

（5）特异质反应　也称特异性反应，是药物引起的一类遗传学性异常反应，发生在有遗传性药物代谢或反应变异的个体，特异反应性反应在性质上和药物在正常人中引起的反应可能相似，但这类反应可能表现为或者是对低剂量药物有极高的敏感性，或者是对大剂量药物极不敏感。

（6）变态反应　也称过敏反应，是机体因事先致敏而对某药或结构与之相似的药物发生的一种不良反应，由免疫系统介导。临床常见的过敏反应有以下两类：①全身性过敏反应：不良反应有过敏性休克、心血管系统等多系统多器官反应；②皮肤过敏反应，不良反应为药疹、剥脱性皮炎、皮肤红斑、光敏感性皮炎。

（7）致癌作用、致畸作用和致突变作用　为药物引起的三种特殊毒性，均为药物和遗传物质或遗传物质在细胞的表达所发生的相互作用的结果。由于这些特殊作用发生延迟，在早期不易发现，而且由于其表现可能和非药源性疾病相似，很难将它与引起的药物联系起来，因此应特别引起注意。

3. 世界卫生组织关于药物不良反应的分类

1991 年 9 月世界卫生组织国际药物监测计划对药物引起的反应提出了明确的定义：

（1）副反应（side effect）　药物常用剂量引起的与药理学特性有关的但非用药目的的作用。

（2）不良事件（adverse event/adverse experience）　在使用药物治疗期间发生的不良医疗事件，它不一定与治疗有因果关系。

（3）不良反应（adverse reaction）　发生在作为预防、诊断、治疗疾病或改变生理功能使用于人体的正常剂量时发生的有害的和非目的的药物反应。

（4）意外不良反应（unexpected adverse reaction）　为药物的一种不良反应，其性质和严重程度与标记的或批准上市的药物的不良反应不符，或者是未能预料的不良反应。

（5）信号（signal）　被报告可能与一种不良事件与药物可能有因果关系的信息，这种关系在以前时未知的，或是在文献中未能完全证实的。通常至少需要一次以上的报告才能作为一种信号，这取决于事件的严重程度和报告的质量。

（三）药品不良反应报告与监测制度

1. 我国药品不良反应报告和监测工作各级单位及职责

（1）主管部门及其职责　国家食品药品监督管理局主管全国药品不良反应报告和监测工作，地方各级药品监督管理部门主管本行政区域内的药品不良反应报告和监测工作。各级卫生行政部门负责本行政区域内医疗机构与实施药品不良反应报告制度有关的管理工作。

地方各级药品监督管理部门应当建立健全药品不良反应监测机构，负责本行政区域内药品不良反应报告和监测的技术工作。

国家食品药品监督管理局负责全国药品不良反应报告和监测的管理工作，并履行以下主要职责：与卫生部共同制定药品不良反应报告和监测的管理规定和政策，并监督实施；与卫生部联合组织开展全国范围内影响较大并造成严重后果的药品群体不良事件的调查和处理，并发布相关信息；对已确认发生严重药品不良反应或者药品群体不良事件的药品依法采取紧急控制措施，作出行政处理决定，并向社会公布；通报全国药品不良反应报告和监测情况；组织检查药品生产、经营企业的药品不良反应报告和监测工作的开展情况，并与卫生部联合组织检查医疗机构的药品不良反应报告和监测工作的开展情况。

省、自治区、直辖市药品监督管理部门负责本行政区域内药品不良反应报告和监测的管理工作，并履行以下主要职责：与同级卫生行政部门共同制定本行政区域内药品不良反应报告和监测的管理规定，并监督实施；与同级卫生行政部门联合组织开展本行政区域内发生的影响较大的药品群体不良事件的调查和处理，并发布相关信息；对已确认发生严重药品不良反应或者药品群体不良事件的药品依法采取紧急控制措施，作出行政处理决定，并向社会公布；通报本行政区域内药品不良反应报告和监测情况；组织检查本行政区域内药品生产、经营企业的药品不良反应报告和监测工作的开展情况，并与同级卫生行政部门联合组织检查本行政区域内医疗机构的药品不良反应报告和监测工作的开展情况；组织开展本行政区域内药品不良反应报告和监测的宣传、培训工作。

设区的市级、县级药品监督管理部门负责本行政区域内药品不良反应报告和监测的管理工作；与同级卫生行政部门联合组织开展本行政区域内发生的药品群体不良事件的调查，并采取必要控制措施；组织开展本行政区域内药品不良反应报告和监测的宣传、培训工作。

县级以上卫生行政部门应当加强对医疗机构临床用药的监督管理，在职责范围内依法对已确认的严重药品不良反应或者药品群体不良事件采取相关的紧急控制措施。

（2）药品不良反应专业监测机构及其职责　国家药品不良反应监测中心负责全国药品不良反应报告和监测的技术工作，并履行以下主要职责：承担国家药品不良反应报告和监测资料的收集、评价、反馈和上报，以及全国药品不良反应监测信息网络的建设和维护；制定药品不良反应报告和监测的技术标准和规范，对地方各级药品不良反应监测机构进行技术指导；组织开展严重药品不良反应的调查和评价，协助有关部门开展药品群体不良事件的调查；发布药品不良反应警示信息；承担药品不良反应报告和监测的宣传、培训、研究和国际交流工作。药品不良反应的报告我国对药品不良反应实行逐级、定期报告制度，必要时可以越级报告。

省级药品不良反应监测机构负责本行政区域内的药品不良反应报告和监测的技术工作，并履行以下主要职责：承担本行政区域内药品不良反应报告和监测资料的收集、评价、反馈和上报，以及药品不良反应监测信息网络的维护和管理；对设区的市级、县级药品不良反应监测机构进行技术指导；组织开展本行政区域内严重药品不良反应的调查和评价，协助有关部门开展药品群体不良事件的调查；组织开展本行政区域内药品不良反应报告和监测的宣传、培训工作。

设区的市级、县级药品不良反应监测机构负责本行政区域内药品不良反应报告和监测资料的收集、核实、评价、反馈和上报；开展本行政区域内严重药品不良反应的调查和评价；协助有关部门开展药品群体不良事件的调查；承担药品不良反应报告和监测的宣传、培训等工作。

药品生产、经营企业和医疗机构应当建立药品不良反应报告和监测管理制度。药品生产企业应当设立专门机构并配备专职人员，药品经营企业和医疗机构应当设立或者指定机构并配备专（兼）职人员，承担本单位的药品不良反应报告和监测工作。从事药品不良反应报告和监测的工作人员应当具有医学、药学、流行病学或者统计学等相关专业知识，具备科学分析评价药品不良反应的能力。

2. 药品不良反应报告与处置

（1）个例药品不良反应　药品生产、经营企业和医疗机构应当主动收集药品不良反应，获知或者发现药品不良反应后应当详细记录、分析和处理，填写《药品不良反应/事件报告表》并报告。

①报告范围：新药监测期内的国产药品应当报告该药品的所有不良反应；其他国产药品，报告新的和严重的不良反应。进口药品自首次获准进口之日起5年内，报告该进口药品的所有不良反应；满5年的，报告新的和严重的不良反应。

②报告及评价程序：药品生产、经营企业和医疗机构发现或者获知新的、严重的药品不良反应应当在15日内报告，其中死亡病例须立即报告；其他药品不良反应应当在30日内报告。有随访信息的，应当及时报告。

设区的市级、县级药品不良反应监测机构应当对收到的药品不良反应报告的真实性、完整性和准确性进行审核。严重药品不良反应报告的审核和评价应当自收到报告之日起3个工作日内完成，其他报告的审核和评价应当在15个工作日内完成。

省级药品不良反应监测机构应当在收到下一级药品不良反应监测机构提交的严重药品不良反应评价意见之日起7个工作日内完成评价工作。

③死亡病例调查及评价程序：药品生产企业应当对获知的死亡病例进行调查，详细了解

死亡病例的基本信息、药品使用情况、不良反应发生及诊治情况等，并在 15 日内完成调查报告，报药品生产企业所在地的省级药品不良反应监测机构。

设区的市级、县级药品不良反应监测机构应当对死亡病例进行调查，详细了解死亡病例的基本信息、药品使用情况、不良反应发生及诊治情况等，自收到报告之日起 15 个工作日内完成调查报告，报同级药品监督管理部门和卫生行政部门，以及上一级药品不良反应监测机构。

对死亡病例，事件发生地和药品生产企业所在地的省级药品不良反应监测机构均应当及时根据调查报告进行分析、评价，必要时进行现场调查，并将评价结果报省级药品监督管理部门和卫生行政部门，以及国家药品不良反应监测中心。国家药品不良反应监测中心应当及时对死亡病例进行分析、评价，并将评价结果报国家食品药品监督管理局和卫生部。

（2）药品群体不良事件 药品生产、经营企业和医疗机构获知或者发现药品群体不良事件后，应当立即通过电话或者传真等方式报所在地的县级药品监督管理部门、卫生行政部门和药品不良反应监测机构，必要时可以越级报告；同时填写《药品群体不良事件基本信息表》，对每一病例还应当及时填写《药品不良反应/事件报告表》，通过国家药品不良反应监测信息网络报告。

设区的市级、县级药品监督管理部门获知药品群体不良事件后，应当立即与同级卫生行政部门联合组织开展现场调查，并及时将调查结果逐级报至省级药品监督管理部门和卫生行政部门。省级药品监督管理部门与同级卫生行政部门联合对设区的市级、县级的调查进行督促、指导，对药品群体不良事件进行分析、评价，对本行政区域内发生的影响较大的药品群体不良事件，还应当组织现场调查，评价和调查结果应当及时报国家食品药品监督管理局和卫生部。对全国范围内影响较大并造成严重后果的药品群体不良事件，国家食品药品监督管理局应当与卫生部联合开展相关调查工作。

报告单位及相关部门发现或获知药品群体不良事件后应立即开展有关工作。药品生产企业获知药品群体不良事件后应当立即开展调查，详细了解药品群体不良事件的发生、药品使用、患者诊治以及药品生产、储存、流通、既往类似不良事件等情况，在 7 日内完成调查报告，报所在地省级药品监督管理部门和药品不良反应监测机构；同时迅速开展自查，分析事件发生的原因，必要时应当暂停生产、销售、使用和召回相关药品，并报所在地省级药品监督管理部门。药品经营企业发现药品群体不良事件应当立即告知药品生产企业，同时迅速开展自查，必要时应当暂停药品的销售，并协助药品生产企业采取相关控制措施。医疗机构发现药品群体不良事件后应当积极救治患者，迅速开展临床调查，分析事件发生的原因，必要时可采取暂停药品的使用等紧急措施。

药品监督管理部门可以采取暂停生产、销售、使用或者召回药品等控制措施。卫生行政部门应当采取措施积极组织救治患者。

（3）境外发生的严重药品不良反应 进口药品和国产药品在境外发生的严重药品不良反应（包括自发报告系统收集的、上市后临床研究发现的、文献报道的），药品生产企业应当填写《境外发生的药品不良反应/事件报告表》，自获知之日起 30 日内报送国家药品不良反应监测中心。国家药品不良反应监测中心要求提供原始报表及相关信息的，药品生产企业应当在 5 日内提交。

国家药品不良反应监测中心应当对收到的药品不良反应报告进行分析、评价，每半年向国家食品药品监督管理局和卫生部报告，发现提示药品可能存在安全隐患的信息应当及时报告。进口药品和国产药品在境外因药品不良反应被暂停销售、使用或者撤市的，药品生产企业应当在获知后 24 小时内书面报国家食品药品监督管理局和国家药品不良反应监测中心。

（4）定期安全性更新报告　药品生产企业应当对本企业生产药品的不良反应报告和监测资料进行定期汇总分析，汇总国内外安全性信息，进行风险和效益评估，撰写定期安全性更新报告。定期安全性更新报告的撰写规范由国家药品不良反应监测中心负责制定。

设立新药监测期的国产药品，应当自取得批准证明文件之日起每满 1 年提交一次定期安全性更新报告，直至首次再注册，之后每 5 年报告一次；其他国产药品，每 5 年报告一次。首次进口的药品，自取得进口药品批准证明文件之日起每满一年提交一次定期安全性更新报告，直至首次再注册，之后每 5 年报告一次。定期安全性更新报告的汇总时间以取得药品批准证明文件的日期为起点计，上报日期应当在汇总数据截止日期后 60 日内。

国产药品的定期安全性更新报告向药品生产企业所在地省级药品不良反应监测机构提交。进口药品（包括进口分包装药品）的定期安全性更新报告向国家药品不良反应监测中心提交。

省级药品不良反应监测机构应当对收到的定期安全性更新报告进行汇总、分析和评价，于每年 4 月 1 日前将上一年度定期安全性更新报告统计情况和分析评价结果报省级药品监督管理部门和国家药品不良反应监测中心。国家药品不良反应监测中心应当对收到的定期安全性更新报告进行汇总、分析和评价，于每年 7 月 1 日前将上一年度国产药品和进口药品的定期安全性更新报告统计情况和分析评价结果报国家食品药品监督管理局和卫生部。

（5）药品重点监测　药品生产企业应当经常考察本企业生产药品的安全性，对新药监测期内的药品和首次进口 5 年内的药品，应当开展重点监测，并按要求对监测数据进行汇总、分析、评价和报告；对本企业生产的其他药品，应当根据安全性情况主动开展重点监测。

省级以上药品监督管理部门根据药品临床使用和不良反应监测情况，可以要求药品生产企业对特定药品进行重点监测；必要时，也可以直接组织药品不良反应监测机构、医疗机构和科研单位开展药品重点监测。省级以上药品不良反应监测机构负责对药品生产企业开展的重点监测进行监督、检查，并对监测报告进行技术评价。省级以上药品监督管理部门可以联合同级卫生行政部门指定医疗机构作为监测点，承担药品重点监测工作。

3. 药品不良反应的评价与控制

（1）药品不良反应的评价　药品生产企业应当对收集到的不良反应报告和监测资料进行分析、评价，并主动开展药品安全性研究。药品经营企业、医疗机构应当对收集到的药品不良反应报告和监测资料进行分析、评价。

国家和省级药品不良反应监测中心应当每季度对收到的药品不良反应报告进行综合分析，提取需要关注的安全性信息，并进行评价，提出风险管理建议，及时上报。根据分析评价工作需要，可以要求药品生产、经营企业和医疗机构提供相关资料，相关单位应当积极配合。

（2）药品不良反应的控制　药品生产企业对已确认发生严重不良反应的药品，应当通过各种有效途径将药品不良反应、合理用药信息及时告知医务人员、患者和公众；采取修改标签和说明书，暂停生产、销售、使用和召回等措施，减少和防止药品不良反应的重复发生。对不良反应大的药品，应当主动申请注销其批准证明文件。药品经营企业应采取有效措施减少和防止药品不良反应的重复发生。

省级药品监督管理局部门根据分析、评价结果，可以采取暂停药品生产、销售、使用和召回等措施，并监督检查，同时将采取的措施通报同级卫生行政部门。国家食品药品监督管理局根据药品分析评价结果，可以要求企业开展药品安全性、有效性相关研究。必要时，应当采取责令修改药品说明书，暂停生产、销售、使用和召回药品等措施，对不良反应大的药品，应当撤销药品批准证明文件，并将有关措施及时通报卫生部。

四、药品召回管理

为加强药品安全监管，保障公众用药安全，根据《药品管理法》、《药品管理法实施条例》、《国务院关于加强食品等产品安全监督管理的特别规定》，国家食品药品监督管理制定发布了《药品召回管理办法》，该办法自2007年12月10日起实施。

召回的药品是指存在安全隐患的药品，即发现有可能对健康带来危害的药品，及时地采取召回措施，有利于保护公众用药安全。药品召回是国际惯例，美国是较早实施药品召回制度的国家，主要分为自愿召回（voluntary recall）和强制召回（co‑mpulsory recall）两种。其中，自愿召回由药品的生产商或经销商实施；强制召回则由美国食品药品管理局（FDA）实行，是企业自愿召回的补充，其实施主要通过司法和行政两种方式，仅2002年全年，美国共发生了437次药品召回行动。

（一）药品召回的含义和分级

1. 药品召回的含义　是指药品生产企业（包括进口药品的境外制药厂商）按照规定的程序收回已上市销售的存在安全隐患的药品。

此处的安全隐患，是指由于研发、生产等原因可能使药品具有的危及人体健康和生命安全的不合理危险。

2. 药品召回的分级　根据药品安全隐患的严重程度，药品召回分为三级。

一级召回：使用该药品可能引起严重健康危害的。

二级召回：使用该药品可能引起暂时的或者可逆的健康危害的。

三级召回：使用该药品一般不会引起健康危害，但由于其他原因需要收回的。

（二）主动召回和责令召回

药品召回分为主动召回和责令召回两类。如果制药企业发现其药品存在安全隐患，应主动召回；而责令召回是指药品监督管理部门经过调查评估，认为存在安全隐患，药品生产企业应当召回药品而未主动召回的，应当责令药品生产企业召回药品。

1. 主动召回　药品生产企业应当对收集的药品安全信息进行分析，对可能存在安全隐患的药品进行调查评估，发现药品存在安全隐患的，应当决定召回。药品生产企业在作出药品召回决定后，应当制定召回计划并组织实施，一级召回在24小时内，二级召回在48小时内，三级召回在72小时内，通知到有关药品经营企业、使用单位停止销售和使用，同时向所在地省、自治区、直辖市药品监督管理部门报告。

药品生产企业在启动药品召回后，一级召回在1日内，二级召回在3日内，三级召回在7日内，应当将调查评估报告和召回计划提交给所在地省、自治区、直辖市药品监督管理部门备案。省、自治区、直辖市药品监督管理部门应当将收到一级药品召回的调查评估报告和召回计划报告国家食品药品监督管理局。

药品生产企业在实施召回的过程中，一级召回每日，二级召回每3日，三级召回每7日，向所在地省、自治区、直辖市药品监督管理部门报告药品召回进展情况。药品生产企业对召回药品的处理应当有详细的记录，并向药品生产企业所在地省、自治区、直辖市药品监督管理部门报告。必须销毁的药品，应当在药品监督管理部门监督下销毁。药品生产企业在召回完成后，应当对召回效果进行评价，向所在地省、自治区、直辖市药品监督管理部门提交药品召回总结报告。

省、自治区、直辖市药品监督管理部门应当自收到总结报告之日起 10 日内对报告进行审查，并对召回效果进行评价，必要时组织专家进行审查和评价。审查和评价结论应当以书面形式通知药品生产企业。经过审查和评价，认为召回不彻底或者需要采取更为有效的措施的，药品监督管理部门应当要求药品生产企业重新召回或者扩大召回范围。

2. 责令召回 药品监督管理部门经过调查评估，认为药品存在安全隐患，药品生产企业应当召回药品而未主动召回的，应当责令药品生产企业召回药品。必要时，药品监督管理部门可以要求药品生产企业、经营企业和使用单位立即停止销售和使用该药品。

药品监督管理部门作出责令召回决定，应当将责令召回通知书送达药品生产企业。药品生产企业在收到责令召回通知书后，应当按照规定通知药品经营企业和使用单位，制定、提交召回计划，并组织实施。药品生产企业应当按规定向药品监督管理部门报告药品召回的相关情况，进行召回药品的后续处理。药品监督管理部门应当对药品生产企业提交的药品召回总结报告进行审查，并对召回效果进行评价。经过审查和评价，认为召回不彻底或者需要采取更为有效的措施的，药品监督管理部门可以要求药品生产企业重新召回或者扩大召回范围。

（三）法律责任

药品监督管理部门确认药品生产企业因违反法律、法规、规章规定造成上市药品存在安全隐患，依法应当给予行政处罚，但该企业已经采取召回措施主动消除或者减轻危害后果的，依照《行政处罚法》的规定从轻或者减轻处罚；违法行为轻微并及时纠正，没有造成危害后果的，不予处罚。药品生产企业召回药品的，不免除其依法应当承担的其他法律责任。

（1）药品生产企业违反《药品召回管理办法》规定，发现药品存在安全隐患而不主动召回药品的，责令召回药品，并处应召回药品货值金额 3 倍的罚款；造成严重后果的，由原发证部门撤销药品批准证明文件，直至吊销《药品生产许可证》。

（2）药品监督管理部门责令召回，药品生产企业拒绝召回药品的，处应召回药品货值金额 3 倍的罚款；造成严重后果的，由原发证部门撤销药品批准证明文件，直至吊销《药品生产许可证》。

（3）药品生产企业有下列情形之一的，予以警告，责令限期改正，并处 3 万元以下罚款：①药品生产企业未在规定时间内通知药品经营企业、使用单位停止销售和使用需召回药品的；②药品监督管理部门要求药品生产企业采取扩大召回范围、缩短召回时间等更为有效的措施以及要求药品生产企业重新召回或者扩大召回范围，药品生产企业未按照药品监督管理部门要求采取改正措施或者召回药品的；③药品生产企业对召回药品的处理没有相应记录，或未向药品生产企业所在地省、自治区、直辖市药品监督管理部门报告。必须销毁的药品未销毁的。

（4）药品生产企业有下列情形之一的，予以警告，责令限期改正；逾期未改正的，处 2 万元以下罚款：①未按规定建立药品召回制度、药品质量保证体系与药品不良反应监测系统的；②拒绝协助药品监督管理部门开展调查的；③未按规定提交药品召回的调查评估报告和召回计划、药品召回进展情况和总结报告的；④变更召回计划，未报药品监督管理部门备案的。

（5）药品经营企业、使用单位发现其经营、使用的药品存在安全隐患的，未立即停止销售或者使用该药品或隐瞒不报的。责令停止销售和使用，并处 1000 元以上 5 万元以下罚款；

造成严重后果的，由原发证部门吊销《药品经营许可证》或者其他许可证。

（6）药品经营企业、使用单位拒绝配合药品生产企业或者药品监督管理部门开展有关药品安全隐患调查、拒绝协助药品生产企业召回药品的，予以警告，责令改正，可以并处 2 万元以下罚款。

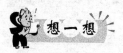

1. 简述"药品"这一概念的内涵。

2. 如何理解药品是特殊的商品？

3. 简述药品质量监督管理的主要内容。

4. 什么是国家基本药物？我国国家基本药物的遴选原则是什么？

5. 在管理上，处方药和非处方药有哪些相同点和不同点？

6. 简述药品不良反应的概念及其分类。

（王　怡）

第四章　药学与药学技术人员管理

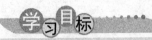

掌握：1. 药学的社会功能和任务。
　　　2. 药师在各领域的职责。
　　　3. 执业药师的概念、资格的获得及注册管理。
熟悉：1. 药学职业道德的基本原则。
　　　2. 药学技术人员的含义。
　　　3. 药师的类别和功能。
　　　4. 药学专业技术资格的获得。
　　　5. 执业药师的继续教育。
了解：1. 药学的形成和含义。
　　　2. 美、英、日对药师的定义。

第一节　药　学

药学不仅是药事管理的基本要素，也是现代医疗卫生事业的重要组成部分。人类在漫长的生存斗争中发现、发展了防治疾病的药品，形成了药学，培育了药学技术人员，从而保障了人类自身的健康和人类的生存繁衍。

一、药学的含义

药学（pharmacy）是研究预防、治疗、诊断人体疾病所用药物的科学。包括中药学、生药学、中药鉴定学、中药化学、中药炮制学、中药药剂学、中药药理学、药理学、药物化学、生物制药学、药剂学、制药工程学、临床药学、预防药学、药事管理学等学科。其主要任务是不断提供更有效的药物和提高药物质量，保证用药安全有效，使人类能更好地同疾病作斗争。随着药学事业的不断发展，药学的含义也有了很大的发展变化。目前 pharmacy 的含义包括：药学科学（pharmacy science），药学职业（pharmacy profession）等。

药学科学是指研究防治病害所用药物的科学，包括药剂学（制剂药学，生物药剂学，物理药学，药物动力学，工业药剂学等），药物化学（药学化学，天然药物化学，生物药物化学，无机药物化学，物理药物化学，药物分析等），药理学（药理学，毒理学等），药事管理学（药事法，药事组织，药学经济，社会与行为药学，药房管理，药物市场学等），生药学和中药学，临床药学（药物治疗学，临床药理学，临床药动学，药品信息，药学的社会实践等）。药学科学是研究药品的来源、制造、加工、形状、作用、用途、分析鉴定、调配分发及其管理的科学。

药学职业（或职业群体）是指经过系统学习药学科学的基础和专业理论知识，掌握药学技术，具有药学工作能力，并经国家考核合格；运用所掌握的药学理论知识、技术和能力，遵循药学伦理准则，为人类健康事业服务；依靠这种服务的收入为生的工作和地位。从事这种工作性质的群体已构成一种社会体系，统称为药学职业。

二、药学的形成

药学和其他职业和科学一样有一个形成发展过程。药学职业和药学科学是不同范畴的概念，但二者相辅相成，密切相关，有共同的形成过程。其形成的时间和影响其形成的力量（政治、经济、文化等）各国各地区有所不同，总的来说大概可以分为四个时期：原始社会的医药，古代社会的医药业和医药学，医药分业，现代药学。

1. 原始社会的医药 原始社会人们为了保护自己的生命，竭尽全力与大自然、疾病、伤残和死亡抗争。人们抵御疾病和伤残的可能性，相当程度上取决于他们对其原因的确定。当今世界上还有许多人把生病和死亡视为神对他过失的惩罚，或妖魔鬼怪作祟，因此可以想像在历史早期的原始人对疾病和死亡是何等恐惧和感到神秘。他们盲目求援于大自然，在这一过程中产生了超自然和自然的对策。一方面，他们把自己的生死存亡寄托于保护者——生物（特别是动物）、神、祖先等身上，用祈祷、咒符来治病；另一方面，他们在寻找食物的过程中，在与疾病、伤残的斗争中，逐渐积累了什么物质可以医治疾病、伤残的知识，即药物知识。原始社会里最先出现的治病者是智者、巫医，他们懂得利用精神力量，也懂得利用一些物质来为人治病。宗教和经验主义之间的关系变化是从远古时期到中世纪治疗学发展历史中的一个重要线索。随着社会分工的发展，智者成为解决纠纷问题的代表，也可以说是律师的先驱；巫师成为解决人们寻求精神寄托的人，以后演变为宗教职业；治病者成为医生。这三种职业的分化经历了漫长的历史时期，有的国家、地区很长时期里仍然是巫医合一。虽早已严禁巫医，但现代社会里在边远落后地区仍有巫医。

2. 古代社会的医药业和医药学 随着语言文字的发展，人们把疾病、伤残和治疗它们的物质记载下来，传授给他人和后代，逐渐形成书籍。如中国的《黄帝内经》、《神农本草经》，古埃及的《伊伯氏纸草本》，古希腊的《医典》，古印度的《阿达婆吠陀经》、《生命经》。古罗马的格林写了数百本书，其中有 131 本为医药书籍。在数千年里，医药业和医药理论紧密结合，一般统称为医学，从事医药职业的人被称为医师、医生。9～13 世纪，阿拉伯医学的贡献卓著，而在其原理和技术上药学多于医学。我国的中医药在世界上影响相当大，中药学的贡献至今备受医药学界的重视，但从职业来看中医中药合为一体。

3. 医药分业 医药分业泛指药学从医学中分离出来，成为社会独立的职业。从世界历史来看，1240 年意大利西西里腓特立二世的一系列卫生立法，法定地将药学从医学中分离出来。其中有 3 条法规使药学成为卫生事业中的独立分支：

（1）药学职业从医学职业中分出来。

（2）官方直接监督药学实践。

（3）用誓言保证制备的药品是可靠的，是按照规定的工艺制备的，质量均匀一致。

这些法令对欧洲国家的医药分业产生了不同程度的影响，在西方国家药学史上被称为药学大宪章。

从各国的历史来看，药学从医学分离出来成为独立的社会职业，其背景、过程、方式和时间均不相同。绝大多数国家已经实现医药分业的基本目标，一些国家的医药分业尚在继续深化。

医药分业历经艰难曲折的过程，20 世纪 30 年代以后，药学作为一种独立的职业已被世界公认，人们对它的期望行为已成为社会规范，它的社会功能日益被人们认识，它的社会任务愈加发挥和发展。但药学不像医学那么成熟，有些具体执业范围和医学还未划分清楚，有些国家的医药分业还在深入开展中。

4. 现代药学　现代药学包括药物研究、药品生产、药品经营、药品检验、药品价格、药品广告、药品使用、药品管理、药学教育等方面的内容。现代药学的发展主要经历了 3 个阶段，即以传统的以药品供应为中心的阶段，参与临床用药实践、促进合理用药为主的临床药学阶段和更高层次的以患者为中心、强调改善患者生命质量的药学服务阶段。药学在世界各大经济领域中可以说是发展最快的门类之一，由于它关系着每个人的健康，越来越受到国家和社会的重视。

三、药学的社会功能和任务

药学的社会功能和任务，可以从药学现在所起的作用和药学能起的作用来分析。概括起来药学的作用主要有：为人类的健康研制新药，生产供应药品，保证合理用药，培养药师、药学科学家和企业家，组织药学力量。另一方面，因为构成药学的社会目标的物质基础是药品，药品是社会里的一种商品，它具有其他商品一样的商品方面的功能。因此，从总体上来说，药学具有专业方面和商业方面的社会功能和任务，同时存在于每项具体任务之中。

1. 研制新药　为防治疾病、健康长寿不断研制新药，为发展制药工业不断提供更新换代的产品，这是社会寄予药学的期望，也是药学对卫生事业、经济事业的重要贡献之一，新药研究的发展促进了药学科学的发展。另一方面，新药、新产品将产生巨大的经济效益。研制新药具有专业性强和商业性强的特点。

2. 生产供应药品　这是药学的基本功能和任务。药品生产具有品种规格多、更新换代快、质量要求严格、技术密集并很复杂等特点。医药商业在购销、运输、仓储、分装、广告等各环节都有特殊的要求，以确保安全有效的药品及时、正确地供应给医疗部门和病人。另一方面，制药工业和医药商业在国民经济中占有特殊地位，多年来持续增长，其增长率一直高于其他部门。

3. 保证合理用药　20 世纪 30 年代以来，药品品种急剧增加，药害事件不断发生，合理用药受到社会关注，成为人们对药学的期望。20 世纪 60 年代，药学发展出现了新的领域——临床药学，药学职业中增加了一支新生队伍，即临床药师，相应地在药学教育中新增设了临床药学专业和 Pharm. D 学位。这些反映了药学新发展的任务。

4. 培养药师、药学科学家和企业家　现代药学教育始于 19 世纪初，20 世纪以来有了很大发展，80 年代全世界已有 92 个国家和地区举办高等药学院校 600 多所，还有许多国家设立了中等药学技术学校。高等药学教育设有学士学位、硕士学位和博士学位。高、中等药学教育设置有药学、中药、药物制剂、制药工程、药品营销等专业，已培养了大批药师、药学科学家、药物企业家和药学技术员。除了把普通人培养成药师、药学技术员的作用外，药学还担负着药师、药学技术员继续教育的任务。许多国家已制定了药师必须接受继续教育的法规。药学教育保证了药学的科学地位，提高了药学职业的专业水平、素质。

5. 组织药学力量　在药学发展过程中，药学工作者按照任务的性质和有关交往结构的类型，逐渐形成若干社会群体，如医院药师、社会药房药师、制药工程师、药商、药学教师等。他们组成学术或行业协会及社团，遵循共同制定的规范秩序，共同为药学的社会目标奋斗。药学的进一步发展，逐渐形成各种社会组织机构、药政管理机构、药厂和制药公司、医药商业公司、各种类型的药房。这些组织机构和社团构成药学的子系统，各子系统相互依存，药学成为持久存在的集合体。从事药学工作的人员被组织起来，更好地发挥了整体作用。

四、药学职业道德

（一）药学职业道德基本原则

药学职业道德基本原则，是从事药品研究、生产、经营、使用和监督管理等药学人员在药学领域活动和实践中应遵循的根本指导原则。它是调整人际关系的准则，统帅着药学职业道德的一切规范和范畴，贯穿于药学职业道德发展过程的始终，是评价与衡量药学领域内所有人员的个人行为思想品质的最高道德标准。

药学职业道德的基本原则就是：以病人为中心，为人民防病治病提供安全、有效、经济、合理的优质药品和药学服务，实行人道主义。

（1）以病人为中心，实行人道主义，体现了继承性和时代性的统一。

（2）以病人为中心，为人民防病治病提供安全、有效、经济、合理的优质药品和药学服务，是药学领域各行业药学人员共同的根本任务，也是药学职业道德的基本特点。

（3）全心全意为人民服务，是药学职业道德的根本宗旨。

（二）药学职业道德规范

1. 药学职业道德规范的概念　药学职业道德规范是判断药学人员行为是非、善恶的标准，是药学人员在药事实践中形成的一定道德关系的反映和概括，也是调整药学人员道德关系和道德行为的准则。

2. 药学职业道德规范的基本内容

（1）遵守社会公德，这是每个公民都应遵守的公共道德，当然也是药学人员首先应遵守的社会公德。

（2）对工作、对事业极端负责，是道德规范的重要内容。

（3）对技术精益求精。

（4）团结协作，共同为人民健康服务。

（5）慎言守密，是药学职业道德规范对药学人员在职业活动中言行的特殊要求。

（6）坚持社会效益和经济效益并重，这是药学职业道德规范的基本要求。

（7）文明礼貌，是社会公德的基本内容，是社会主义精神文明发展水平的表现，它反映了社会的道德风貌。

（8）遵纪守法，廉洁奉公，是药学职业道德规范的重要基本内容。

（三）药学职业道德的权利与义务

1. 药学职业道德的权利

（1）权利的基本内容　权利从法律上讲是指人们依法行使的权力与应享受的利益。但从药学职业道德来论述权利，一是指病人应享受的药品和药学服务权益，以及药学人员应如何正确对待这个权益；二是指药学人员应有权益，人民群众应如何对待这个权益和药学人员应如何对待和运用这一权利。它主要包括下列几点内容：

①任何病人都有权享受药品和药学服务，任何药学人员都无权拒绝；②任何病人都有权利享受平等的药品和药学服务权，不能有歧视；③病人有权监督自己权益的实现；④病人应尊重药学人员，依法履行自己的职责；⑤药学人员有权依法为病人提供安全、有效、经济的优质药品和药学服务，执业药师有权按执业医师处方调剂配发药品，有权拒绝医师的错误处方。

（2）权利在药学职业道德中的作用　药学人员学习、理解药学职业道德权利，一是明确病人应享有的权利，树立病人至上的观念，从保护病人权益这一根本原则出发，不断调整道德关系和自己的行为，更好地为病人服务；二是正确运用自己权利的重要性和必要性，若药学人员滥用自己的权利，甚至以权谋私，伤害病人的心理，损害病人的自尊心，影响疾病的治愈，这是违背药学职业道德原则的；三是使药学人员了解如何正确保护自己的权利。

2. 药学职业道德的义务

（1）义务的基本内容　所谓义务，是指个人对国家、社会、他人在道义上应承担的道德责任。道德义务也就是道德责任或职责。

药学人员的道德义务就是对病人的高度责任心和对药学事业的献身精神。药学人员应把防病、治疗、需要提供高质量药品看做是自己义不容辞的责任，把为病人提供热忱、周到、祥实的服务看作是自己应承担的义务，而不是对病人的"恩赐"。

（2）义务在药学职业道德中的作用　药学人员自觉履行义务，对调节与病人、集体、社会的关系有着重要作用。药学人员义务感的加强，就会把解除病人的痛苦视为自己的根本责任，而更加主动、热忱地做好工作；就会把为防病治病做的一切工作视为无条件的，从而自觉地抵制各种不正之风。义务感的增强，可促进药学人员的药德修养的提高，把以病人健康为本自觉地视为"道德命令"，并逐渐地转化为药学人员生活的特殊需要，成为自己的性格与习惯，并转化为自由，不再是有感觉、有行为的约束。义务感的加强，还可促进药学人员正确处理个人专业志趣、愿望、经济利益与病人、与集体、与社会需要之间的矛盾。义务感强、有良好药学职业道德修养的药学人员，就会把工作的需要、事业的需要视为自己的道德义务而放于首位，把自己的理想、欲望与平凡的日常工作紧密地结合起来，忠于职守地做好本职工作。

第二节　药学技术人员概述

一、药学技术人员的含义

根据国家人事部对专业人才界定的定义，本书对药学技术人员定义如下。

具有下列条件之一者，即为药学技术人员：

（1）取得药学类中等专业以上学历，从事药品生产、经营、检验、使用工作的人员；

（2）取得药学系列专业技术职务证书，如药士、药师、主管药师、副主任药师和主任药师，从事药学工作的人员；

（3）经国家主管部门认定或参加考试考核合格，并经注册，取得执业药师或从业药师证书，在药品生产、经营、使用岗位上执业或从业的人员。

二、配备药学技术人员的法律依据

《药品管理法》第八条规定：开办药品生产企业，必须具有依法经过资格认定的药学技术人员、工程技术人员及相应的技术工人；第十五条规定：开办药品经营企业，必须具有依法经过资格认定的药学技术人员；第二十二条规定：医疗机构必须配备依法经过资格认定的药学技术人员，非药学技术人员不得直接从事药剂技术工作。

除了法律规定之外，我国有关法规、规章及规范性文件对配备药学技术人员也做了明确、具体的规定。

第三节　药师及其管理

一、药师概述

（一）药师的概念

不同国家的相关法律法规中对药师的定义不尽相同，下面介绍几个国家对药师的定义。

1. 我国对药师的定义　《辞海》对药师的定义是："指受过高等药学教育或在医疗预防机构、药事机构和制药企业从事药品调剂、制备、检定和生产等工作并经卫生部门审查合格的高级药学人员"。

广义的药师（pharmacist）概念为：泛指具有高等药学院校毕业的学历，从事药学各种工作，经过行业主管部门及人事部门审查合格的人员。

2. 美国对药师的定义　美国韦氏字典对药师的定义是"从事药房工作的个人"。美国《标准州药房法》规定，药师系指州药事管理委员会正式发给执照并准予从事药房工作的人。

3. 英国对药师的定义　英国《药品法》规定，药师是指领有执照，可从事调剂或独立开业的人。

4. 日本对药师的定义　日本的《药剂师法》没有对药师或药剂师作出定义，但规定，欲成为药剂师者，必须得到卫生劳动大臣颁发的许可；许可自厚生省大臣在药剂师名册上登记之时起生效；药剂师主要从事调剂、提供医药品或其他药学服务的工作。

由此可见，不同的国家对药师的法律规定不尽相同，但对药师管理的核心是一样的：即通过考试，取得执照，经过注册。

（二）药师的类别

根据不同的划分依据，药师有不同的类别，主要可分为：

1. 根据所学专业可分为　西药师、中药师、临床药师。

2. 根据职称职务可分为　药师、主管药师、副主任药师、主任药师。

3. 根据工作领域可分为　药房药师、药品生产企业药师、药品经营企业药师、药检所药师、药物科研单位药师、药品监督管理部门药师。

4. 根据是否拥有药房所有权可分为　开业药师（practitioner pharmacist）、被聘任药师（employed pharmacist）。

二、药学专业技术资格的获得

为了贯彻落实人事部、卫生部《关于加强卫生专业技术职务评聘工作的通知》（人发〔2000〕114号）等相关文件精神，自2001年起全国卫生专业初、中级技术资格以考代评工作正式实施。通过考试取得的资格代表了相应级别技术职务要求的水平与能力，作为单位聘任相应技术职务的必要依据。高级资格的取得均实行考评结合的方式。

药学专业初级资格为药师（含士级、师级），中级资格为主管药师，其考试管理办法如下：

（一）初级药士、药师、主管药师资格考试报名条件

凡符合卫生部、人事部印发的《预防医学、全科医学、药学、护理、其他卫生技术等专业技术资格考试暂行规定》（卫人发〔2001〕164号）中报名条件的人员，均可报名参加相应级别的考试。

报名参加初级药士、药师、主管药师资格考试的人员，要遵守中华人民共和国的宪法和法律，具备良好的医德医风和敬业精神，同时具备下列相应条件：

1. 参加药士资格考试 取得药学专业中专或专科学历，从事本专业技术工作满1年。

2. 参加药师资格考试

（1）取得药学专业中专学历，受聘担任药士职务满5年；

（2）取得药学专业专科学历，从事本专业技术工作满3年；

（3）取得药学专业本科学历或硕士学位，从事本专业技术工作满1年。

3. 参加主管药师资格考试

（1）取得药学专业中专学历，受聘担任药师职务满7年；

（2）取得药学专业专科学历，受聘担任药师职务满6年；

（3）取得药学专业本科学历，受聘担任药师职务满4年；

（4）取得药学专业硕士学位，受聘担任药师职务满2年；

（5）取得药学专业博士学位。

有下列情形之一的不得申请参加药学专业技术资格的考试：

（1）医疗事故责任者未满3年。

（2）医疗差错责任者未满1年。

（3）受到行政处分者在处分时期内。

（4）伪造学历或考试期间有违纪行为未满2年。

（5）省级卫生行政部门规定的其他情形。

（二）初级药士、药师、主管药师资格考试方法

初级药士、药师、主管药师资格考试实行全国统一组织、统一考试时间、统一考试大纲、统一考试命题、统一合格标准的考试制度，原则上每年进行一次，一般在每年的5~6月份考试。

（三）初级药士、药师、主管药师资格考试科目

药学职称考试科目分为：基础知识、相关专业知识、专业知识、专业实践能力等4个科目。各个科目所涉及的考试内容如下：

1. 初级药士的考试科目

（1）基础知识 生理学、生物化学、微生物学、天然药化、药物化学、药物分析。

（2）相关专业知识 药剂学、药事管理。

（3）专业知识 药理学。

（4）专业实践能力 医院药学综合知识与技能（总论）、医院药学综合知识与技能（各论）。

2. 初级药师、主管药师的考试科目

（1）基础知识　生理学、病理生理学、生物化学、微生物学、天然药化、药物化学、药物分析。

（2）相关专业知识　药剂学、药事管理。

（3）专业知识　药理学。

（4）专业实践能力　医院药学综合知识与技能（总论）、医院药学综合知识与技能（各论）。

（四）初级药士、药师、主管药师资格证书管理

参加初级药士、药师、主管药师资格考试并成绩合格者，由人事局颁发人事部统一印制、人事部、卫生部用印的专业技术资格证书。该证书在全国范围内有效。

有下列情形之一的，由卫生局吊销其相应专业技术资格，由人事局收回其专业技术资格证书，两年内不得参加初级药士、药师、主管药师资格考试：

（1）伪造学历或专业技术工作资历证明。

（2）考试期间有违纪行为。

（3）国务院卫生、人事行政主管部门规定的其他情形。

三、药师的职责

药师的基本职责是对药品质量负责，保证人民用药安全有效，提供药学服务，指导合理用药。由于药品生产、经营、使用、科研领域工作内容不同，药师的职责也不相同。

（一）药品生产企业药师的职责

药品生产企业药师主要指药品生产企业中直接从事药品生产和质量管理的药师，其主要职责是与其他专业技术人员协作，保证和提高药品质量，其主要职责有：

（1）制定生产计划，保证药品供应。

（2）制定药品生产工艺规程、岗位操作法、标准操作规程等生产管理文件，并严格实施，保证生产出合格的药品；推行 GMP 管理。

（3）依据药品标准，承担药品检验和质量控制工作，出具检验报告。

（4）负责药品质量稳定性考察，确立物料贮存期、药品有效期。

（5）从事新产品的研制、质量标准制定及申报工作。

（6）销售药品。

（7）负责药品不良反应的监测和报告等工作。

（二）药品经营企业药师的职责

药品经营企业分为药品批发企业和药品零售企业，其药师的主要职责有所不同。

1. 药品批发企业药师的主要职责有

（1）制定并监督实施企业质量登记制度，推行 GSP 管理。

（2）参与编制购货计划，负责进货企业的资格审定。

（3）负责首营企业和首营品种的审核、验收。

（4）指导药品保管人员和养护人员对药品进行合理储存和养护。

（5）建立企业所经营药品的质量档案。

（6）对单位职工进行药品知识、药事法规的宣传教育，承担培训等工作。

2. 药品零售企业药师的主要职责

（1）提供用药咨询服务，对药品的购买和使用进行指导。

（2）负责处方的审核和监督调配处方药。

（3）负责本单位药品分类管理的实施。

（4）从事药品检验、验收、保管、养护工作。

（5）制定企业质量管理制度，推行 GSP 管理。

（6）对单位职工进行药品知识、药事法规的宣传教育，负责职工培训等工作。

（三）医疗机构药师的职责

医疗机构药师是连接病人、医师和药物的纽带，是确保通过合理用药达到最佳的病人保健的关键因素，其主要职责有：

（1）制定药品采购计划，科学、合理采购药品，保障供应。

（2）负责处方的审核，调配复杂处方。

（3）参与制定本院基本用药目录、处方手册、药物制剂工艺操作规程。

（4）承担院内制剂的生产、检验工作，对全院药品质量进行监督检验。

（5）结合临床开展治疗药物监测、新药试验和药品疗效评价工作，开展药品不良反应监测。

（6）提供用药咨询与信息，指导患者合理用药。

（7）负责麻醉药品、精神药品、医疗用毒性药品、贵重药品的采购、保管、调剂、登记工作。

（8）对下级药学技术人员的工作进行指导等工作。

（四）科研部门药师的职责

科研部门药师主要是指医药科研机构、高等医药院校以及药品生产企业新药研发部门中从事新产品、新工艺研究开发工作的药师。科研部门药师仅占药师群体的极少数，但却是推动医药科技水平进步的主要力量，其主要职责有：

（1）分析新产品的开发方向和前景。

（2）设计、筛选和制备新产品。

（3）通过临床前和临床研究，确定新产品质量，尤其是有效性和安全性。

（4）研究确定新药质量标准。

（5）根据新药管理要求获得新产品的批准，并确保新产品正式生产的质量。

第四节 执业药师资格制度

一、我国执业药师资格制度实施概况

（一）职业资格

1984 年 9 月 20 日，《中华人民共和国药品管理法》颁布，其中规定药品生产企业、药品经营企业、医疗机构必须具有依法经过资格认定的药学技术人员。随后开始了药师法立法的酝酿活动。

1993 年 11 月 14 日，中共中央十四届三中全会通过的《中共中央关于建立社会主义市场经济体制若干问题的决定》第四十三条明确提出了"要制定各种职业的资格标准和录用标准，实行学历文凭和职业资格两种证书制度，逐步实行公开招聘，平等竞争，促进人才合理流动"。

1994年2月22日，劳动部和人事部以劳部发［1994］98号文颁发了《职业资格证书规定》。该规定指出：职业资格是对从事某一职业所必备的学识、技术和能力的基本要求。职业资格分为从业资格和执业资格。从业资格是指从事某一专业（工种）学识、技术和能力的起点标准。执业资格是政府对某些责任较大、社会通用性较强、关系公共利益的专业（工种）实行准入控制，是依法独立开业或从事某一特定专业（工种）学识、技术和能力的必备标准。

（二）执业药师资格制度

1994年3月15日，国家人事部和原国家医药管理局以人职发［1994］3号文下发了《执业药师资格制度暂行规定》，开始在全国药品生产和流通领域实施执业药师资格制度。

1995年7月5日，人事部、国家中医药管理局以人职发［1995］69号文颁发了《执业中药师资格制度暂行规定》，开始在中药生产、流通领域实施执业中药师资格制度。

1998年，国务院机构改革，成立了国家药品监督管理局，并赋予其实施执业药师资格制度的职能。

1999年4月1日，人事部、国家药品监督管理局以人发［1999］34号文修订印发了《执业药师资格制度暂行规定》，统一了执业药师和执业中药师的管理，明确了执业药师的实施范围是在药品生产、经营、使用单位。

经过十几年的努力，已形成了执业药师资格考试、注册、继续教育的工作体系，使执业药师的数量有了很大的增长。从1995年首次执业药师资格考试以来，我国的执业药师队伍已从1995年的5000余人，增加到2010年底的18.5万人，为指导公众合理用药、保证公众用药安全有效发挥了重要作用。

二、执业药师的概念

（一）我国对执业药师的定义

《执业药师资格制度暂行规定》（1999年修订）第三条规定：执业药师是指经全国统一考试合格，取得《执业药师资格证书》并经注册登记，在药品生产、经营、使用单位中执业的药学技术人员。执业药师的英文译为：Licensed Pharmacist。我国的执业药师分为执业（西）药师和执业中药师两类。

由上述定义可知，要取得执业药师资格，必须参加国家考试，取得资格证书，并经注册登记。

（二）美国对执业药师的定义

美国的药师系指州药事管理委员会正式发给执照并准予从事药房工作的人。一般药师需要参加全国执照考试，成绩合格者通过注册，成为注册药师，取得就业资格，在州药事管理委员会的监督下，在某一岗位上执业时，才称为执业药师。

三、执业药师资格的获得

我国执业药师资格除对药品生产、经营、使用单位部分药学高级技术人员通过认定授予相应资格外，其余人员均需通过考试取得。

（一）执业药师资格考试的管理

1. 考试性质 执业药师资格考试属于执业准入性考试。凡经过本考试，成绩合格者，国家发给《执业药师资格证书》，表明其具备执业药师的水平和能力，可以在药品生产、经营、使用单位执业。

2. 考试方法 实行全国统一大纲、统一命题、统一组织的考试制度。考试方法为笔试、闭卷。试题类型全部为选择题，应考人员在固定的答案中选择正确的、最优的答案，填写在专门设计的答题卡上，无需作解释和论述。

国家人事部门、国家食品药品监督管理局负责组织拟定考试科目和考试大纲、编写培训教材、建立试题库及考试命题工作。人事部负责组织审定考试科目、考试大纲和试题，会同国家食品药品监督管理局对考试工作进行监督、指导，并确定合格标准。

3. 考试管理

（1）考生的专业要求 ①药学、中药学专业毕业；②相关专业毕业：包括化学、化工、医学、生物、中医学。

（2）考生工作年限 中专学历毕业后工作满 7 年；大专学历毕业后工作满 5 年；本科学历毕业后工作满 3 年；双学位、研究生班或硕士学位毕业后，从事药学或中药学专业工作满 1年；取得博士学位（药学、中药学或相关专业）。

（3）考试周期 执业药师资格考试每年 10 月份举行，考试以两年为一个周期，参加全部科目考试的人员需在连续两个考试年度内通过全部科目的考试，方可取得执业药师资格。

（4）考试科目（4 个科目） 药事管理与法规（不分专业类别）；药学专业知识（一）药理学、药物分析；中药学专业知识（一）中药学、中药药剂学（含中药炮制）；药学专业知识（二）药剂学、药物化学；中药学专业知识（二）中药鉴定学、中药化学；综合知识与技能（分药学、中药学类别）。

4. 考试大纲 国家执业药师资格考试各科考试大纲的内容，均按掌握、熟悉、了解 3 个层次要求。

在考试内容中，掌握部分约占 60%，熟悉部分约占 30%，了解部分约占 10%。4 个科目单独考试，单独计分，每份试卷满分为 100 分。

5. 考试试题 执业药师资格考试采用选择题为代表的客观性试题，分为最佳选择题、配伍选择题、多项选择题 3 种题型。

（1）最佳选择题 题干在前，选项在后，共有 A、B、C、D、E 5 个备选答案，其中只有一个为最佳答案，其余选项为干扰答案。考生须在 5 个选项中选出一个最佳答案，并按考试规定的方式将答题卡相应位置上的字母涂黑。

最佳选择题主要考核基础知识和基本技能，答题时，要对题目有清晰、准确的判断，对备选答案进行比较，从而确定出正确答案。

例：国家对药品实行分类管理制度，具体指（ ）

A. 中药与西药分类管理

B. 原料药与制剂分类管理

C. 国产药与进口药分类管理

D. 处方药与非处方药分类管理

E. 政府定价药品与市场调节价药品分类管理

答案：A B C ● E

（2）配伍选择题　备选答案在前，试题在后。每组 5 题。每组题均对应同一组备选答案，每题只有一个正确答案。每个备选答案可重复选用，也可不选用。

配伍选择题用来考查考生对密切相关性知识的掌握情况。

例：A. 保健药品　　　B. 非处方药　　　C. 假药　　　D. 劣药　　　E. 新药

1. 未取得批准文号生产的药品为

2. 未曾在中国境内上市销售的药品为

3. 标签必须印有规定标志的药品为

4. 药品成分的含量与法定的药品标准规定不符的药品为

5. 未标明有效期的药品为

答案：1. A　　B　　●　　D　　E
　　　2. A　　B　　C　　D　　●
　　　3. A　　●　　C　　D　　E
　　　4. A　　B　　C　　●　　E
　　　5. A　　B　　C　　●　　E

（3）多项选择题　由一个题干和 5 个备选答案组成，题干在前，选项在后，要求考生从 5 个备选答案中选出 2 个或 2 个以上的正确答案，多选，少选均不得分。由于有多个正确答案，考生往往不能把全部正确答案都选出来，因而该类试题难度较大。

例：非处方药专有标识用于

A. 非处方药品标签上

B. 非处方药品说明书上

C. 非处方药品包装上

D. 与处方药分类销售指南性标志

E. 与特殊管理药品分类销售指南性标志

答案：●　　●　　●　　●　　E

（二）执业药师资格证书的发放

执业药师资格考试合格者，由各省、自治区、直辖市人事（职改）部门颁发人事部统一印制的、人事部与国家食品药品监督管理局用印的中华人民共和国《执业药师资格证书》。该证书在全国范围内有效。

四、执业药师的管理

（一）注册管理制度

为保证执业药师资格制度的实施，加强执业药师注册管理工作，2000 年 4 月 14 日，SDA 修订印发了《执业药师注册管理暂行办法》的通知，以国药管人〔2000〕156 号文下发。

该通知规定，执业药师实行注册制度，SDA 为全国执业药师注册管理机构，省级药品监督管理局为本辖区执业药师的注册机构。持有《执业药师资格证书》的人员，经向注册机构申请并取得《执业药师注册证》后，才能以执业药师身份执业。执业药师按照执业类别、执业范围、执业地区注册。执业类别分为药学类、中药学类，执业范围为药品生产、药品经营、药品使用，执业地区为省、自治区、直辖市。执业药师只能在一个执业药师注册机构注册，在一个执业单位按照注册的执业类别、执业范围执业。

1. 申请注册　药品生产、经营、使用单位的人员取得《执业药师资格证书》后，即可向执业单位所在地区的执业药师注册机构申请注册手续。

（1）申请人必须同时具备以下4项条件：①取得《执业药师资格证书》；②遵纪守法，遵守职业道德；③身体健康，能坚持在执业药师岗位工作；④经执业单位同意。

（2）有下列情况之一者不予注册：①不具有完全民事行为之一者；②因受刑事处罚，自处罚执行完毕之日到申请之日不满2年的；③受过取消执业药师资格处分不满2年的；④国家规定不宜从事执业药师业务的其他情形的。

（3）注册程序：首次申请注册的人员，须填写《执业药师首次注册申请表》，并提交以下材料：①《执业药师资格证书》；②身份证明复印件；③近期一寸免冠正面半身照片5张；④县级（含）以上医院出具的本人6个月内的健康体检表；⑤执业单位证明；⑥执业单位合法开业的证明复印件。

执业药师注册机构在收到申请之日起30个工作日内，对符合条件者根据专业类别进行注册；在《执业药师资格证书》中的注册情况栏内加盖注册专用印章；发给国家食品药品监督管理部门统一印制的《执业药师注册证》。执业药师注册有效期为三年。

2. 再次注册　执业药师注册有效期满前三个月，持证者须到原注册机构申请办理再次注册，填写《执业药师再次注册申请表》，并提交：《执业药师资格证书》和《执业药师注册证》、执业单位考核资料、《执业药师继续教育登记证书》、健康体检证明等资料。逾期不办理者，《执业药师注册证》自动失效，并不能再以执业药师身份执业。

3. 变更注册　执业药师在同一执业地区变更执业单位或范围的，以及变更执业地区的，均须到原执业药师注册机构办理变更注册手续，填写《执业药师变更注册登记表》，并提交《执业药师资格证书》和《执业药师注册证》、新执业单位合法开业的证明复印件。

4. 注销注册　有下列情况之一的，予以注销注册：①死亡或被宣告失踪的；②受刑事处罚的；③被吊销《执业药师资格证书》的；④受开除行政处分的；⑤因健康或其他原因不能从事执业药师业务的。注销注册手续由执业药师所在单位在30个工作日内向注册机构申请办理，并填写"执业药师注销注册登记表"。执业药师注册机构经核实后办理注销注册，收回《执业药师注册证》。

（二）执业药师的继续教育

为了使执业药师始终能以较高的专业水平为人们健康服务，《执业药师资格制度暂行规定》明确将执业药师继续教育纳入法制化管理范畴，规定执业药师必须接受继续教育。执业药师继续教育，是以提高业务水平和素质为目的的各种教育和训练活动。继续教育内容要适应各类别、各执业范围执业药师的需要，具有科学性、先进性、实用性和针对性，应以现代药学科学发展中的新理论、新知识、新方法为重点。执业药师继续教育实行学分制、项目制和登记制度。执业药师继续教育实行学分制，是指具有执业药师资格的人员每年参加执业药师继续教育获取的学分不得少于15学分，注册期3年内累计不得少于45学分。继续教育项目分为必修、选修和自修等3类，包括：培训、研修、学术会议、学术讲座、专题研讨会、专题调研和考察、撰写论文和专著等。其中必修和选修内容每年不得少于10学分，自修内容学习可累计获取学分。执业药师继续教育由各省级药品监督管理部门组织实施，由批准的执业药师培训机构承担。执业药师接受继续教育经考核合格后，由培训机构出具学分证明，以此作为再次注册的依据。

（三）法律责任

（1）凡以骗取、转让、借用、伪造《执业药师资格证书》、《执业药师注册证》等不正当手段进行注册人员，由执业药师注册机构收缴注册证并注销注册；构成犯罪的，依法追究其刑事责任。

（2）执业药师注册机构工作人员，在注册工作中玩忽职守、滥用职权、徇私舞弊，由所在单位给予行政处分；构成犯罪的，依法追究刑事责任。

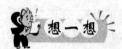

1. 药学的社会功能和任务是什么？

2. 药学技术人员、药师、执业药师的定义是什么？

3. 药品生产、经营、使用单位药师的职责分别是什么？

4. 中国药学会第七届药师周大会上确立的药师的宗旨、承诺、誓言、职业道德分别是什么？

5. 你认为药师在实践工作中应该如何履行职业道德？

6. 我国对申请参加执业药师资格考试的条件是如何规定的？我国执业药师的现状和发展趋势如何？

7. 为什么要对取得执业药师的人员实行注册管理？申请执业药师注册应具备哪些条件？

（张道英）

第五章 药品管理法律、法规

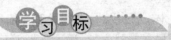

掌握：1. 药品管理立法的发展。
　　　2.《中华人民共和国药品管理法》（2001 年修订）的主要
　　　　内容。
熟悉：1. 法的基本概念和法律渊源。
　　　2. 违法和法律责任。
了解：我国药品管理的法律体系。

第一节　法学基本知识

一、法的基本概念

（一）法的含义、特征及作用

法即法律（law），是建立在经济基础之上的上层建筑之一，是一个阶级性的概念，是一种社会规范。

1. 法的含义　目前一般认为，法是表现统治阶级意志的、由国家制定和认可的、并由国家强制力保证实施的行为规范及其体系。它通过设定某种权利和义务，规范人们（包括自然人和法人）的行为，从而确认、保护和发展一定的社会关系和社会秩序。

另外，法律的含义有广义和狭义两种。从广义上讲，把狭义的法律、法令、条例、规则、章程、决定、命令都包括在内；从狭义上讲，法律是指由国家立法机关依照一定的立法程序制定的行为规范。

2. 法的特征　法是由一定的社会物质生活条件所决定的；法是调整人与人之间关系的行为规范，具有规范性；法是反映统治阶级意志、并由国家制定或认可的，体现了国家对人们行为的评价，具有国家意志性；法是由国家强制力来保证实施的规范体系，具有国家强制性；法是社会所有成员，无论是统治阶级还是被统治阶级都需要遵守的规范，具有普遍性；法是由严格的程序制定的规范，具有程序性。

3. 法的作用　法对人们的行为及一定的社会关系的影响，主要反应在以下两个方面：一是法的规范作用，即明确告诉人们可以怎样行为、应该怎样行为、不应该怎样行为，包括指引、评价、预测、强制和教育等五个方面的作用；二是法的社会作用，包括法的政治作用（即确认和维护以生产资料所有制为基础的社会经济制度和政治制度）和法的社会公共作用（即执行包括发展经济、文化教育、科学技术，维护基本社会秩序在你的社会公共事务）。法对国家、对社会的作用是巨大的，但并不能代替道德、政策、纪律、宗教教规等其他社会规范的作用。

（二）法的关系

法的关系，又称为法律关系，是法律在规范人们行为和调整社会关系的过程中产生的人们之间的权利与义务关系。法律关系以现行法律的存在为前提，受国家强制力保证，体现了国家意志。法律关系由主体、客体和内容三部分组成。

1. 法律关系主体 又称为权利主体或权义主体，是指参与法律关系并依法享有权利和承担相应义务的人。在我国，法律关系主体包括公民（自然人）、法人、非法人的机构和组织、国家以及某些外国人和无国籍人。

2. 法律关系客体 又称为权利客体，是指法律关系主体权利、义务所指向的对象。我国法律关系的客体通常包括物、行为和智力成果三类。

3. 法律关系内容 是指法律关系主体之间的法律权利和法律义务，它是法律规范的行为模式在实际的社会生活中的具体落实，是法律规范在社会关系中实现的一种状态。

4. 法律事实 当法律关系主体、客体或内容中的任意一项发生变化时，都可以引起法律关系的发生、变更和消灭。在法律规定的前提下，能够引起法律关系发生、变更和消灭的条件，称为法律事实。法律事实大体可分为法律事件和法律行为两种。法律事件是指能直接引起法律关系发生、变更和消灭而不以人的意志为转移的客观现象，如自然灾害、人的死亡等；法律行为则是指引起法律关系发生、变更和消灭的人们的某种实际活动，包括作为和不作为、

（三）法律规范

法律规范是指通过法律条文表述的、具有特殊逻辑结构的行为规则。法律规范与规范性文件、法律条文之间是内容和表现形式的关系。一个完整的法律规范，其结构至少包含以下三部分内容。

1. 假定条件 即法律规范中规定该规范运用的条件和情况，只有在该条件或情况出现时，才能适用该法律规范。

2. 行为模式 即法律规范规定人们实际行为的方式，指人们在一定的法律假定条件下应如何行为的模式。可以分为：授权行为模式（即人们"有权做什么"和"有权不做什么"）、义务行为模式（即人们"必须做什么"）和禁止行为模式（即人们"不得做什么"）。

3. 法律后果 指法律规范中关于人们遵守或违反法定行为模式而带来的法律上的后果。包括两类，一类是肯定后果，如法律的承认、受理、保护、赞许、奖励等；一类是否定后果，如制裁、撤销、废除、取缔、不予承认等。

（四）法律体系

法律体系是指由所有法律规范所构成的一国现行法律的有机整体。一般指的是部门法律体系，即把一国现行的法律规范分类为不同法律部门，由这些法律部门组成有机联系的整体。我国法律部门根据法律调整的对象和法律调整机制，划分为九类，即：宪法、民商法、经济法、社会保障法、行政法、刑法、诉讼法、环境法和军事法。其中每一个基本法律部门之下还包括若干层次的子部门。《药品管理法》属于经济法部门。

二、法律渊源

法的渊源又称为法的表现形式。在我国，正式的法律渊源有：宪法性法律、法律、行政

法规、地方性法规、部门规章、民族自治法规、特别行政区的法律、中国政府承认或加入的国际条约等。

（一）我国药事管理的法律渊源

我国药事管理的法律规范的具体表现形式，主要有以下几种。

1. 宪法　宪法是国家的根本大法，是由国家最高权力机关——全国人民代表大会通过最严格的程序制定，具有最高的法律地位和法律效力。其他任何法律、法规都不得与宪法相抵触。

2. 法律　法律是由国家立法机关——全国人民代表大会及其常务委员会制定、由国家主席颁布实施的法律规范。我国专门管理药品的法律为《中华人民共和国药品管理法》，与药品和药事管理有关的法律包括《刑法》、《民法》、《行政处罚法》、《产品质量法》、《消费者权益保护法》、《标准化法》、《计量法》、《价格法》、《广告法》、《专利法》等。

3. 行政法规　行政法规是由国家最高行政机关——国务院制定、由国务院总理以总理令的形式颁布实施的法律规范，一般采用条例、规定、办法等名称，其法律地位和法律效力在宪法和法律之下。我国现行的药事管理的行政法规如《中华人民共和国药品管理法实施条例》、《麻醉药品和精神药品管理条例》、《中药品种保护条例》、《血液制品管理条例》等。

4. 部门规章　部门规章是由国务院所属各部（委、局）制定、以部长（主任、局长）令的形式发布的法律规范，法律地位低于宪法、法律和行政法规。有关药事管理的部门规章是由国家药品监督管理的主管部门制定和发布的。如原 SDA 和 SFDA 制定的《药品经营质量管理规范》（GSP）、《药品注册管理办法》等，SFDA 与其他部、委联合制定发布的《药物非临床研究质量管理规范》（GLP）、《药物临床试验质量管理规范》（GCP），以及现在由卫生部制定和颁布的《药品生产质量管理规范》（GMP）、《药品不良反应监测和报告管理办法》等。

5. 地方性法规及地方性规章　由各省、自治区、直辖市人大及其常委会或者政府制定的法律规范，法律地位低于宪法、法律和行政法规，只在辖区范围内生效。如《天津市中药饮片管理办法》。

6. 我国政府承认和加入的国际条约　国际条约一般属于国际法的范畴，但经我国政府承认或加入的双边或多边协议、条约、公约等，在我国也具有约束力。有关药事管理的如《1961 年麻醉药品单一公约》、《1971 年精神药物公约》、《濒危动物国际保护公约》等。

（二）法律渊源的效力关系

即法律规范的适用问题，我国法律规范的效力关系主要有以下三种。

1. 高低服从　不同层次的法律规范之间有高低服从的关系。效力最高的为宪法，其次为法律，再次为行政法规，再次为地方性法规、部门规章和地方性规章。低层次的法律规范不能与高层次的相抵触、矛盾，否则不具备法律效力。

2. 一般规定服从特别规定　既指同一层次的法之间（即特别法优于一般法），又指同一法律的不同条款之间的关系（即特别条款优于一般条款）。如《药品管理法》（特别法）与《产品质量法》、《价格法》、《广告法》（一般法）等法律的关系，药品管理的具体事项如《药品管理法》有规定的，遵照《药品管理法》的规定执行。

3. 旧的规定服从新的规定　即新法优于旧法，或称为后法优于前法。

三、法的制定、实施和效力

法的制定和实施均需经由国家机构。制定法律的机构是立法机构，法律实施的机构是司法机构和行政机构。法律一经国家制定或认可，取得法律形式，就具备了在一定范围内的特殊效力，即法律效力。

（一）法的制定

我国法的制定有关问题主要由《宪法》和《立法法》规定。

1. 立法体制　是一个国家立法权归属和配置的制度。根据《立法法》的规定，全国人大及其常委会行使国家立法权，制定法律；国务院根据宪法和法律制定行政法规；国务院各部委可以根据法律、行政法规，在本部门的权限范围内制定部门规章；省级人大及其常委会在不同宪法、法律、行政法规相抵触的前提下制定地方性法规；民族自治地方的人大有权制定自治条例和单行条例，分别报上级人大常委会批准。

2. 立法程序　是指国家机关在制定、修改和废止法律和其他规范性法律文件的活动中必须履行的法定步骤或阶段。我国全国人大及其常委会制定法律，需要经过四个法定步骤：法律议案的提出、法律草案的审议和讨论、法律草案的表决和通过、由国家主席签署主席令公布法律。行政法规的制定大致也分为四个步骤：国务院组织起草、国务院法制机构审查草案、依据国务院组织法进行行政法规决定、总理签署国务院令公布。部门规章也需要依照一定的程序制定。

（二）法的实施

法律实施有两种形式：法律的遵守和法律的适用。

法律的遵守要求一切国家机关、社会团体、企事业单位、公民和法人都必须严格依法办事，遵守法律。

法律的适用则有广义和狭义两方面含义，广义的法律适用是指国家机关及其公职人员依照其职权运用法律处理案件和具体事项的活动，包括了执法和司法两种行为；狭义上的法律适用是指拥有司法权的机关及其司法人员按法定职权和程序运用法律处理案件的专门活动，即通常所称"司法"。法律适用的基本要求是：正确、合法、及时。法律适用需遵循的基本原则包括：有法可依、有法必依、执法必严、违法必究；以事实为依据，以法律为准绳，严格按照法律规定和法律程序办事；法律面前人人平等，反对一切法外特权，保护公民和法人的合法权益；实事求是，有错必纠。

人民群众可以通过控告、检举、申诉等民主权利来监督法的实施。

（三）法律效力

法律效力，即法律的约束力，是指法律的适用范围，包括时间效力、空间（地域）效力和对人的效力，也即法律在什么时间、在什么地方、对什么人适用的效力。

1. 法律的时间效力　包括法律何时生效、法律何时终止、有无溯及力（即法律对其颁布前的事件和行为是否有效）等三项内容。法律生效时间有自公布之日起生效的，也有先公布并规定后生效的时间。法律效力终止时间有法律本身规定施行期限的，也有新法律公布同时宣布旧法律废止失效的。关于对法律生效前发生的事件、行为是否要溯及既往的问题，要根据情况而定，一是对法律生效前已经终止的可采取"从旧"的原则，视为无溯及力，即"不溯既往"，一部法律若没有这方面的规定则遵循这一原则；二是对法律生效前后连续发生的事件、行为可采取"从新"的原则，视为有溯及力；三是对新法律生效前后连续发生的事件、行为，而新旧法律的处罚轻重不一时，可采取"从新"兼"从旧"的原则。

2. 法律的空间（地域）效力　是指法律在什么地域发生效力的问题。是指本国的领土、领海、领空以及悬挂本国标志的车船、飞机等地域空间，本国法律均有效力。法律空间效力是由制定法律规范的国家机关的地位和权力大小来确定，也可由法律本身条文明确规定其适用范围。

3. 法律对人的效力 是指一个国家的法律对什么人有效力，要求其遵守或适用的问题。目前世界上大多数国家采用以"属地主义"为主，兼顾"属人主义"和"保护主义"的原则。如无论是中国公民还是外国人，在中国领域内适用中国的法律（特殊情况除外），而在中国领域以外对中国国家和中国公民的行为，根据我国法律和所在地法律具体情况决定。

四、违法和法律责任

法律责任是指由于违法行为而应承担的法律后果。即由于不履行法律规定的义务或做出法律所禁止的行为，国家对其违法行为依法给予相应的法律制裁。

（一）违法

违法是人们违背法律规定的、对社会有危害的、有过错的一种行为。是国家机关、企事业单位、社会团体和公民由于过错违反法律规定从而使法律所保护的社会关系和社会秩序受到破坏的行为。广义的违法包括狭义的违法和犯罪。

构成违法行为有四个因素：①必须是一种人的行为，而不能对人的思想追究责任；②必须有被侵犯的客体；③违法的主体必须是具有责任能力的自然人或法人；④必须是行为者主观上出于故意和过失。这四个条件说明，违法是一种危害社会的行为，表现了人的意志和意识的外部动作；违法必须有被侵犯的客体，即侵犯了法律所保护的社会关系、人与人之间的相互关系；违法者主观上有过错，有直接故意、间接故意和疏忽大意过失、过于自信过失；行为人是达到法定责任年龄，具有责任能力（能够辨认和控制自己行为的能力）的自然人和法人。违法根据性质和危害程度可分为：刑事违法，即犯罪；民事违法；行政违法，又叫行政过错行为，包括违反行政管理法规、国家机关公职人员违反行政纪律的纪律过错行为。

（二）法律责任与法律制裁

法律责任是违法主体因其违法行为所应承担的法律后果。因为法律责任是由违法引起的，所以它不同于一般的社会责任。法律责任是违法者必须承担的具有强制性的法律后果。法律责任是同违法行为相联系的，所以法律责任也一般分为刑事责任、民事责任、行政责任三种。

1. 刑事责任 就是因触犯刑法构成犯罪的，要追究刑事责任。

2. 民事责任 是根据法律规定，对侵害他人权益，在民事上应承担的支付义务。这种义务包括因侵权、损害、债务等所造成的赔偿义务和赡养、抚养等义务。

3. 行政责任 有两方面的含义：①指有关单位和个人在国家行政管理中应履行的义务；②指未尽到上述义务应承担的责任。这里主要指第二种，即行政责任是指违反法律或规章的行为所引起的行政上必须承担的后果。

法律制裁是指国家专门机关对违法者依其应负的法律责任所给予的惩罚。法律制裁是法律责任的必然结果。违法者承担法律责任，就要受到法律制裁，法律制裁是承担法律责任的方式。法律制裁分为刑事制裁、民事制裁、行政制裁三种。

1. 刑事制裁 是对刑事犯罪行为追究法律责任给予刑事制裁。

2. 民事制裁 是对民事违法行为追究法律责任所给予的制裁。主要有赔偿损失、排除侵害、退还财产、提供担保、强制收购、收归国库等。

3. 行政制裁 分为行政处罚和行政处分。行政处罚是由国家授权的行政机关行使有关行政机关的行政处罚权。行政处罚的种类有警告、罚款、没收违法所得、没收非法财物，责令停产停业、暂扣或吊销许可证、暂扣或者吊销执照、行政拘留等。而纪律处分由违法违纪者的行政隶属关系的机构，对违法违纪者给予的处分，如通报批评、警告、行政记过等。

第二节　药品管理立法概述

一、药品管理立法的概念与特征

（一）药品管理立法的概念

药品管理主要属于公共管理的范畴，其内容包括对药品的研究、注册、生产、流通、使用、质量及质量监督、非法药品查处、药品市场的进入与退出等的管理。

管理的方法有行政方法、经济方法、法律方法等。目前，世界上很多国家都应用法律的手段来管理药品。

药品管理立法，是指国家有关机关依照法定权限和法定程序制定、修改或废止具有不同法律效力的药品监督管理的规范性文件的活动的总称，是以保证药品质量为核心的各种有关药品的行为规范的法律形式的制定、修改和废止。

（二）药品管理立法的特征

1. 立法目的是维护人们身体健康和用药的合法权益 1980年第32届世界卫生大会批准的《阿拉木图宣言》提出"健康是一项基本人权"。由于药品及其使用的问题将直接影响一切用药人的健康和生命，现代的药品管理立法的目的是加强药品监督管理，保证药品质量，维护人们的健康，保障用药人的合法权益，保障人的健康权。

2. 以药品质量标准为核心的行为规范 药品管理立法是规范人们在研究、制造、经营、使用药品的行为，这些行为必须确保药品的安全性和有效性。如何衡量行为的结果，最原始的药品管理法规是以服用者是否减轻、消除或者加重病情或死亡为标准或依据，而现代的药品管理立法逐渐代以药品质量标准为依据。现代药品管理立法虽然颁布了许多法律、法规，但国家颁布的药品标准和保证药品质量的工作标准仍然是行为规范的核心。这和其他法律部门有很大区别。

3. 药品管理立法的系统性 现代社会药品管理立法活动日益频繁，药事法规不断增加，条文也更加详尽、精确，并紧密衔接。包括药品质量、过程质量、工作质量、药品质量控制和质量保证的管理质量，国内药品质量、进出口药品质量，从事药事工作人员的质量等等，无一不受法律规范的控制管理。可以说药品和药事工作是受系统的法律约束。这和泛指经济、劳动、婚姻等领域的行为规范是不相同的。

4. 药品管理立法的国际化倾向 由于药品管理法律规范的客体主要是药品，衡量它的标准是不会因国家的国体、政体不同而发生变化；加之药品的国际贸易和技术交流日益频繁，客观环境要求统一标准。因此，近四十年来各国药品管理法的内容，相互借鉴、参考，越来越相似，同时国际性药品管理的公约、协议、规范、制度和参加缔约的国家也不断增加。这是现代药品管理立法的一个特征。

二、药品管理立法的发展

（一）药品管理立法的历史发展

1. 有关药品管理的法律条文 国家对药品实施行政的和法律的监督已有悠久的历史。有关医药的法律条文，在公元前 3000 年古埃及的纸草文和公元前 18 世纪的《汉谟拉比法典》中就已有记载。我国是世界上的文明古国，也是世界医药文化发源地之一。据文字记载，在公元前（1100 – 771）西周时期便已设立掌管医药政令的政府机构；秦汉时期商品交换已相当发达，有了简单的质量标准和检验制度；公元 7 世纪，唐政府组织编写的《新修本草》被推行全国，作为全国药品标准，并建立对进口药材抽验制度。对药品的合格"封检"标记制度等。我国古代和许多国家历代政府都制定有惩罚贩卖假药陈药、误用滥用药使人致死的法律规定。古代国家的药品监督法规多是零散地附于其他法律中，医和药合在一起的，也不稳定，随改朝换代变化较大。

2. 近代的药事管理法律 近代欧洲一些国家开始制定单独的药事法律。如 13 世纪意大利，西西里皇帝腓特烈二世制定的药事管理法令；14 世纪意大利热那亚市的《药师法》；15 世纪佛罗伦萨市认可《佛罗伦萨药典》作为该市药品标准；16 世纪英国的法规授权伦敦医生任命四名检查员，对药商、药品进行检查；19 世纪英国颁布《药房法》，1868 年开始美国许多州颁布《药房法》。这些法律规范和古代国家的医药政令比较有很大进步，但都是局部地区城市的，内容亦很局限。这和当时手工业制造药品的情况分不开，国家通过对制药的工艺和作坊（即药师和药房）进行监督来控制和保证药品质量。因此，颁布了"药师法"、"药房法"。

3. 现代药事管理法律体系 19 世纪末以来，社会生产规模越来越大，交通发达，贸易扩大，科学技术日新月异，人们在共同劳动、分工协作中的关系越来越复杂，从而出现了经济管理理论，有计划的、系统的质量监督实践活动。欧美一些工业化较早的国家，药品制造开始改变为工业化生产，并引入科学管理、质量管理的理论和方法，促进了药品和药学事业的大发展。另一方面也出现了许多严重的药品质量事件。有的是科学技术问题、管理问题，也有只图、牟取暴利、蓄意制造假劣药的严重问题。药品质量问题不仅危及人们健康和生命，也引起许多社会纠纷。由于药品的工业化生产和现代贸易的发展，药品质量问题的危害常遍及全国，甚至多国。同时，在一些地区和国家还出现了麻醉药品滥用的严重社会问题。早在 16 世纪，帝国主义国家就用军事力量强行推销阿片等麻醉药品以牟取暴利，使许多国家的人民遭受其危害。处于水深火热的痛苦中。但到 19 世纪后叶，在这些帝国主义国家中麻药毒害也逐渐成为危害社会的问题。面对因药品而产生的复杂社会问题，这些工业化较早的国家，开始制定全国性综合性药品监督法律，并强化药品监督部门的法律地位。例如美国于 1906 年，国会通过并颁布《食品、药品管理法》，其法律效力适用于全国，改变了多年来有关药事管理由各州立法的作法。其内容较全面，突破了近代欧洲国家药师法、药房法的范畴。美国药品管理立法的进展和效果引起世界的重视。为解决麻醉药品泛滥的危害，1905 年在我国上海召开了"上海国际禁毒会议"，1912 年 1 月在荷兰海牙会议上，通过了《海牙禁止阿片公约》，参加缔约的有中、美、英、法、德、日等国。1921 年，有 54 个国家在日内瓦缔结《限制麻醉药品制造、运销公约》。

但是，世界性大力加强药品管理立法，在世界范围内广泛实行药品质量监督，是第二次世界大战以后的事。其原因事多方面的，主要有：几次震惊世界的药害事件，尤其是反应停事件；药品生产、销售持续增长，药品国际贸易高速发展，药品质量成为保证药品市场竞争力的首要问题；科技和管理的现代化发展，使保证和提高药品质量的能力大大提高；麻醉药品、精神药品的危害变本加厉，严重威胁全人类。各国法制有进一步的发展。

目前，世界上大多数国家都通过立法，制定、修订、颁布了综合性的药品管理法律，控制麻醉药品、精神药品的法律和药师、药房管理的法律；颁布了国家药典；建立健全了国家法定的药品监督管理部门和监督检验机构，形成执法队伍；并颁发了一系列药品监督管理的法规。国际性药品、药事管理制度和规范，以及麻醉药品、精神药品等控制物质公约也有很大发展。

（二）我国药品管理立法的发展

新中国建立以来，随着社会主义法制体系的健全和药品法制管理意识的增强，我国药品监督管理法制体系逐渐建立和完善。这一时期我国药品管理法制体系的建设，大致经历了3个阶段。

1. 药品行政法规管理阶段（1949～1983年）　党和国家一直重视药品监督管理工作，将其作为发展医药卫生事业的重要内容。建国初期，中央人民政府及其卫生部就发布了《关于严禁鸦片烟毒的通令》（1950年）、《关于管理麻醉药品暂行条例的公布令》（1950年）、《关于麻醉药品临时登记处理办法的通令》（1950年），为配合禁止鸦片烟毒工作和解决旧社会遗留的伪劣药品充斥市场的问题发挥了很大的作用。

1958年至1965年，针对我国医药事业的发展形势，有关部门制订了加强药政管理的法规规章，包括卫生部颁发的《关于综合性医院药剂科工作制度和各级人员职责》（1958年）、卫生部、商业部、化工部联合下达的《关于药政管理的若干规定（草案）》（1963年），卫生部、商业部、化工部联合颁布的《管理毒药、限制性剧药暂行规定》（1964年），卫生部、对外贸易部、商业部联合颁发的《关于从苏联及人民民主国家进口西药检验管理的联合通知》（1964年），卫生部、商业部、化工部下达的《关于药品宣传工作的几点意见》（1964年），卫生部、商业部颁发的《管理中药的暂行管理办法》（1964年），卫生部、化工部下达的《药品新产品管理办法（试行）》（1965年）等。

1978年以后，实践进一步证明以法治乱、以法治国的重要性，国家加强了对药政法规的建设。1978年，国务院批转卫生部《药政管理条例（试行）》；同年，国务院颁布了《麻醉药品管理条例》，1979年，卫生部颁布《麻醉药品管理条例细则》；1979年，卫生部、国家医药管理总局还颁发了《新药管理办法（试行）》，《医疗用毒药、限制性剧药管理规定》；1980年，卫生部颁布《药品标准工作管理办法》；1981年，卫生部颁布《医院药剂工作条例》；1982年，卫生部颁布《关于集体和个体经营医药商品的意见》，《关于加强生物制品和血液制品管理的规定（试行）》，卫生部、国家医药管理总局颁布《国家基本药物目录》；一系列行政法规和规章的颁布和实施，使我国的药品管理走向有序化发展道路。

1949～1983年间，我国颁布了《中华人民共和国药典》1953年版、1963年版和1977年版。

2. 药品管理法律法规体系建立阶段（1984～1997年）　1984年9月22日，第六届全国人民代表大会常务委员会第七次会议通过颁布了我国第一部药品管理的正式法律——《药品管理法》，这部具有划时代意义的法律的颁布，明确了药品监督管理的法律地位，标志着我国药品监督管理工作进入法制化管理的新阶段，我国药品管理法律法规成为我国法律体系中的一个重要组成部分。

以《药品管理法》为核心，国务院、卫生部、国家医药管理局及其他相关部门相继颁布了各个环节药品监督管理的法规、规章，如《新药审批办法》（1985年）、《新生物制品审批办法》（1985年）、《关于新药保护和技术转让的规定》（1987年）、《麻醉药品管理办法》（1987年）、《精神药品管理办法》（1988年）、《野生药材资源保护条例》（1987年）、《药品包装管理办法》（1988年）、《医疗用毒性药品管理办法》（1988年）、《医院药剂管理办法》（1989年）、《药品管理法实施办法》（1989年）、《放射性药品管理办法》（1989年）、《进口药品管理办法》（1990年）、《药品行政保护条例》（1992年）、《中药品种保护条例》（1992年）、《药品生产质量管理规范》（GMP，1988年颁布，1992年修订）、《医药商品质量管理规范》（GSP，1992年）、《执业药师资格制度暂行规定》（1994年）等，我国药品管理法律体系逐渐建立。

3. 药品管理法律体系调整和完善阶段（1998年以后） 随着我国医药科学技术的迅速发展以及社会主义市场经济体制的建设，20世纪八九十年代制定的法律法规逐渐不能适应发展形势对药品监督管理的新的需求。1998年，国务院进行机构改革，国家药品监督管理局作为我国药品监督管理的主管部门成立后，相继对以前的药品监督管理法规进行修订，同时制定颁布了一些新的法规、规章，如修订GMP（1998年）、修订GSP并更名为《药品经营质量管理规范》（2000年），我国药品管理法律体系进入调整和完善阶段。2001年2月28日，第九届全国人民代表大会常务委员会第二十次会议修订了《药品管理法》；2002年8月4日，国务院公布了《中华人民共和国药品管理法实施条例》（以下简称《实施条例》）。随着新修订的《药品管理法》及其《实施条例》的实施，我国药品管理法制化建设日趋走向成熟和完善。

围绕《药品管理法》及其《实施条例》，国务院、国家药品监督管理部门和主管的卫生部（2008年以后）以及其他主管部门相继制定、修订和颁布了一些药品监督管理的部门规章，如《药品注册管理办法》（2002年、2005年、2007年）、《药品监督行政处罚程序规定》（2003年）、《药物非临床研究质量管理规范》（GLP，2003年）、《药物临床试验质量管理规范》（GCP，2003年）、《药品经营许可证管理办法》（2004年）、《药物不良反应报告和监测管理办法》（2004年、2011年）、《互联网药品信息服务管理办法》（2004年）、《直接接触药品的包装材料和容器管理办法》（2004年）、《药品生产监督管理办法》（2004年）、《麻醉药品和精神药品管理条例》（国务院制定，2005年）、《药品流通监督管理办法》（2006年）、《药品召回管理办法》（2007年）、《药品广告审查发布标准》（2007年）、《药品广告审查办法》（2007年）、《药品生产质量管理规范》（GMP，2011年）等。

三、我国的药事管理法律关系

药事管理法律关系是指国家机关、企事业单位、社会团体、公民在药事活动、药学服务和药品监督管理过程中，依据药事管理法律规范所形成的权利与义务关系。

（一）药事管理法律关系主体

药事管理法律关系主体包括有以下几类：

1. 国家机关 作为法律关系主体的国家机关主要分为两种情况，一是政府的药品监督管理主管部门和有关部门，依法与其管辖范围内的相对方，结成药事行政法律关系；二是政府的药品监督管理主管部门内部的，领导与被领导，管理与被管理的关系。

2. 机构和组织 包括法人和非法人的药品生产、经营企业、医疗机构、药房等企事业单位，大致分为三种情况，一是以药品监督管理相对人的身份，同药品监督管理机构结成药事行政法律关系；二是以提供药品和药学服务的身份，同需求药品和药学服务的机关、机构和组织、公民结成医药卫生服务关系；三是与内部职工结成管理关系。

3. 公民个人（自然人）　可分为特定主体和一般主体，特定主体主要指药学技术人员，他们因申请执业注册认可，与药品监督管理部门结成药事行政法律关系；因承担药学服务，同所在单位结成内部的药事管理关系，并同患者结成医患关系。一般主体指所有的公民，他们因需求药品和药学服务而与提供药品和服务的企事业单位结成医药卫生服务关系。

（二）药事管理法律关系客体

药事管理关系客体包括以下几类：

1. 药品　这是药事管理法律关系主体之间权利义务所指向的主要客观实体。

2. 人身　人身是人的物质形态，也是人的精神利益的体现。在一定范围内成为法律关系的客体。药事管理法的主体目的是保障人体用药安全，维护人们身体健康。因用药造成伤害人体健康的结果，提供药品的主体，将受到药品监督管理主体依法实施的处罚。

3. 精神产品　例如新药的技术资料，药物利用评价，药品标准等都属于这一范畴。

4. 行为结果　分为物化结果和非物化结果。例如已生产上市的药品为药品生产的物化结果。因药品、药事引起的法律诉讼，其判案结果，便是非物化结果。

（三）药事管理法律关系的内容和法律事实

药事管理法律关系的内容，是主体之间的法律权利和义务，是法律规范的行为模式在实际的社会生活中的具体落实，是法律规范在社会关系中实现的一种状态。例如，《药品管理法》规定生产、经营药品，必须经有关药品监督管理部门批准，并规定了申请、审批程序以及违反者应承担的法律责任。

药事管理的法律事实，如制售假药的行为，既可能产生行政法律关系，也可能产生刑事法律关系，也可能引起某些民事法律关系（损害赔偿）的产生。

第三节　我国药品管理的法律体系

经过 20 年的法制化建设和发展，我国的药品管理基本上形成了较为全面的法律规范体系。以《药品管理法》为核心的我国药品管理法律体系主要可归纳为以下方面。

一、药品管理法及其实施条例

《药品管理法》是我国目前管理药品的基本法律，对从事药品的研制、生产、经营、使用和监督管理的单位和个人应遵守的内容作了原则性的规定，并规定了我国药品管理各领域应实行的政策方针及管理制度，为制度药品监督管理法律法规提供了依据。而《实施条例》对《药品管理法》的规定进行了具体的细化、解释和补充，进一步发展和完善了我国的药品管理法律体系。

二、特殊管理药品管理的法律规范

对麻醉药品、精神药品、毒性药品、放射性药品等使用或管理不当会造成极大生命或社会危害的特殊药品，通过立法实行严格管理，是国际通行的药品监督管理手段。国务院依据《药品管理法》的有关规定，于 20 世纪 80 年代先后制定颁布了《麻醉药品管理办法》、《精神药品管理办法》、《医疗用毒性药品管理办法》、《放射性药品管理办法》，对这四类药品的研制、生产、经营和使用等有关事项实行特殊管理。2005 年，国务院制定颁布了《麻醉药品和精神药品管理条例》，废止了《麻醉药品管理办法》和《精神药品管理办法》。

另外，国务院有关部门还先后制定了一系列部门规章。如 1997 年，国家中医药管理局发布《关于加强毒性中药材饮片定点生产管理的意见》，对毒性中药材的饮片，实行统一规划、合理布局、定点生产；国家药品监督管理局先后颁布的《麻醉药品和精神药品实验研究管理办法》、《麻醉药品和精神药品生产管理办法》、《麻醉药品和精神药品经营管理办法》、《麻醉药品和精神药品邮寄管理办法》；卫生部颁布的《麻醉药品和第一类精神药品购用印鉴卡管理规定》、《处方管理办法》等。

三、药品研制及注册管理法律规范

药品研制及注册是药品的质量确定阶段，它直接关系到将一种物质作为药品来使用时的安全性、有效性和可靠性。我国对药品研制及注册监督管理的法规主要包括以下几种。

（一）药品注册管理办法

我国卫生部于 1985 年就制定颁布了《新药审批办法》和《新生物制品审批办法》，1987 年又制定了《新药保护和技术转让的规定》。1999 年国家药品监督管理局对这些部门规章进行了修订，并先后制度颁布了《仿制药品管理办法》、《进口药品管理办法》。2002 年，根据新修订的《药品管理法》及《实施条例》，SDA 对以上法规进行了总体修订，制定并颁布了《药品注册管理办法》，并于 2005 年、2007 年两次进行修订，对药物的临床前研究、药物的临床研究、新药的注册审批、仿制药品的注册审批、进口药品的注册审批、药品注册的补充申请与再注册等内容进行了规定。

（二）药物非临床研究质量管理规范（GLP）与药物临床试验质量管理规范（GCP）

GLP 与 GCP 是 SDA 于 1999 年制定的部门规章。2003 年，依据新修订的《药品管理法》及《实施条例》，SFDA 分别于科技部、卫生部共同修订并颁布了新的 GLP 与 GCP，对药物的非临床研究机构和临床试验机构的条件、职责、操作程序等方面内容做了规定，从而确保试验资料的真实可靠，保障受试者的安全、健康和权益，保证和提高了药物研究的质量。另外，SFDA 于 2003 年颁布了《药物非临床研究质量管理规范检查办法》，对 GLP 的检查事项进行规定；并于 2004 年颁布了《药物临床试验机构资格认定办法（试行）》，对药物临床试验机构资格的认定及其管理进行了规范。

（三）其他规定

1999 年，SDA 印发《药品研究和申报注册违规处理办法》（试行）；2000 年，SDA 制定了《药品研究实验记录暂行规定》和《药品临床研究的若干规定》，进一步加强了药品临床前研究和临床研究的监督管理；SFDA 于 2005 年发布《医疗机构制剂注册管理办法》（试行），2007 年颁布《药物非临床研究质量管理规范认证管理办法》，2008 年发布《中药注册管理补充规定》和《药品注册现场核查管理规定》，2009 年颁布《新药注册特殊审批管理规定》。此外，国家药品监督管理部门自 2002 年以来，起草和修订了一系列我国药物研究技术指导原则。

四、药品生产领域管理法律规范

药品生产是药品的质量形成阶段，是影响药品质量水平的关键阶段。这一领域的监督管理法规主要有以下一些方面。

（一）药品生产监督管理办法

《药品生产监督管理办法》是 SDA 于 2003 年颁布实施，并于 2004 年 8 月由 SFDA 进行修订的。该部门规章对开办药品生产企业的申请与审批、药品生产许可证的管理、药品委托生产的管理、药品生产的监督检查等事项进行了规定。

（二）药品生产质量管理规范（GMP）

是药品生产企业全面质量管理的重要内容，其实施具有国际性。我国现行 GMP 由 SFDA 于 2010 年修订并于 2011 年颁布实施，并于随后颁布了其附录。

（三）药品 GMP 认证管理有关法规

药品 GMP 认证属于产品质量认证的一部分，是国家对药品生产企业监督检查的一种手段，是对药品生产企业实施 GMP 情况的检查认可的过程。SDA 于 1999 年制定颁布了《药品 GMP 认证管理办法》和《药品 GMP 认证工作程序》，并于 2002 年、2005 年先后进行了修订。为进一步加强药品 GMP 认证监督检查，SFDA 于 2006 年 4 月 24 日颁布了《药品 GMP 飞行检查暂行规定》。2007 年 10 月 24 日，SFDA 颁布了新修订的《药品 GMP 认证检查评定标准》。

（四）药品包装管理规定

药品的包装直接影响到生产出的合格药品在储存、运输过程中的质量，药品的标签和说明书是指导人们合理用药的重要依据。为规范药品包装管理，1988 年原国家医药管理局颁发了《药品包装管理办法》。2000 年，SDA 颁布《药品包装用材料、容器管理办法（暂行）》和《药品包装、标签和说明书管理规定（暂行）》，对药品包装材料和容器的生产和管理，药品包装、标签和说明书的内容和使用等做了规定。2001 年，SDA 发布了《药品说明书规范细则（暂行）》和《药品包装、标签规范细则（暂行）》。2005 年，SFDA 将以上法规修订为《药品说明书和标签管理规定》。同时，为了规范药品包装材料、容器的管理，SDA 于 2000 年颁布了《药品包装用材料、容器管理办法》，SFDA 于 2004 年对其进行了修订并颁布了《直接接触药品的包装材料和容器管理办法》。

五、药品流通领域管理法律规范

（一）药品分类管理法律规范

将药品分为处方药和非处方药进行分别管理，是国际通行的药品分类管理方法。1999 年 6 月，SDA 制定了《处方药与非处方药分类管理办法》，12 月印发了《处方药与非处方药流通管理暂行规定》，2000 年 1 月 1 日正式实施。

（二）药品经营许可证管理办法

为了加强对药品经营企业的准入控制和管理，促进人民群众用药的安全有效和方便及时，SFDA 于 2004 年制定颁布了《药品经营许可证管理办法》，规范了药品经营许可证的申领、变更与换发、监督管理等内容的管理。

（三）药品流通监督管理办法

为整顿药品流通秩序，规范药品购销行为，原 SDA 于 1999 年颁布实施了《药品流通监督管理办法》（暂行）。2006 年，SFDA 对其进行了修订，新的《药品流通监督管理办法》自 2007 年 5 月 1 日起施行。

（四）药品价格和广告管理规定

价格和广告是药品市场竞争的两种主要手段，规范管理也很重要。原国家发展计划委员会于 2000 年 7 月颁布《关于改革药品价格管理的意见》，2000 年 11 月颁布《药品价格监测办法》、《药品政府定价办法》、《药品政府定价申报审批办法》以及《国家计委定价药品目录》；2005 年 1 月，国家发展和改革委员会制定了《药品差比价规则》（试行）。2007 年国务院有关部门重新修订了《药品广告审查发布标准》和《药品广告审查办法》。

（五）药品经营质量管理规范及其认证管理办法

药品经营是药品质量保持阶段，为保证药品经营过程的质量，必须对药品经营过程中影响药品质量的各种因素加以控制。1992 年，原国家医药管理局制定了我国第一部药品经营方面的部门规章——《医药商品质量管理规范》（GSP），2000 年 3 月 17 日，国家药品监督管理局修订颁布了新的 GSP，更名为《药品经营质量管理规范》，于 2000 年 7 月 1 日起施行，并制定《药品经营质量管理规范实施细则》。2000 年 11 月，SDA 制定《药品经营质量管理规范认证管理办法》（并由 SFDA 于 2003 年进行了修订）和《药品经营质量管理规范认证工作程序》，对药品经营企业实施 GSP 的情况进行认证检查和监督管理。

六、药品使用领域管理法律规范

（一）医疗机构药事管理法规

药品的使用以医疗机构为主体，是药品质量实现的关键环节。为提高医疗质量，保证患者用药安全有效，我国卫生部于 1989 年制定了《医院药剂管理办法》。依据《药品管理法》，卫生部、国家中医药管理局于 2002 年颁布了《医疗机构药事管理暂行规定》并于 2011 年修订为《医疗机构药事管理规定》，对医疗机构的药事管理组织、药学部门的设置，药物临床应用、供应、调剂、制剂和研究管理内容，以及医疗机构药学人员的培养和管理等内容进行了规范，是目前我国医疗机构药事管理的重要规定。

（二）医疗机构制剂管理有关法规

医疗机构既是药品使用单位，又是医院制剂的生产、配制单位。《药品管理法》规定，医疗机构配制制剂，必须经审批取得《医疗机构制剂许可证》。为确保医疗机构配制制剂的质量，保证药品的安全有效，SDA 于 2000 年颁布了《＜医疗制剂许可证＞验收标准》，2001 年颁布了《医疗机构制剂配制质量管理规范》对医疗机构配制制剂的人员要求、设施设备、环境卫生、物料管理、文件管理、配制管理、质量管理、使用管理等内容继续了规范。2005 年，SFDA 先后颁布了《医疗机构制剂配制监督管理办法》（试行）和《医疗机构制剂注册管理办法》（试行）。

（三）药品不良反应报告和监测管理办法

为加强对上市药品的安全监管，确保人体用药安全有效，依据《药品管理法》，我国实行药品不良反应报告制度。SDA 和卫生部于 1999 年联合发布《药品不良反应监测管理办法（试行)》，SFDA、卫生部分别于 2004 年、2011 年先后两次修订颁布了《药品不良反应报告和监测管理办法》，对药品不良反应监测管理机构的设置和职责、不良反应报告程序和要求等内容做了规定。

（四）城镇职工基本医疗保险制度相关规定

1998 年，国务院发布《国务院关于建立城镇职工基本医疗保险制度的决定》，开始了我国的城镇职工医疗保险制度改革。依据本制度，1999 年 5 月，劳动和社会保障部、国家计委、国家经贸委、财政部、卫生部、国家药品监督管理局、国家中医药管理局等七部委联合发布了《城镇职工基本医疗保险用药范围管理暂行办法》，以保障职工基本医疗用药，合理控制药品费用，规范基本医疗保险用药管理。同年，劳动和社会保障部和国家药品监督管理局联合发布了《城镇职工基本医疗保险定点零售药店管理暂行办法》，以加强和规范城镇职工基本医疗保险定点药店的管理，保障职工基本用药需求。

（五）医疗机构药品采购相关法规

为规范医疗机构药品购销活动，提高药品采购透明度，卫生部、国家计委、国家经贸委、国家药品监督管理局和国家中医药管理局等五部委于 2000 年发布了《医疗机构药品集中招标采购试点工作若干规定》，鼓励医疗机构实行药品集中招标采购制度，并规定了其管理内容；2004 年，卫生部等五部委联合发布《关于进一步规范医疗机构药品集中招标采购的若干规定》，2009 年，卫生部、国家发展和改革委员会等部委联合发布《进一步规范医疗机构药品集中采购工作的意见》等。

七、执业药师管理法律规范

在英、美等发达国家，药事管理法规主要分为两大类：药品的监督管理法规和药师、药房的管理法规。我国目前尚未制定药师法，药师管理法规以部门规章为主。

（一）执业药师资格制度暂行规定

1994 年 3 月，人事部和国家医药管理局制定发布了《执业药师资格制度暂行规定》，规定我国对药学技术人员实行执业准入控制，从此执业药师资格制度开始在我国实行。1999 年 4 月，人事部和国家药品监督管理局修订发布了此《规定》。

（二）执业药师注册管理暂行办法

该《办法》是执业药师资格制度的配套规章，规定我国执业药师实行注册制度，以及具体注册管理办法，由国家医药管理局于 1994 年制定，国家药品监督管理局于 2000 年重新修订。

（三）执业药师资格考试实施办法和执业药师继续教育管理办法

1994 年，人事部和国家医药管理局颁布《执业药师资格考试实施办法》，1999 年人事部和国家药品监督管理局重新修订。2000 年，国家药品监督管理局颁布《执业药师继续教育管理办法》，从而进一步完善了我国执业药师管理制度。

八、其他药品管理法律规范

（一）药品监督管理领域法律法规

我国药品监督管理部门的司法、执法主要依据《药品管理法》及《行政处罚法》、《行政复议法》、《行政诉讼法》等法律。SDA 成立后，为规范药品监督管理工作，先后制定了颁布了《国家药品监督管理局行政立法程序的规定》（1998 年 9 月发布，并于 2002 年修订为《国家药品监督管理局行政立法程序规定》）、《药品监督行政处罚程序》（1999 年 6 月发布，并由 SFDA 于 2003 年修订为《药品监督行政处罚程序规定》）、《药品监督管理统计管理办法（暂行）》（2001 年）、《国家药品监督管理局行政复议暂行办法》（2002 年）等部门规章、《SFDA 药品特别审批程序》、《SFDA 听证规则》（试行）、《SFDA 行政复议案件审查办理办法》等。

（二）中药管理法律法规

中药作为我国传统特色产业之一，是国家鼓励和重点扶持的对象，这也体现在药品管理法律法规中。我国关于中药的法律规范主要包括以下内容：

1. 野生药材资源保护管理条例 为保护和合理利用野生药材资源，1987 年国务院制定实施了《野生药材资源保护管理条例》，规定了野生药材资源的保护原则、品种范围和具体的保护措施。

2. 中药品种保护条例 为提高中药品种质量，保护中药生产企业的合法权利，促进中药事业的发展，国务院于 1992 年发布了《中药品种保护条例》，规定了中药保护品种的等级划分和审批，以及具体保护措施。

3. 整顿中药材专业市场的标准 为整顿和规范我国中药材专业市场，维护药品流通正常秩序，1995 年国家中医药管理局、原国家医药管理局、卫生部、国家工商行政管理局联合颁布了《整顿中药材专业市场的标准》，规定了申请设立中药材专业市场的程序和必备条件、进场交易单位和个人的条件、进场交易品种的限定，以及中药材专业市场的监督管理内容。

4. 中药材生产质量管理规范 为规范中药材的生产，保证中药材质量，促进中药标准化、现代化，SDA 于 2002 年制定颁布了《中药材生产质量管理规范（试行）》，对中药材的产地、种质和繁殖材料、栽培于养殖管理、采收与初加工、包装运输与储存、质量管理、人员、文件管理等有关事项进行了规范。

（三）其他有关法律规范

1. 药品行政保护条例及其实施细则 为解决国外专利药品在我国的知识产权保护问题，1992 年，国务院授权原国家医药管理局制定颁布了《药品行政保护条例》，规定了药品行政保护的申请与审批程序、保护内容及期限等。2000 年 4 月，国家药品监督管理局制定了《药品行政保护条例实施细则》。

2. 互联网药品信息服务管理暂行规定 为加强药品监督管理，规范互联网药品信息服务业务，保障互联网药品信息的合法性、真实性、安全性，国家药品监督管理局于 2001 年 1 月颁布了《互联网药品信息服务管理暂行规定》，并于 2004 年修订颁布了《互联网药品信息服务管理办法》，规定了从事互联网药品信息服务的申请、审批及管理。2005 年又颁布了《互联网药品交易服务审批暂行规定》。这些规范性文件的颁布实施，表明我国互联网药品信息服务法律规则已经建立并逐步完善。

3. 生物制品批签发管理办法 为加强生物制品质量管理，保证生物制品安全、有效，SDA 于 2002 年制定颁布了《生物制品批签发管理办法》，并由 SFDA 于 2004 年修订。

九、药品管理的相关法律法规

在我国，除了《药品管理法》等法律法规专门规范药品管理的有关事项以外，还有许多相关法律法规业涉及药品管理的内容，如《刑法》、《行政处罚法》、《行政复议法》、《行政诉讼法》、《产品质量法》、《广告法》、《价格法》、《专利法》、《消费者权益保护法》、《反不正当竞争法》、《商标法》等等。

第四节 《中华人民共和国药品管理法》
（2001 年修订）的主要内容

现行的《药品管理法》为 1984 年 9 月 20 日第六届全国人民代表大会常务委员会第七次会议通过，2001 年 2 月 28 日第九届全国人民代表大会常务委员会第二十次会议修订的，共分为十章 106 条。即：第一章"总则"（第 1～6 条），第二章"药品生产企业管理"（第 7～13 条），第三章"药品经营企业管理"（第 14～21 条），第四章"医疗机构的药剂管理"（第 22～28 条），第五章"药品管理"（第 29～51 条），第六章"药品包装的管理"（第 52～54 条），第七章"药品价格和广告的管理"（第 55～63 条），第八章"药品监督"（第 64～72 条），第九章"法律责任"（第 73～101 条），第十章"附则"（第 102～106 条）。其主要内容如下。

一、总则

法律的总则一般规定本法的立法宗旨、适用范围、有关方针政策及主管部门等问题。《药品管理法》的总则为第一章（第 1～6 共 6 条）的内容。

（一）立法宗旨

第一条 为加强药品监督管理，保证药品质量，保障人体用药安全，维护人民身体健康和用药的合法权益，特制定本法。

本条是对《药品管理法》立法宗旨的规定。药品管理法所要达到的目的有以下三方面。

1. 加强药品监督管理 加强药品监督管理这一目的贯穿整部药品管理法。药品是与人们的健康和生命密切相关的特殊商品，国内外的经验教训证明，它的质量仅靠市场竞争难以保证，必须采取生产许可、强制性认证和实行强制性标准等手段来加强监督。为此，药品管理法规定了许可证制度、药品标准、GMP 认证、GSP 认证制度、行政措施、法律责任等内容来加强药品监督管理。

2. 保证药品质量，保障人体用药安全 保证药品质量是药品管理法的核心问题。药品只有具备一定的质量水平才能满足其预防、治疗、诊断疾病的使用要求。影响药品质量的因素是多方面的，涉及新药研究、药品生产、药品流通、药品使用等各个环节。因此，药品管理法立法目的之一就是要对药品从研制到使用全过程、各环节进行监督管理，以保证药品质量，保障人们用药安全。

3. 维护人民身体健康和用药的合法权益 这是药品管理立法的根本目的。我国政府十分重视保护人民健康，在宪法中就明确规定："国家发展医疗卫生事业，发展现代医药和我国传统医药，……保护人民健康。"药品管理法正是据此提出"维护人民身体健康"的。另外，药品管理法还提出"维护人们用药的合法权益"，其意义在于通过加强药品监督管理，一方面保证人民用药安全、有效、经济、合理，使药品真正发挥其预防、治疗、诊断的作用，另一方面保证人民能够在合理、公平的条件下，真正最大限度地使用安全、有效、经济的药品。为此，药品管理法明确规定：加强对药品的质量控制、市场监督；加强对药品的定价、医疗单位的价格管理、合理用药的管理；加强对药品广告的管理、药品购销中回扣的管理，等等。

（二）适用范围

第二条 在中华人民共和国境内从事药品的研制、生产、经营、使用和监督管理的单位或者个人，必须遵守本法。

1. 适用的地域范围 药品管理法适用的地域范围是"在中华人民共和国境内"。但不包括香港、澳门、和台湾地区。香港、澳门特别行政区按照其基本法规定办理。

2. 适用的对象范围 药品管理法适用的对象范围是与药品有关的各个主体（单位和个人），包括药品的研制者，药品的生产者、经营者和使用者（这里"使用"仅指医疗单位对患者使用药品的活动，不包括患者使用药品的行为），以及具有药品监督管理的责任者。

（三）我国发展药品的方针

第三条 国家发展现代药和传统药，充分发挥其在预防、医疗和保健中的作用。

国家保护野生药材资源，鼓励培育中药材。

第四条 国家鼓励研究和创制新药，保护公民、法人和其他组织研究、开发新药的合法权益。

1. 发展现代药和传统药 第 3 条是根据宪法制定的。将发展现代药和我国传统药的方针，制定为药品管理法的法律条文，是当代药品管理立法中的创举。实践证明，我国一贯坚持中西医并举，中西药共同发展的方针，为保护人民健康起到巨大作用。

2. 鼓励创造新药，保护新药研究开发者合法权益 研究开发新药是发展药品的主要途径。是提高我国药品市场竞争力的关键，是防止疾病，保护人民健康的客观要求。《药品管理法》第四条明确了鼓励研究和创制新药的原则，规定了保护公民、法人和其他组织研究、开发新药的合法权益。为落实新药的知识产权的保护。在《实施条例》里对新药的定义是："新药，是指未曾在中国境内上市销售的药品。"

（四）药品监督管理体制

第五条 国务院药品监督管理部门主管全国药品监督管理工作。国务院有关部门在各自的职责范围内负责与药品有关的监督管理工作。

省、自治区、直辖市人民政府药品监督管理部门负责本行政区域内的药品监督管理工作。省、自治区、直辖市人民政府有关部门在各自的职责范围内负责与药品有关的监督管理工作。

国务院药品监督管理部门应当配合国务院经济综合主管部门，执行国家制定的药品行业发展规划和产业政策。

第六条 药品监督管理部门设置或者确定的药品检验机构，承担依法实施药品审批和药品质量监督检查所需的药品检验工作。

1. 药品监督管理部门 第 5 条规定了我国药品监督管理体制，即中央与地方药品监督管理部门。主管全国药品监督管理工作的是国务院药品监督管理部门，目前为国家食品药品监督管理局（SFDA）。省、白治区、直辖市人民政府的药品监督管理部门即省级食品药品监督管理局。有关具体内容详见本书第二章。

2. 其他有关部门 第 5 条规定的国务院（省、自治区、直辖市）有关部门包括卫生部门（主要负责医疗机构合理用药有关工作）、工商行政管理部门（主要负责药品购销及广告有关工作）、劳动和社会保障部门（主要负责城镇职工基本医疗保险有关工作）、发展与改革部门（主要负责药品行业管理及政府定价等有关工作）等。

3. 药品检验机构 第 6 条规定了药品检验机构的设置和法定职责。明确我国药品检验机构分为两类，一类是药品监督管理部门设置的，为直属的机构；一类是由药品监督管理部门确立的，是独立于行政部门之外的中介机构。由药品监督管理部门确定的药品检验机构，是为了适应某些情况下监督检验工作的实际需要。无论设置的或者确立的药品检验机构，都应具备国家要求的条件，能胜任药品检验的职责。

药品检验机构的法定任务是，承担依法实施药品审批和药品监督检查所需的药品检验工作，包括药品注册时的评价性检验、进口药品检验、药品的抽查性检验、药品的国家检定等。

《实施条例》对药品检验机构的设置和确定作了进一步明确规定。

"国务院药品监督管理部设置国家药品检验机构。

省、自治区、直辖市人民政府药品监督管理部门可以在本行政区域内设置药品检验机构。地方药品检验机构的设置规划由省、自治区、直辖市人民政府药品监督管理部门提出，报省、自治区、直辖市人民政府批准。

国务院和省、自治区、直辖市人民政府的药品监督管理部门可以根据需要，确定符合药品检验条件的检验机构承担药品检验工作。"（第2条）

二、药品生产、经营企业和医疗机构药剂的管理

包括《药品管理法》第二、三、四章（第7~28共22条）的内容。

（一）许可证制度

《药品管理法》第7、第14和第23条规定了开办药品生产企业、药品经营企业以及医疗机构配制制剂必需的必要条件，即取得相应的许可证。这一项管理制度被称为"许可证制度"。

1. 许可证制度的内容、性质和特点　许可证制度我国管理药品生产、经营和医疗机构配制制剂的一项基本制度，是指开办药品生产企业必须依法经过审批，取得《药品生产许可证》；开办药品经营企业必须依法经过审批，取得《药品经营许可证》；医疗机构配制制剂必须依法经过审批，取得《医疗机构制剂许可证》。无《药品生产许可证》、《药品经营许可证》、《医疗机构制剂许可证》，不得生产、经营药品或配制制剂。

许可证制度是国家通过法律规定，对药品生产、经营及医疗机构配制制剂的一种准入控制，是为确保药品质量而实行的一项通过控制生产、经营药品及医疗机构配制制剂的条件，杜绝不合格企业进入药品生产、经营、使用领域的强制性管理与监督制度。许可证是对药品生产、经营企业和医疗机构生产、经营药品和配制制剂的能力、条件的要求和认可，是药品安全、有效、质量可控的证明。

许可证制度有如下特点：①许可证是法定证件。依法取得许可证是获得药品生产、经营或配制制剂资格的法定凭证，没有取得许可证而生产、经营药品或配制制剂，是违法行为，将受到法律制裁；②许可证规定的条件是药品生产、经营企业和医疗单位保证生产、销售合格药品，配制合格制剂的质量最低条件；③许可证提出的应具备的基本条件是法律规定，适用范围内的企业、单位都必须遵守。

2. 许可证的申请、审批　开办药品生产企业、药品经营企业以及医疗机构配制制剂必须先向企业所在地省级（开办零售企业为县级以上地方）药品监督管理部门申请，审核批准后，发给相应许可证，方具备生产以、经营药品和配制制剂的资格，企业还须到工商行政管理部门办理登记注册登记。

3. 许可证的变更及有效期　根据《实施条例》的规定，许可证需变更的，应当在发生变更30日前，向原发证机关申请变更；许可证的有效期为5年，期满前6个月重新申请换证。

(二) 药品生产企业的管理

1. 药品生产企业的开办程序及条件

第七条 开办药品生产企业，须经企业所在地省、自治区、直辖市人民政府药品监督管理部门批准并发给《药品生产许可证》，凭《药品生产许可证》到工商行政管理部门办理登记注册。无《药品生产许可证》的，不得生产药品。

《药品生产许可证》应当标明有效期和生产范围，到期重新审查发证。

药品监督管理部门批准开办药品生产企业，除依据本法第八条规定的条件外，还应当符合国家制定的药品行业发展规划和产业政策，防止重复建设。

第八条 开办药品生产企业，必须具备以下条件：

（一）具有依法经过资格认定的药学技术人员、工程技术人员及相应的技术工人；

（二）具有与其药品生产相适应的厂房、设施和卫生环境；

（三）具有能对所生产药品进行质量管理和质量检验的机构、人员以及必要的仪器设备；

（四）具有保证药品质量的规章制度。

根据《药品管理法》第 7、8 条及《实施条例》第 3 条的规定，开办药品生产企业，申办人首先要向省级药品监督管理部门申请筹建，经同意后（依据药品行业发展规划和产业政策）开始筹建；完成筹建后，申请《药品生产许可证》，经审批（依据《药品管理法》的八条规定的条件）取得许可证；再持许可证导工商行政管理部门登记注册，取得营业执照；最后，还要依法申请 GMP 认证，获得相应的《药品 GMP 证书》。

开办药品生产企业，除了要符合国家的药品行业发展规划和产业政策外，还必须具备相应的条件，即《药品管理法》第八条规定的人员条件、硬件条件、质量管理和质量检验条件，以及规章制度条件。

2. 生产药品的基本要求

第九条 药品生产企业必须按照国务院药品监督管理部门依据本法制定的《药品生产质量管理规范》组织生产。药品监督管理部门按照规定对药品生产企业是否符合《药品生产质量管理规范》的要求进行认证；对认证合格的，发给认证证书。

《药品生产质量管理规范》的具体实施办法、实施步骤由国务院药品监督管理部门规定。

本条及《实施条例》第 5~7 条对我国实施药品生产企业的 GMP 认证制度，做了具体的规定。药品生产企业必须通过 GMP 认证，取得认证证书，并按 GMP 的要求生产药品。GMP 由 SFDA 制定，GMP 认证的主体为省级以上药品监督管理部门，其中 SFDA 负责生产注射剂、放射性药品、生物制品的企业的认证工作。新开办药品生产企业、药品生产企业新建车间或新增生产剂型的，应当再取得有关证明文件之日起 30 日内提出认证申请，省级以上药品监督管理部门在收到申请之日起 6 个月内组织认证。GMP 认证实行检查员制度，SFDA 设立 GMP 认证检查员库，认证时药品监督管理部门从库中随机抽取检查员组成认证检查组进行认证检查，合格的发给认证证书。

3. 生产药品的具体要求 《药品管理法》第 10~12 条规定了生产药品的一些具体要求。

（1）生产药品应当遵循的标准、工艺和生产记录规定

第十条 除中药饮片的炮制外，药品必须按照国家药品标准和国务院药品监督管理部门批准的生产工艺进行生产，生产记录必须完整准确。药品生产企业改变影响药品质量的生产工艺的，必须报原批准部门审核批准。

中药饮片必须按照国家药品标准炮制；国家药品标准没有规定的，必须按照省、自治区、直辖市人民政府药品监督管理部门制定的炮制规范炮制。省、自治区、直辖市人民政府药品

监督管理部门制定的炮制规范应当报国务院药品监督管理部门备案。

（2）生产药品原料、辅料的规定

第十一条　生产药品所需的原料、辅料，必须符合药用要求。

（3）药品出厂前的质量检验

第十二条　药品生产企业必须对其生产的药品进行质量检验；不符合国家药品标准或者不按照省、自治区、直辖市人民政府药品监督管理部门制定的中药饮片炮制规范炮制的，不得出厂。

4. 药品的委托生产

第十三条　经国务院药品监督管理部门或者国务院药品监督管理部门授权的省、自治区、直辖市人民政府药品监督管理部门批准，药品生产企业可以接受委托生产药品。

委托生产药品是指取得药品批准文号的企业，委托其他药品生产企业进行药品代加工，其批准文号不变。《药品管理法》规定药品的委托生产必须经过国务院或其授权的省级药品监督管理部门批准。另外，《实施条例》规定，接受委托生产的企业必须取得相应的药品 GMP 认证证书；疫苗、血液制品和国务院药品监督管理规定的其他药品，不得委托生产。

（三）药品经营企业的管理

1. 药品经营企业的开办程序和条件

第十四条　开办药品批发企业，须经企业所在地省、自治区、直辖市人民政府药品监督管理部门批准并发给《药品经营许可证》；开办药品零售企业，须经企业所在地县级以上地方药品监督管理部门批准并发给《药品经营许可证》，凭《药品经营许可证》到工商行政管理部门办理登记注册。无《药品经营许可证》的，不得经营药品。

《药品经营许可证》应当标明有效期和经营范围，到期重新审查发证。

药品监督管理部门批准开办药品经营企业，除依据本法第十五条规定的条件外，还应当遵循合理布局和方便群众购药的原则。

第十五条　开办药品经营企业必须具备以下条件：

（一）具有依法经过资格认定的药学技术人员；

（二）具有与所经营药品相适应的营业场所、设备、仓储设施、卫生环境；

（三）具有与所经营药品相适应的质量管理机构或者人员；

（四）具有保证所经营药品质量的规章制度。

开办药品经营企业与药品生产企业类似，都必须取得许可证；审批程序也类似，同样是首先申请筹建，完成筹建后申请许可证，再到工商行政管理部门登记注册，最后还要申请 GSP 认证。但其审批的主体不同，开办药品批发企业的审批主体是省级药品监督管理部门，而开办药品零售企业的审批主体则为县级以上地方药品监督管理部门。开办药品经营企业的条件与药品生产企业也有所区别，比如没有硬性规定必须具有药品检验机构。

2. 经营药品的基本要求

第十六条　药品经营企业必须按照国务院药品监督管理部门依据本法制定的《药品经营质量管理规范》经营药品。药品监督管理部门按照规定对药品经营企业是否符合《药品经营质量管理规范》的要求进行认证；对认证合格的，发给认证证书。

《药品经营质量管理规范》的具体实施办法、实施步骤由国务院药品监督管理部门规定。

本条规定，药品经营企业必须取得药品 GSP 认证证书，并按 GSP 的规定经营药品。GSP 由 SFDA 制定。另外，《实施条例》规定，省级药品监督管理部门负责组织药品经营企业的认证工作，设立 GSP 认证检查员库。

3. 经营药品的具体要求

《药品管理法》第 17～20 条规定了经营药品应遵守的一些具体要求。

(1) 购进药品的检查验收制度

第十七条 药品经营企业购进药品，必须建立并执行进货检查验收制度，验明药品合格证明和其他标识；不符合规定要求的，不得购进。

进货是药品经营企业经营活动的首要环节。购进药品检查验收的目的，在于防止假劣药品、质量不合格的药品等进入流通环节，以保证企业经营药品的质量。验收主要验的是药品的外观质量，如有问题再进行内在质量的检验。《实施条例》第 83 条规定，"药品合格证明和其他标识，是指是指药品生产批准证明文件、药品检验报告书、药品的包装、标签和说明书。"

(2) 购销药品必须有真实完整的购销记录

第十八条 药品经营企业购销药品，必须有真实完整的购销记录。购销记录必须注明药品的通用名称、剂型、规格、批号、有效期、生产厂商、购（销）货单位、购（销）货数量、购销价格、购（销）货日期及国务院药品监督管理部门规定的其他内容。

购销记录的基本内容共十项，应完整记录。其关键是"真实"，不得弄虚作假，胡编乱造。

(3) 销售药品和调配处方的规定

第十九条 药品经营企业销售药品必须准确无误，并正确说明用法、用量和注意事项；调配处方必须经过核对，对处方所列药品不得擅自更改或者代用。对有配伍禁忌或者超剂量的处方，应当拒绝调配；必要时，经处方医师更正或者重新签字，方可调配。

药品经营企业销售中药材，必须标明产地。

本条规定，销售药品和调配处方有三个"必须"，这是药品经营企业的法律义务，违者将受到法律制裁。其中第一款主要针对药品零售企业，第二款则主要针对药品批发企业。

(4) 药品的在库保管和出入库检查制度

第二十条 药品经营企业必须制定和执行药品保管制度，采取必要的冷藏、防冻、防潮、防虫、防鼠等措施，保证药品质量。

药品入库和出库必须执行检查制度。

4. 城乡集市贸易市场出售药品的规定

第二十一条 城乡集市贸易市场可以出售中药材，国务院另有规定的除外。

城乡集市贸易市场不得出售中药材以外的药品，但持有《药品经营许可证》的药品零售企业在规定的范围内可以在城乡集市贸易市场设点出售中药材以外的药品。具体办法由国务院规定。

另外，《实施条例》第 18 条对本条第二款的规定作了细化，"交通不便的边远地区城乡集市贸易市场没有药品零售企业的，当地药品零售企业经所在地县（市）药品监督管理机构批准并到工商行政管理部门办理登记注册后，可以在该城乡集市贸易市场内设点并在批准经营的药品范围内销售非处方药品。"

（四）医疗机构药剂的管理

1. 人员配备

第二十二条 医疗机构必须配备依法经过资格认定的药学技术人员。非药学技术人员不得直接从事药剂技术工作。

本条规定了医疗机构的人员配备要求。另外，《实施条例》第25条规定，"医疗机构审核和调配处方的药剂人员必须是依法经过资格认定的药学技术人员。"其中，"依法经过资格认定的药学技术人员"主要包括：①依据1978年卫生部颁发的《卫生技术人员职称及晋级暂行条例》，取得主任药师、副主任药师、主管药师、药师等专业技术职称的药学技术人员；②依据1999年人事部和国家药品监督管理局共同颁发的《执业药师资格制度暂行规定》，获得执业药师资格的人员；③具有药学专业中专以上学历的人员。

2. 医疗机构制剂管理

《实施条例》第83条规定，"医疗机构制剂，是指医疗机构根据本单位临床需要经批准而配制、自用的固定处方制剂。"医疗机构配制制剂从本质上分析属于药品生产范畴，目前国家对其管理的总趋势是：压缩制剂品种，提高制剂水平。

（1）《医疗机构制剂许可证》的审批及管理

第二十三条　医疗机构配制制剂，须经所在地省、自治区、直辖市人民政府卫生行政部门审核同意，由省、自治区、直辖市人民政府药品监督管理部门批准，发给《医疗机构制剂许可证》。无《医疗机构制剂许可证》的，不得配制制剂。

《医疗机构制剂许可证》应当标明有效期，到期重新审查发证。

本条及《实施条例》第20～22条对《医疗机构制剂许可证》的审批及管理作了规定。不同于药品生产、经营许可证，医疗机构制剂许可证须先由省级卫生行政部门审核同意，再经省级药品监督管理部门批准发证。医疗机构许可证的变更、换证、撤销等事项的管理，与药品生产、经营许可证类似。

（2）医疗机构配制制剂的必要条件

第二十四条　医疗机构配制制剂，必须具有能够保证制剂质量的设施、管理制度、检验仪器和卫生条件。

具体规定有《医疗机构制剂许可证验收标准》。另外，配制制剂必须遵守《医疗机构制剂配制质量管理规范》的规定。详见本书第十章。

（3）医疗机构制剂品种及使用管理

第二十五条　医疗机构配制的制剂，应当是本单位临床需要而市场上没有供应的品种，并须经所在地省、自治区、直辖市人民政府药品监督管理部门批准后方可配制。配制的制剂必须按照规定进行质量检验；合格的，凭医师处方在本医疗机构使用。特殊情况下，经国务院或者省、自治区、直辖市人民政府的药品监督管理部门批准，医疗机构配制的制剂可以在指定的医疗机构之间调剂使用。

医疗机构配制的制剂，不得在市场销售。

另外，《实施条例》第23、24条对医疗机构制剂的品种及使用作了如下规定：

"第二十三条医疗机构配制制剂，必须按照国务院药品监督管理部门的规定报送有关资料和样品，经所在地省、自治区、直辖市人民政府药品监督管理部门批准，并发给制剂批准文号后，方可配制。"

"第二十四条医疗机构配制的制剂不得在市场上销售或者变相销售，不得发布医疗机构制剂广告。

发生灾情、疫情、突发事件或者临床急需而市场没有供应时，经国务院或者省、自治区、直辖市人民政府的药品监督管理部门批准，在规定期限内，医疗机构配制的制剂可以在指定的医疗机构之间调剂使用。

国务院药品监督管理部门规定的特殊制剂的调剂使用以及省、自治区、直辖市之间医疗机构制剂的调剂使用，必须经国务院药品监督管理部门批准。"

3. 医疗机构药品购进、保管和调配处方的管理

《药品管理法》对医疗机构药品购进、调配处方、药品保管的规定，与对药品经营企业的管理类似。

(1) 购进药品的规定

第二十六条 医疗机构购进药品，必须建立并执行进货检查验收制度，验明药品合格证明和其他标识；不符合规定要求的，不得购进和使用。

另外，《实施条例》第 26 条规定，医疗机构购进药品，必须有真实完整的药品购进记录。其内容与药品经营企业购销记录的内容相同，也包括药品的通用名称、剂型、规格、批号、有效期、生产厂商、购货单位、购货数量、购进价格、购货日期以及国务院药品监督管理部门规定的其他内容。

(2) 调配处方的规定

第二十七条 医疗机构的药剂人员调配处方，必须经过核对，对处方所列药品不得擅自更改或者代用。对有配伍禁忌或者超剂量的处方，应当拒绝调配；必要时，经处方医师更正或者重新签字，方可调配。

另外，《实施条例》第 27 条对医疗机构提供药品的范围作了具体规定，

"医疗机构向患者提供的药品应当与诊疗范围相适应，并凭执业医师或者执业助理医师的处方调配。

计划生育技术服务机构采购和向患者提供药品，其范围应当与经批准的服务范围相一致，并凭执业医师或者执业助理医师的处方调配。

个人设置的门诊部、诊所等医疗机构不得配备常用药品和急救药品以外的其他药品。常用药品和急救药品的范围和品种，由所在地的省、自治区、直辖市人民政府卫生行政部门会同同级人民政府药品监督管理部门规定。"

(3) 药品保管的规定

第二十八条 医疗机构必须制定和执行药品保管制度，采取必要的冷藏、防冻、防潮、防虫、防鼠等措施，保证药品质量。

三、药品管理

为《药品管理法》第五章（第 29～51 条，共 23 条）规定的内容，主要包括：药品注册管理，药品标准管理，药品采购，药品管理的几项制度，药品的审评与再评价、整顿与淘汰、假劣药品的认定等内容。具体如下。

（一）新药的研制和审批

1. 新药的定义

新药，"是指未曾在中国境内上市销售的药品"（《实施条例》第 83 条规定）。

2. 新药的注册审批

第二十九条 研制新药，必须按照国务院药品监督管理部门的规定如实报送研制方法、质量指标、药理及毒理试验结果等有关资料和样品，经国务院药品监督管理部门批准后，方可进行临床试验。药物临床试验机构资格的认定办法，由国务院药品监督管理部门、国务院

卫生行政部门共同制定。

完成临床试验并通过审批的新药，由国务院药品监督管理部门批准，发给新药证书。

有关新药的注册审批及仿制药品、进口药品的注册审批等具体内容在《药品注册管理办法》中规定。详见本书第六章。

3. GLP 与 GCP

第三十条　药物的非临床安全性评价研究机构和临床试验机构必须分别执行药物非临床研究质量管理规范、药物临床试验质量管理规范。

药物非临床研究质量管理规范、药物临床试验质量管理规范由国务院确定的部门制定。

药物非临床研究质量管理规范英文简称为 GLP，药物临床试验质量管理规范英文简称为 GCP。SDA 于 1999 年制定颁布了《GLP》和《GCP》。后来依据本条及《实施条例》第 28 条（"《药物非临床研究质量管理规范》、《药物临床试验质量管理规范》由国务院药品监督管理部门分别同国务院科学技术行政部门和国务院卫生行政部门制定。"），SFDA 分别会同科技部和卫生部修订了 GLP 和 GCP，于 2003 年颁布实施。

（二）药品批准文号的管理

第三十一条　生产新药或者已有国家标准的药品的，须经国务院药品监督管理部门批准，并发给药品批准文号；但是，生产没有实施批准文号管理的中药材和中药饮片除外。实施批准文号管理的中药材、中药饮片品种目录由国务院药品监督管理部门会同国务院中医药管理部门制定。

药品生产企业在取得药品批准文号后，方可生产该药品。

本条是对药品批准文号的规定。药品批准文号，又称药品生产批准文号，是国务院药品监督管理部门对企业生产药品的申请和相关资料进行审查（包括药品检验机构对样品进行检验），符合规定条件的，发给该药品一个表示批准生产的文号。绝大多数中药材没有实施批准文号管理，中药饮片是分期、分批实施批准文号管理。除此以外，其他新药和已有国家标准药品的生产都必须经国务院药品监督管理部门批准并发给批准文号，否则不得生产。

药品批准文号的格式为"国药准字 +1 位字母 +8 位数字"。其中字母 Z 代表中药，H 代表化学药品，S 代表生物制品，B 代表通过整顿的保健药品，T 代表体外化学诊断试剂，J 代表进口分装药品，F 代表药用新辅料。数字第 1、2 位代表批准文号来源代码，"19"、"20"代表原 SDA 或 SFDA 批准的药品，原卫生部批准的药品使用"10"，原省级卫生厅局批准的药品使用各省行政区划代码前两位，如北京市为"11"，天津市为"12"等等；数字第 3、4 位为公元年号的后两位数字；数字第 5 至第 8 位为顺序号。

《实施条例》第 42 条另规定，"国务院药品监督管理部门核发的药品批准文号、《进口药品注册证》、《医药产品注册证》的有效期为 5 年。有效期届满，需要继续生产或者进口的，应当在有效期届满前 6 个月申请再注册。药品再注册时，应当按照国务院药品监督管理部门的规定报送相关资料。有效期届满，未申请再注册或者经审查不符合国务院药品监督管理部门关于再注册的规定的，注销其药品批准文号、《进口药品注册证》或者《医药产品注册证》。"

（三）国家药品标准的管理

第三十二条　药品必须符合国家药品标准。中药饮片依照本法第十条第二款的规定执行。

国务院药品监督管理部门颁布的《中华人民共和国药典》和药品标准为国家药品标准。

国务院药品监督管理部门组织药典委员会，负责国家药品标准的制定和修订。

国务院药品监督管理部门的药品检验机构负责标定国家药品标准品、对照品。

药品标准是国家对药品的质量规格及检验方法所作的技术规定，是药品生产、供应、使用、检验和管理部门共同遵循的法定依据。我国的药品标准属于强制性标准，法定标准，药品必须符合国家药品标准，否则将被视为假药或劣药。我国的药品标准除了中药饮片和医院制剂以外，均为国家药品标准，由国家药典委员会制定和修订，国务院药品监督管理部门颁布，其标准品和对照品由中国药品生物制品检定所负责标定。具体管理规定详见本书第三章。

(四) 药品购进管理

第三十四条 药品生产企业、药品经营企业、医疗机构必须从具有药品生产、经营资格的企业购进药品；但是，购进没有实施批准文号管理的中药材除外。

具有药品生产、经营资格的企业即已经获得《药品生产（经营）许可证》和《营业执照》的企业。药品生产、经营企业和医疗机构采购药品，必须从这类企业购进，这是所购进保证药品质量的重要前提。

(五) 管理药品的几项制度

我国有关药品管理的制度有多项，如许可证制度、药品不良反应报告制度等，《药品管理法》第五章主要规定了以下几项。

1. 特殊药品管理制度

第三十五条 国家对麻醉药品、精神药品、医疗用毒性药品、放射性药品，实行特殊管理。管理办法由国务院制定。

具体管理规定详见本书第十一章。

2. 中药品种保护制度

第三十六条 国家实行中药品种保护制度。具体办法由国务院制定。

具体管理规定详见本书第十二章。

3. 处方药与非处方药分类管理制度

第三十七条 国家对药品实行处方药与非处方药分类管理制度。具体办法由国务院制定。

具体管理规定详见本书第三章。

4. 药品的储备与调用制度

第四十三条 国家实行药品储备制度。

国内发生重大灾情、疫情及其他突发事件时，国务院规定的部门可以紧急调用企业药品。

为保证灾情、疫情即突发事故发生后对药品和医疗器械的紧急需要，早在 20 世纪 70 年代初期，我国就建立了中央一级储备、静态管理的药品储备制度，目前已发展为中央与地方两级医药储备制度，实施动态储备、有偿调用的体制，实行品种控制、总量平衡、动态管理。每年全国医药储备资金规模约为 12 亿元。另外，为了在突发事件发生时有序地组织防疫工作，维护人民身体健康，国务院规定的部门可以紧急调用有关的药品生产、经营企业的药品，企业不得以任何方式拒绝调用。

(六) 进、出口药品的管理

1. 进口药品的注册审批制度

第三十八条 禁止进口疗效不确、不良反应大或者其他原因危害人体健康的药品。

第三十九条 药品进口，须经国务院药品监督管理部门组织审查，经审查确认符合质量标准、安全有效的，方可批准进口，并发给进口药品注册证书。

医疗单位临床急需或者个人自用进口的少量药品，按照国家有关规定办理进口手续。

我国对进口药品实行注册审批制度。《实施条例》第36条规定，"申请进口的药品，应当是在生产国家或者地区获得上市许可的药品；未在生产国家或者地区获得上市许可的，经国务院药品监督管理部门确认该药品品种安全、有效而且临床需要的，可以依照《药品管理法》及本条例的规定批准进口。

进口药品，应当按照国务院药品监督管理部门的规定申请注册。国外企业生产的药品取得《进口药品注册证》，中国香港、澳门和台湾地区企业生产的药品取得《医药产品注册证》后，方可进口。"

具体管理规定见本书第六章。

2. 药品进口的通关与检验

第四十条 药品必须从允许药品进口的口岸进口，并由进口药品的企业向口岸所在地药品监督管理部门登记备案。海关凭药品监督管理部门出具的《进口药品通关单》放行。无《进口药品通关单》的，海关不得放行。

口岸所在地药品监督管理部门应当通知药品检验机构按照国务院药品监督管理部门的规定对进口药品进行抽查检验，并依照本法第四十一条第二款的规定收取检验费。

允许药品进口的口岸由国务院药品监督管理部门会同海关总署提出，报国务院批准。

药品必须从经国务院批准的口岸进口。到达口岸后，须进行通关和进口药品检验。对此，《实施条例》第38条作了具体规定："进口单位应当持《进口药品注册证》或者《医药产品注册证》以及产地证明原件、购货合同副本、装箱单、运单、货运发票、出厂检验报告书、说明书等材料，向口岸所在地药品监督管理部门备案。口岸所在地药品监督管理部门经审查，提交的材料符合要求的，发给《进口药品通关单》。进口单位凭《进口药品通关单》向海关办理报关验放手续。

口岸所在地药品监督管理部门应当通知药品检验机构对进口药品逐批进行抽查检验；但是，有《药品管理法》第四十一条规定情形的除外。"

3. 对药品限制或者禁止出口的规定

第四十四条 对国内供应不足的药品，国务院有权限制或者禁止出口。

我国对药品出口实行"优先满足国内需要，在自给有余的基础上鼓励出口"的原则。这主要是为了保证国内人民群众防病治病和康复保健对药品的需要。

4. 麻醉药品、精神药品进出口的准许证管理

第四十五条 进口、出口麻醉药品和国家规定范围内的精神药品，必须持有国务院药品监督管理部门发给的《进口准许证》、《出口准许证》。

（七）药品的国家检定

第四十一条 国务院药品监督管理部门对下列药品在销售前或者进口时，指定药品检验机构进行检验；检验不合格的，不得销售或者进口：

（一）国务院药品监督管理部门规定的生物制品；

（二）首次在中国销售的药品；

（三）国务院规定的其他药品。

前款所列药品的检验费项目和收费标准由国务院财政部门会同国务院价格主管部门核定并公告。检验费收缴办法由国务院财政部门会同国务院药品监督管理部门制定。

药品的国家检定是指药品必须经过 SFDA 指定的药品检验机构检验，合格的才能销售或者进口。美国、日本和欧洲发达国家都有类似的管理规定，但品种不尽相同。我国规定的国家检定的药品品种为国务院药品监督管理部门规定的生物制品、首次在中国销售的药品和国务院规定的其他药品，其中首次在中国销售的药品是指"国内或者国外药品生产企业第一次在中国销售的药品，包括不同药品生产企业生产的相同品种"(《实施条例》第 84 条规定)。与一般的药品抽查检验不同，药品的国家检定是需要收费的。

(八) 药品的审评、再评价与淘汰

1. 药品的审评与再评价

第三十三条 国务院药品监督管理部门组织药学、医学和其他技术人员，对新药进行审评，对已经批准生产的药品进行再评价。

对药品上市前的审评和上市后的再评价工作，是药品监督管理的重要内容之一。为保证其工作的科学、公开、公平、公正，提高工作质量，国务院药品监督管理部门聘请药学、医学和其他专家作为国家药品审评专家，以专家库的形式进行管理。这样有利于充分发挥专家的作用，避免不良因素的干扰。

2. 药品的整顿与淘汰

第四十五条 国务院药品监督管理部门对已经批准生产或者进口的药品，应当组织调查；对疗效不确、不良反应大或者其他原因危害人体健康的药品，应当撤销批准文号或者进口药品注册证书。

已被撤销批准文号或者进口药品注册证书的药品，不得生产或者进口、销售和使用；已经生产或者进口的，由当地药品监督管理部门监督销毁或者处理。

由药品监督管理部门组织对已生产、进口的药品进行调查、监测、再评价，是保证药品安全性和有效性的一项重要措施。对此，《实施条例》第 41 条另规定，"国务院药品监督管理部门对已批准生产、销售的药品进行再评价，根据药品再评价结果，可以采取责令修改药品说明书，暂停生产、销售和使用的措施；对不良反应大或者其他原因危害人体健康的药品，应当撤销该药品批准证明文件。"

这些条款都规定了依法淘汰药品的管理方式，其要点为：①有权决定淘汰药品的是国务院药品监督管理部门；②淘汰的品种为疗效不确、不良反应大或者其他原因危害人体健康的药品；③淘汰药品的前提是组织调查、再评价；④淘汰药品的方式为撤销药品批准文号或者进口药品注册证书。

近年来，我国淘汰药品的品种包括含盐酸苯丙醇胺（PPA）的药品、西立伐他汀钠，中药关木通等。

(九) 药材的管理规定

第四十六条 新发现和从国外引种的药材，经国务院药品监督管理部门审核批准后，方可销售。

第四十七条 地区性民间习用药材的管理办法，由国务院药品监督管理部门会同国务院中医药管理部门制定。

对中药材的管理，《实施条例》另规定："国家鼓励培育中药材。对集中规模化栽培养殖、质量可以控制并符合国务院药品监督管理部门规定条件的中药材品种，实行批准文号管理。"（第 40 条）

（十）禁止生产、销售假药、劣药

药品是关系人民群众身体健康和生命安全的特殊商品，国家对药品质量监督管理的重点就是禁止生产、销售假药和劣药。

1. 假药的认定

第四十八条 禁止生产（包括配制，下同）、销售假药。

有下列情形之一的，为假药：

（一）药品所含成份与国家药品标准规定的成份不符的；

（二）以非药品冒充药品或者以他种药品冒充此种药品的。

有下列情形之一的药品，按假药论处：

（一）国务院药品监督管理部门规定禁止使用的；

（二）依照本法必须批准而未经批准生产、进口，或者依照本法必须检验而未经检验即销售的；

（三）变质的；

（四）被污染的；

（五）使用依照本法必须取得批准文号而未取得批准文号的原料药生产的；

（六）所标明的适应证或者功能主治超出规定范围的。

《药品管理法》将假药定义为药品所含成份与国家药品标准规定的成份不符，以及以非药品冒充药品或者以他种药品冒充此种药品的。

药品所含成份是指该药品产生规定作用的有效成份或活性物质，是决定药品效果和质量的决定因素。不同的药物成份其理化性质、药效是不一样的，使用中的安全性也不同。国家对于药品所含成份的审批有着十分严格的程序规定。如前本法第29条、第33条所述。已经通过审查批准并进行合法生产的药品，其质量标准中都有确定的技术指标和相关要求。这样规定的目的就在于要确保该药品的质量和在预防、治疗和诊断中的效能与安全性。作为国家强制实施的标准，其生产、销售者必须贯彻执行。擅自改变国家药品标准中业已规定的药品所含成份的技术标准，致使药品所含成份与国家药品标准规定的成份不符的，就不能保证在使用中拥有确切的药效，更不可能保证使用者安全有效地用药，因此本法将其定义为假药。

每一种药品都有其确定的适应证或功能主治。非药品不具有药品特定的功效，如果被使用，轻者可延误病情，严重的危及使用者的生命安全。他种药品与被冒充的药品的一个重要区别就在于其适应证或功能主治以及用法用量、用药注意事项不同，以他种药品冒充此种药品不但不能达到预期目的，反而可能产生严重后果，这是十分危险的。以非药品冒充药品或以他种药品冒充此种药品的行为严重破坏了国家药品标准的实施。因此，本法将其定义为假药。

对于不符合本条第二款假药的定义，但仍可能对使用者造成严重危害的六种情形，本条第三款规定按假药论处。这些药品本身并不是假药，只是由于它所产生的后果可能与假药相同或相近，所以按照假药予以处理。

第一项"国务院药品监督管理部门规定禁止使用的药品"，主要通过本法第38条和第41条予以明确。违反上述两方面禁止使用药品规定的。按假药论处。

第二项的规定，是指这些药品未按本法规定的审批和检验程序，即第29、31、41等条的规定。这些药品的质量情况是不清楚的，它不但违反了法律规定，而且对使用者也是非常不安全的，因此必须按假药论处。

第三项、第四项所指变质及被污染的药品，其理化性质、药效等都会发生变化。使用这类药品，可能会给患者造成新的疾患甚至危害使用者的生命安全。因此，对这些药品，要按假药论处。

第五项所称"原料药"也属于药品的范畴，而不是一般"原料"的概念。因此，原料药也必须按照药品审批的程序进行申报审批，获得批准文号，方可生产、销售和使用。但实践中存在擅自使用未取得批准文号的原料药从事药品生产的行为，这种行为不能确保其所生产的药品所含成份和其他标准内容符合国家药品标准的规定，不能保证其使用中的安全性和有效性。因此，本条规定使用依照本法必须取得批准文号而未取得批准文号的原料药生产的，按假药论处。

第六项所述"所标明的适应症或者功能主治超出规定范围的"，其实质都是对原批准的说明书和药品标准的改变。依照本法规定，应当重新申报审批。因为规定的适应症或功能主治都是在经过大量科学实验（包括非临床试验及临床试验）的基础上，经过充分论证得出的结果，它们都是药品标准的重要组成部分。正确标明适应症或功能主治，也是贯彻执行药品标准的重要内容，只有正确的标明药品的适应症或功能主治，才能确保指导使用者正确安全有效地使用药品。一些药品生产企业和经营企业，为了追求经济效益在药品标签、说明书或者药品广告中进行夸大其词的介绍，一方面是不正当竞争的行为，另一方面更误导了患者的用药，甚至造成严重后果。因此要按假药论处。

2. 劣药的认定

第四十九条 禁止生产、销售劣药。

药品成份的含量不符合国家药品标准的，为劣药。

有下列情形之一的药品，按劣药论处：

（一）未标明有效期或者更改有效期的；

（二）不注明或者更改生产批号的；

（三）超过有效期的；

（四）直接接触药品的包装材料和容器未经批准的；

（五）擅自添加着色剂、防腐剂、香料、矫味剂及辅料的；

（六）其他不符合药品标准规定的。

《药品管理法》将劣药定义为药品成份的含量不符合国家药品标准规定的药品。药品成份含量不符合国家药品标准的情形，虽不像药品所含成份与国家药品标准规定的成份不符那样危害严重，但它也同样会给使用者带来不安全的隐患。同样可能造成病患者贻误治疗时机，甚至危及病患者的生命安全的严重后果。药品成份含量低于规定标准，使用者在使用后达不到应有的治疗作用；超出规定标准，则可能会造成使用者的超量服用，危害健康。生产、销售劣药其危害性与假药相近，因此，也是重点打击的违法行为之一。

同假药类似，也有一些其他情形的药品，从定义上看不属于劣药，但使用这些药品同样能给患者带来与使用劣药相同或相似的危害，因此《药品管理法》对这些药品作出了按劣药论处的规定。

药品有效期是指药品在一定的储存条件下，能够保持质量不变的期限。药品有效期的长短与药品的稳定性密切相关。有些稳定性较差的药品，在贮存中，药效降低，毒性增高，如果继续使用，就可能对健康造成危害，因此不能再作药用。为此，对药品必须制订有效期的规定。药品有效期限，是药品标准的重要组成部分。药品有效期的确定是在经过大量科学实验（非临床实验及临床试验等）基础上，根据每一药品稳定性的实际情况而作出的。它是药品标准的重要组成部分。本条第三款第一项及第三项分别规定：未标明有效期或者更改有效期的；超过有效期的，均按劣药论处。药品未标明有效期，擅自更改作为药品标准重要事项的有效期的行为也属于违反药品标准的行为。发生这种情况，常常是由于药品生产企业或经营企业盲目生产或购进，为了自身的经济利益而实施的欺骗行为和违法行为，其后果是对使用者造成无法预见的危害。生产、销售超过有效期规定药品，由于其内在质量无法保证，安全有效也就无从谈起。因此，上述情况的药品本法均按劣药论处。

药品生产批号的含义是指：用于识别批的一组数字或字母加数字，用之可以追溯和审查该批药品生产的历史。在生产过程中，药品批号主要起标识作用。根据生产批号和相应的生产记录，可以追溯该批药品的原料来源、药品形成过程的历史；在药品形成成品后，根据销售记录，可以追溯药品的市场去向，药品进入市场后的质量状况；在需要的时候可以控制和回收该批药品。在我国，药品生产日期以生产批号为准，药品有效期的计算也是自生产批号确定的日期计算。因此，不注明或更改生产批号的行为，其结果等同于未标明有效期或更改有效期。本条第三款第二项把不注明或更改生产批号的药品按劣药论处。

直接接触药品的包装材料和容器能否污染容器内的药品以及能否影响该药品的稳定性至关重要。一些药品，尤其是药品制剂，剂型本身就是依附包装而存在的，如注射剂的玻璃瓶、胶塞等。由于药品包装材料、容器组份、选材、生产工艺方法的不同，有的组份可能被所接触的药品溶出或与药品互相产生化学作用，或被药液长期浸泡腐蚀脱片，有些甚至造成药品被污染，因而直接影响药品的质量。为提高直接接触药品的包装材料、容器的质量，确保药品的安全有效，本法第52条规定：直接接触药品的包装材料和容器必须经由药品监督管理部门在审批药品时一并审批，方可使用。药品生产企业如果使用未经批准的直接接触药品的包装材料和容器，其药品质量就无法得到保证，因此，本条第二款第四项规定，按劣药论处。

药品所含的各种成份，在审批过程中是经过充分的科学论证和大量试验检测而予以肯定的。本法第11条明文规定：生产药品所需的原料、辅料必须符合药用要求。所谓符合药用要求就是指必须符合经审定的标准。任何未经批准擅自添加着色剂、防腐剂、香料、矫味剂及辅料，都可能会改变药品理化性质和药效，改变药品标准，影响药品质量，甚至可能危害健康。因此，本法规定对擅自添加着色剂、香料、矫味剂及辅料的行为，一律按劣药论处。

药品标准规定的内容很多，违法药品标准任何内容的情形都将给药品质量和患者用药带来隐患，甚至造成严重后果。但是，《药品管理法》不可能将所有的违法药品标准的行为一一列出。因此，本条第三款第六项规定，其他不符合药品标准的，也按劣药论处。这一规定再次强调了药品标准的强制性与严肃性。

（十一） 药品通用名称的管理

第五十条 列入国家药品标准的药品名称为药品通用名称。已经作为药品通用名称的，该名称不得作为药品商标使用。

国家药品标准中使用的药品名称为药品的通用名称，又称为法定名称。每种药品都有一个通用名称，其特点是通用性和强制性，即中国境内任何一家药品生产企业生产的药品都可用，同时都必须用其通用名称。药品的通用名称由国家药典委员会按照"中国药品通用名称命名原则"制定。

而通常所谓的药品的商品名称实际上是属于商标的范畴。《商标法》第四条规定，经国家工商行政管理局商标局核准注册的商标，商标注册人享有商标专用权，受法律保护。《商标法实施细则》第 2 条规定，药品必须使用注册商标。按照《药品管理法》规定，一旦药品的名称被列入国家药品标准，就成为了该药品的通用名称，任何人不再享有专用权。而《商标法》规定，商标注册人对注册商标享有专用权。这说明生产该药品的生产企业依《商标法》申请该药品的注册商标，其图文标示与药品的技术审批并无直接关系，商品名称只显示了该企业的形象及其对商品名称的专用权。本条规定，列入国家药品标准的药品名称为药品通用名称。这就说明，药品的通用名称批准在先，它已经作为药品的法定名称固定下来了，今后任何企业仿制生产该药品，只能使用该通用名称，防止一个药品多个名称的混乱情况发生。已作为药品通用名称的，该名称不得作为药品商标使用。同样，已经作为商标使用的名称，药品监督管理部门也不得作为标准名列入国家标准和药典。《商标法》第 8 条规定：任何商品的通用名称和图形不得作为注册商标使用。规定本条款也正是保持了立法原则的一致性。

（十二）有关人员健康检查的规定

第五十一条 药品生产企业、药品经营企业和医疗机构直接接触药品的工作人员，必须每年进行健康检查。患有传染病或者其他可能污染药品的疾病的，不得从事直接接触药品的工作。

本条规定是为了保证药品的质量。药品质量是药品管理的核心问题，受到药品生产、经营、使用各环节多种因素的影响。保证药品质量不受污染的措施之一就是，防止患有传染病或者其他可能污染药品的疾病的工作人员，从事直接接触药品的工作。传染病是一类能够通过各种媒介传播并可能严重危害人的身体健康和生命安全的疾病，是由各种致病微生物和寄生虫引起的具有传染性的疾病。其他可能污染药品的疾病，是指那些虽不具备通过媒介进行传播，但也有可能造成药品污染的疾病，如各种外伤性疾病。根据《传染病防治法》的规定，传染病可以分为甲类传染病、乙类传染病和丙类传染病。一般情况下，传染病得以传播必须具备三个条件：传染源、传播途径和易感者。本条中直接接触药品的患有传染病或者可能污染药品的其他疾病的工作人员可视为传染源，进行健康检查就是为了发现传染源，而规定上述人员不得从事直接接触药品的工作，实际上是为了切断传播途径。这样，从控制传染源和切断传播途径两个方面来保证药品的质量。

四、药品包装的管理

涉及《药品管理法》第六章（第 52～54 共 3 条）的内容。具体管理规定详见本书第十章。

（一）直接接触药品的包装材料和容器的管理

第五十二条 直接接触药品的包装材料和容器，必须符合药用要求，符合保障人体健康、安全的标准，并由药品监督管理部门在审批药品时一并审批。

药品生产企业不得使用未经批准的直接接触药品的包装材料和容器。

对不合格的直接接触药品的包装材料和容器，由药品监督管理部门责令停止使用。

（二）药品包装的要求

第五十三条 药品包装必须适合药品质量的要求，方便储存、运输和医疗使用。

发运中药材必须有包装。在每件包装上，必须注明品名、产地、日期、调出单位，并附有质量合格的标志。

（三）标签及说明书的管理

第五十四条　药品包装必须按照规定印有或者贴有标签并附有说明书。

标签或者说明书上必须注明药品的通用名称、成份、规格、生产企业、批准文号、产品批号、生产日期、有效期、适应症或者功能主治、用法、用量、禁忌、不良反应和注意事项。

麻醉药品、精神药品、医疗用毒性药品、放射性药品、外用药品和非处方药的标签，必须印有规定的标志。

五、药品价格和广告的管理

涉及《药品管理法》第七章（第55～63共9条）的内容。

（一）药品的价格管理

第五十五条　依法实行政府定价、政府指导价的药品，政府价格主管部门应当依照《中华人民共和国价格法》规定的定价原则，依据社会平均成本、市场供求状况和社会承受能力合理制定和调整价格，做到质价相符，消除虚高价格，保护用药者的正当利益。

药品的生产企业、经营企业和医疗机构必须执行政府定价、政府指导价，不得以任何形式擅自提高价格。

药品生产企业应当依法向政府价格主管部门如实提供药品的生产经营成本，不得拒报、虚报、瞒报。

第五十六条　依法实行市场调节价的药品，药品的生产企业、经营企业和医疗机构应当按照公平、合理和诚实信用、质价相符的原则制定价格，为用药者提供价格合理的药品。

药品的生产企业、经营企业和医疗机构应当遵守国务院价格主管部门关于药价管理的规定，制定和标明药品零售价格，禁止暴利和损害用药者利益的价格欺诈行为。

第五十七条　药品的生产企业、经营企业、医疗机构应当依法向政府价格主管部门提供其药品的实际购销价格和购销数量等资料。

第五十八条　医疗机构应当向患者提供所用药品的价格清单；医疗保险定点医疗机构还应当按照规定的办法如实公布其常用药品的价格，加强合理用药的管理。具体办法由国务院卫生行政部门规定。

有关药品价格管理的具体规定详见本书第十章。

（二）药品购销中的禁止性规定

第五十九条　禁止药品的生产企业、经营企业和医疗机构在药品购销中帐外暗中给予、收受回扣或者其他利益。

禁止药品的生产企业、经营企业或者其代理人以任何名义给予使用其药品的医疗机构的负责人、药品采购人员、医师等有关人员以财物或者其他利益。禁止医疗机构的负责人、药品采购人员、医师等有关人员以任何名义收受药品的生产企业、经营企业或者其代理人给予的财物或者其他利益。

在市场经济条件下，由于种种原因，折扣让利是商业活动中普遍发生的行为。为了约束和规范这种现象，保护其他生产者、经营者和广大消费者的合法权益，《反不正当竞争法》和《关于禁止商业贿赂行为的暂行规定》等法律法规明令禁止帐外的回扣行为，把帐外暗中的回扣或其他利益的给予方和收受方，定性为行贿者和受贿者。近年来，在药品购销活动中，特别是在药品生产经营企业与医疗机构的药品购销活动中，包括帐外按照给予、收受回扣在内的各种形式的商业贿赂日趋严重。由于药品是特殊的商品,除了一部分非处方药以外,其他的大部分药品是通过医疗机构和医生的处方用到患者身上,所以,给予回扣的行为主体大多是药品生产、经营企业或其代理人;收受回扣的主体大多是医疗机构、药品采购人员、医生等有关人员。药品的商业贿赂行为,不仅严重扰乱了正常的药品市场经营秩序,而且使质量低劣的药品乘机而入,给人民群众的健康造成危害,同时暗中的回扣和所谓的"处方费"等扭曲了医疗机构和医师的医疗行为,严重腐蚀了医务人员,进而使不合理用药问题更加严重。因此,必须加大对药品商业贿赂的打击力度,从根本上治理这一瘤疾。本条正是根据这些现实情况作出规定的。

《实施条例》第 85 条对本条提及的"财物或者其他利益"作了解释:"《药品管理法》第 59 条第二款'禁止药品的生产企业、经营企业或者其代理人以任何名义给予使用其药品的医疗机构的负责人、药品采购人员、医师等有关人员以财物或者其他利益'中的'财物或者其他利益',是指药品的生产企业、经营企业或者其代理人向医疗机构的负责人、药品采购人员、医师等有关人员提供的目的在于影响其药品采购或者药品处方行为的不正当利益。"

(三) 药品广告管理

第六十条 药品广告须经企业所在地省、自治区、直辖市人民政府药品监督管理部门批准,并发给药品广告批准文号;未取得药品广告批准文号的,不得发布。

处方药可以在国务院卫生行政部门和国务院药品监督管理部门共同指定的医学、药学专业刊物上介绍,但不得在大众传播媒介发布广告或者以其他方式进行以公众为对象的广告宣传。

第六十一条 药品广告的内容必须真实、合法,以国务院药品监督管理部门批准的说明书为准,不得含有虚假的内容。

药品广告不得含有不科学的表示功效的断言或者保证;不得利用国家机关、医药科研单位、学术机构或者专家、学者、医师、患者的名义和形象作证明。

非药品广告不得有涉及药品的宣传。

第六十二条 省、自治区、直辖市人民政府药品监督管理部门应当对其批准的药品广告进行检查,对于违反本法和《中华人民共和国广告法》的广告,应当向广告监督管理机关通报并提出处理建议,广告监督管理机关应当依法作出处理。

第六十三条 药品价格和广告,本法未规定的,适用《中华人民共和国价格法》、《中华人民共和国广告法》的规定。

有关药品广告管理的具体规定详见本书第十章。

六、药品监督

涉及《药品管理法》第八章(第 64～72 共 9 条)的内容。药品监督是指药品监督管理的行政主体,依照法定职权,对管理相对人是否遵守有关的法律法规所进行的监督检查活动,主要包括药品监督检查、抽查检验、有关行政措施、药品不良反应报告制度等内容。

(一) 药品的监督检查

第六十四条 药品监督管理部门有权按照法律、行政法规的规定对报经其审批的药品研制和药品的生产、经营以及医疗机构使用药品的事项进行监督检查,有关单位和个人不得拒绝和隐瞒。

药品监督管理部门进行监督检查时，必须出示证明文件，对监督检查中知悉的被检查人的技术秘密和业务秘密应当保密。

第六十八条 药品监督管理部门应当按照规定，依据《药品生产质量管理规范》、《药品经营质量管理规范》，对经其认证合格的药品生产企业、药品经营企业进行认证后的跟踪检查。

这两条规定的都是有关药品监督检查的内容，主要包括以下要点：

（1）药品监督检查的行政主体。药品监督管理部门是药品监督检查的行政主体，药品监督管理部门包括国家食品药品监督管理局（SFDA），省级药品监督管理部门及其依法设立的市级、县级药品监督管理机构。

（2）药品监督管理的管理相对人。即监督检查的对象主体，是指申报药品注册的药品研制单位，药品生产企业和个人，药品经营企业和个人，使用药品的医疗机构和有关人员。

（3）药品监督检查的对象和内容。包括两方面，一是向药品监督管理部门申报经其审批的药品研制的事项、药品生产的事项、药品经营的事项以及医疗机构使用药品的事项进行监督检查；另一内容是对 GMP、GSP 认证合格的药品生产、经营企业进行认证后的跟踪检查。

（4）行政主体、行政相对方的义务。在药品监督检查过程中，行政主体的义务出示证明文件，对知悉的技术秘密和业务秘密应当保密。行政相对方的义务是不得拒绝监督检查，隐瞒事实（包括资料和数据等）。

（二）药品质量的抽查检验

1. 药品质量的抽查检验与行政强制措施

第六十五条 药品监督管理部门根据监督检查的需要，可以对药品质量进行抽查检验。抽查检验应当按照规定抽样，并不得收取任何费用。所需费用按照国务院规定列支。

药品监督管理部门对有证据证明可能危害人体健康的药品及其有关材料可以采取查封、扣押的行政强制措施，并在七日内作出行政处理决定；药品需要检验的，必须自检验报告书发出之日起十五日内作出行政处理决定。

本条第一款规定的药品质量抽查检验（简称抽验）是药品监督管理部门的主要日常工作，一般针对的是上市药品，并且不得收取任何费用，不同于本法第 41 条规定的国家检定。对于抽验的实施及检验方法的补充规定，《实施条例》进行了具体规定：

"药品抽样必须由两名以上药品监督检查人员实施，并按照国务院药品监督管理部门的规定进行抽样；被抽检方应当提供抽检样品，不得拒绝。

药品被抽检单位没有正当理由，拒绝抽查检验的，国务院药品监督管理部门和被抽检单位所在地省、自治区、直辖市人民政府药品监督管理部门可以宣布停止该单位拒绝抽检的药品上市销售和使用。"（第 57 条）

"对有掺杂、掺假嫌疑的药品，在国家药品标准规定的检验方法和检验项目不能检验时，药品检验机构可以补充检验方法和检验项目进行药品检验；经国务院药品监督管理部门批准后，使用补充检验方法和检验项目所得出的检验结果，可以作为药品监督管理部门认定药品质量的依据。"（第 58 条）

《药品管理法》第 65 条第二款规定了一种与行政处罚不同的、不带有惩罚性的，即时性、强制性行政措施——行政强制措施。其主体为各级药品监督管理部门，对象为有证据证明可能危害人体健康的药品及其有关材料，具体措施为查封、扣押，并在实施时间上规定"在七日内作出行政处理决定；药品需要检验的，必须自检验报告书发出之日起十五日内作出行政处理决定"。对此,《实施条例》亦有具体规定:"药品监督管理部门依法对有证据证明可能危害人体健康的药品及其有关证据材料采取查封、扣押的行政强制措施的,应当自采取行政强制措施之日起 7 日内作出是否立案的决定;需要检验的,应当自检验报告书发出之日起 15 日内作出是否立案的决定;不符合立案条件的,应当解除行政强制措施;需要暂停销售和使用的,应当由国务院或者省、自治区、直辖市人民政府的药品监督管理部门作出决定。"(第 60 条)

2. 药品质量的公告

第六十六条 国务院和省、自治区、直辖市人民政府的药品监督管理部门应当定期公告药品质量抽查检验的结果;公告不当的,必须在原公告范围内予以更正。

对于药品质量抽验的结果,SFDA 定期发布"国家药品质量公告",每年 4 期,每季度发布 1 期。除此以外,有关药品质量和假劣药品的信息,SFDA 和各省级药品监督管理部门不定期发布通报或通知,刊登在有关媒体上。公告不当的,必须及时在原公告范围内予以更正。《实施条例》对此有具体规定:"国务院和省、自治区、直辖市人民政府的药品监督管理部门应当根据药品质量抽查检验结果,定期发布药品质量公告。药品质量公告应当包括抽验药品的品名、检品来源、生产企业、生产批号、药品规格、检验机构、检验依据、检验结果、不合格项目等内容。药品质量公告不当的,发布部门应当自确认公告不当之日起 5 日内,在原公告范围内予以更正。"(第 59 条第 1 款)

3. 药品质量的复验

第六十七条 当事人对药品检验机构的检验结果有异议的,可以自收到药品检验结果之日起七日内向原药品检验机构或者上一级药品监督管理部门设置或者确定的药品检验机构申请复验,也可以直接向国务院药品监督管理部门设置或者确定的药品检验机构申请复验。受理复验的药品检验机构必须在国务院药品监督管理部门规定的时间内作出复验结论。

对药品的抽验结果,当事人有异议权,即可以申请复验。对复验的申请、抽样、收费等问题,《实施条例》有具体规定:

"当事人对药品检验机构的检验结果有异议,申请复验的,应当向负责复验的药品检验机构提交书面申请、原药品检验报告书。复验的样品从原药品检验机构留样中抽取。"(第 59 条第 2 款)

"当事人对药品检验结果有异议,申请复验的,应当按照国务院有关部门或者省、自治区、直辖市人民政府有关部门的规定,向复验机构预先支付药品检验费用。复验结论与原检验结论不一致的,复验检验费用由原药品检验机构承担。"(第 61 条第 2 款)

(三) 药品监督管理的职责与义务

1. 禁止地方保护主义

第六十九条 地方人民政府和药品监督管理部门不得以要求实施药品检验、审批等手段限制或者排斥非本地区药品生产企业依照本法规定生产的药品进入本地区。

2. 不得参与药品生产经营活动

第七十条 药品监督管理部门及其设置的药品检验机构和确定的专业从事药品检验的机构不得参与药品生产经营活动,不得以其名义推荐或者监制、监销药品。

药品监督管理部门及其设置的药品检验机构和确定的专业从事药品检验的机构的工作人员不得参与药品生产经营活动。

3. 药品检验的业务指导

第七十二条 药品生产企业、药品经营企业和医疗机构的药品检验机构或者人员，应当接受当地药品监督管理部门设置的药品检验机构的业务指导。

（四）药品不良反应报告与紧急控制措施

第七十一条 国家实行药品不良反应报告制度。药品生产企业、药品经营企业和医疗机构必须经常考察本单位所生产、经营、使用的药品质量、疗效和反应。发现可能与用药有关的严重不良反应，必须及时向当地省、自治区、直辖市人民政府药品监督管理部门和卫生行政部门报告。具体办法由国务院药品监督管理部门会同国务院卫生行政部门制定。

对已确认发生严重不良反应的药品，国务院或者省、自治区、直辖市人民政府的药品监督管理部门可以采取停止生产、销售、使用的紧急控制措施，并应当在五日内组织鉴定，自鉴定结论作出之日起十五日内依法作出行政处理决定。

我国实行药品不良反应报告制度，其具体规定详见本书第三章。

本条第二款规定了另一项行政措施——紧急控制措施，其主体为 SFDA 和省级药品监督管理部门，对象为已确认发生严重不良反应的药品，具体措施为停止生产、销售和使用，实施时间上规定为"在五日内组织鉴定，自鉴定结论作出之日起十五日内依法作出行政处理决定。"

七、法律责任

涉及《药品管理法》第九章（第73～101 共29 条）的内容，规定了违反《药品管理法》的行为应承担的法律责任，以及处罚的实施有关问题。

（一）《药品管理法》规定的法律责任有关问题

根据违法情形的不同，所要承担的法律责任分为行政责任、刑事责任和民事责任三种。

1. 行政责任

《药品管理法》规定的法律责任以行政责任为主。行政责任是国家行政机关对违反行政法律规范的单位或个人所给予的一种惩戒或制裁。行政责任分为两种：行政处罚和行政处分。

（1）行政处罚　行政处罚是指行政主体依其法定职权和法定程序对违反法律规范的管理相对人实施行政制裁的具体行政行为。根据我国《行政处罚法》，行政处罚主要有警告、罚款、没收违法所得和非法财物、责令停产停业、暂扣或吊销许可证或执照、行政拘留，法律、行政法规规定的其他行政处罚等种类。

《药品管理法》规定的行政处罚的种类主要有：①警告；②罚款；③责令改正或限期改正；④没收违法药品、没收违法所得及没收生产工具；⑤责令停产、停业整顿；⑤吊销《药品生产许可证》、《药品经营许可证》、《医疗机构制剂许可证》，撤销有关资格；⑥撤销药品批准证明文件、进口药品注册证书、药品广告批准文号；⑦依法取缔；⑧若干时限内不受理其申请或不得从事相关工作等。

行政处罚的基本原则包括：①处罚法定原则，即行政处罚的主体合法，行政处罚的依据合法，行政处罚的程序合法；②公开、公正的原则；③保护管理相对人合法权益的原则，被处罚的管理相对人依法享有知情权、陈诉和申辩权、听证权、行政复议和行政诉讼权、依法获得赔偿权等；④一事不再罚的原则；⑤处罚与教育相结合的原则。

《药品管理法》规定的行政处罚的执法机关，一般违法行为的行政处罚由县级以上药品监督管理部门根据职责分工决定，吊销许可证或者撤销药品批准证明文件的处罚由原发证、批准的部门决定，违反药品价格管理的处罚由价格管理部门决定，违法药品广告及购销管理规定的处罚由工商行政管理部门决定。

（2）行政处分 行政处分是国家行政机关对其行政系统内部的人员实施的一种惩戒，具体有警告、记过、降级、撤职、开除等。药品管理法所涉及的行政处分主要包括：对负责的主管人员和其他直接责任人员依法给予降级、撤职、开除，以及其他行政处分。

2. 刑事责任

刑事责任是人民法院对犯罪人实施的以剥夺人身自由为主要特征的惩罚措施，其实施又称为刑罚，由《刑法》来规范。我国的刑罚分为主刑和附加刑两种，主刑包括管制、拘役、有期徒刑、无期徒刑和死刑，附加刑可作为主刑的从刑，也可独立适用，包括罚金、剥夺政治权利和没收财产等。

《药品管理法》规定，当违反本法规定的行为，如生产销售假、劣药已构成犯罪的，依据《刑法》追究刑事责任。

3. 民事责任

民事责任是指对违反民事法律、侵害他人财产权利或人身权利，或者不履行法定义务的当事人（包括公民和法人）实施的以补偿损失或具结悔过为主要特征的惩罚措施。

《药品管理法》中涉及到民事责任的条款有两条。第八十七条：药品检验机构检验结果不实，造成损失的，应当承担相应的赔偿责任。第九十三条：药品生产企业、药品经营企业违反本法规定，给药品使用者造成损害的，依法承担赔偿责任。

（二）违反许可证、药品批准证明文件等规定应承担的法律责任

1. 无证生产、经营药品或配制制剂

第七十三条 未取得《药品生产许可证》、《药品经营许可证》或者《医疗机构制剂许可证》生产药品、经营药品的，依法予以取缔，没收违法生产、销售的药品和违法所得，并处违法生产、销售的药品（包括已售出的和未售出的药品，下同）货值金额二倍以上五倍以下的罚款；构成犯罪的，依法追究刑事责任。

如前文所述，《药品管理法》规定，许可证是药品生产、经营和医疗机构配制制剂必需的法定证件。本条规定了对无证生产、经营药品或配制制剂的处罚，基本行政处罚为取缔、没收和罚款，构成犯罪的，还需依法追究刑事责任。《实施条例》另对依照本条处罚的几种情形作了规定：

"未经批准，擅自在城乡集市贸易市场设点销售药品或者在城乡集市贸易市场设点销售的药品超出批准经营的药品范围的，依照《药品管理法》第 73 条的规定给予处罚。"（第 65 条）

"个人设置的门诊部、诊所等医疗机构向患者提供的药品超出规定的范围和品种的，依照《药品管理法》第七十三条的规定给予处罚。"（第 67 条）

"药品生产企业、药品经营企业和医疗机构变更药品生产经营许可事项，应当办理变更登记手续而未办理的，由原发证部门给予警告，责令限期补办变更登记手续；逾期不补办的，宣布其《药品生产许可证》、《药品经营许可证》和《医疗机构制剂许可证》无效；仍从事药品生产经营活动的，依照《药品管理法》第 73 条的规定给予处罚。"（第 74 条）

2. 伪造、变造、买卖、出租、出借许可证或药品批准证明文件

第八十二条 伪造、变造、买卖、出租、出借许可证或者药品批准证明文件的，没收违法所得，并处违法所得一倍以上三倍以下的罚款；没有违法所得的，处二万元以上十万元以下的罚款；情节严重的，并吊销卖方、出租方、出借方的《药品生产许可证》、《药品经营许可证》、《医疗机构制剂许可证》或者撤销药品批准证明文件；构成犯罪的，依法追究刑事责任。

3. 以虚假手段骗取许可证或药品批准证明文件

第八十三条 违反本法规定，提供虚假的证明、文件资料样品或者采取其他欺骗手段取得《药品生产许可证》、《药品经营许可证》、《医疗机构制剂许可证》或者药品批准证明文件的，吊销《药品生产许可证》、《药品经营许可证》、《医疗机构制剂许可证》或者撤销药品批准证明文件，五年内不受理其申请，并处一万元以上三万元以下的罚款。

《实施条例》另规定："药品申报者在申报临床试验时，报送虚假研制方法、质量标准、药理及毒理试验结果等有关资料和样品的，国务院药品监督管理部门对该申报药品的临床试验不予批准，对药品申报者给予警告；情节严重的，3年内不受理该药品申报者申报该品种的临床试验申请。"（第70条）

4. 从无许可证的企业购进药品

第八十条 药品的生产企业、经营企业或者医疗机构违反本法第三十四条的规定，从无《药品生产许可证》、《药品经营许可证》的企业购进药品的，责令改正，没收违法购进的药品，并处违法购进药品货值金额二倍以上五倍以下的罚款；有违法所得的，没收违法所得；情节严重的，吊销《药品生产许可证》、《药品经营许可证》或者医疗机构执业许可证书。

另外，《实施条例》规定，"未经批准，医疗机构擅自使用其他医疗机构配制的制剂的，依照《药品管理法》第八十条的规定给予处罚。"（第66条）

（三）生产、销售假药、劣药应承担的法律责任

1. 生产、销售假药

第七十四条 生产、销售假药的，没收违法生产、销售的药品和违法所得，并处违法生产、销售药品货值金额二倍以上五倍以下的罚款；有药品批准证明文件的予以撤销，并责令停产、停业整顿；情节严重的，吊销《药品生产许可证》、《药品经营许可证》或者《医疗机构制剂许可证》；构成犯罪的，依法追究刑事责任。

生产、销售假药是最严重的违反《药品管理法》的违法行为之一，本条对其处罚规定为没收、罚款、撤销药品证明文件、停产停业整顿、情节严重的吊销许可证，构成犯罪的，依法追究刑事责任。另外，《实施条例》还规定了其他一些按本条处罚的情形：

"违反《药品管理法》第十三条的规定，擅自委托或者接受委托生产药品的，对委托方和受托方均依照《药品管理法》第七十四条的规定给予处罚。"（第64条）

"医疗机构使用假药、劣药的，依照《药品管理法》第七十四条、第七十五条的规定给予处罚。"（第68条）

2. 生产、销售劣药

第七十五条 生产、销售劣药的，没收违法生产、销售的药品和违法所得，并处违法生产、销售药品货值金额一倍以上三倍以下的罚款；情节严重的，责令停产、停业整顿或者撤销药品批准证明文件、吊销《药品生产许可证》、《药品经营许可证》或者《医疗机构制剂许可证》；构成犯罪的，依法追究刑事责任。

生产、销售劣药也是《药品管理法》重点打击的违法行为之一，本条对其处罚规定为没收、罚款，情节严重的停产停业整顿或者撤销药品证明文件、吊销许可证，构成犯罪的，依法追究刑事责任。另外，《实施条例》还规定了其他按本条处罚的情形：

"医疗机构使用假药、劣药的，依照《药品管理法》第七十四条、第七十五条的规定给予处罚。"（第68条）

"生产没有国家药品标准的中药饮片，不符合省、自治区、直辖市人民政府药品监督管理部门制定的炮制规范的；医疗机构不按照省、自治区、直辖市人民政府药品监督管理部门批准的标准配制制剂的，依照《药品管理法》第七十五条的规定给予处罚。"（第71条）

3. 其他有关情形

第七十六条 从事生产、销售假药及生产、销售劣药情节严重的企业或者其他单位，其直接负责的主管人员和其他直接责任人员十年内不得从事药品生产、经营活动。

对生产者专门用于生产假药、劣药的原辅材料、包装材料、生产设备，予以没收。

第七十七条 知道或者应当知道属于假劣药品而为其提供运输、保管、仓储等便利条件的，没收全部运输、保管、仓储的收入，并处违法收入百分之五十以上三倍以下的罚款；构成犯罪的，依法追究刑事责任。

《实施条例》另规定：

"违反《药品管理法》和本条例的规定，有下列行为之一的，由药品监督管理部门在《药品管理法》和本条例规定的处罚幅度内从重处罚：

（一）以麻醉药品、精神药品、医疗用毒性药品、放射性药品冒充其他药品，或者以其他药品冒充上述药品的；

（二）生产、销售以孕产妇、婴幼儿及儿童为主要使用对象的假药、劣药的；

（三）生产、销售的生物制品、血液制品属于假药、劣药的；

（四）生产、销售、使用假药、劣药，造成人员伤害后果的；

（五）生产、销售、使用假药、劣药，经处理后重犯的；

（六）拒绝、逃避监督检查，或者伪造、销毁、隐匿有关证据材料的，或者擅自动用查封、扣押物品的。"（第79条）

"药品经营企业、医疗机构未违反《药品管理法》和本条例的有关规定，并有充分证据证明其不知道所销售或者使用的药品是假药、劣药的，应当没收其销售或者使用的假药、劣药和违法所得；但是，可以免除其他行政处罚。"（第81条）

4. 《刑法》对生产、销售假药、劣药罪承担刑事责任的规定

《中华人民共和国刑法》第141条规定："生产、销售假药，足以严重危害人体健康的，处三年以下有期徒刑或者拘役，并处或者单处销售金额百分之五十以上二倍以下罚金；对人体健康造成严重危害的，处三年以上十年以下有期徒刑，并处销售金额百分之五十以上二倍以下罚金；致人死亡或者对人体健康造成特别严重危害的，处十年以上有期徒刑、无期徒刑或者死刑，并处销售金额百分之五十以上二倍以下罚金或者没收财产。"该条第二款同时规定："本条所称假药。是指依照《中华人民共和国药品管理法》的规定属于假药和按假药处理的药品、非药品。"

《中华人民共和国刑法》第142条规定："生产、销售劣药，对人体健康造成严重危害的，处三年以上十年以下有期徒刑，并处销售金额百分之五十以上二倍以下罚金；后果特别严重的，处十年以上有期徒刑或者无期徒刑，并处销售金额百分之五十以上二倍以下罚金或者没收财产。"该条第二款同时规定："本条所称劣药，是指依照《中华人民共和国药品管理法》的规定属于假药的药品。"

（四）未按照规定实施 GMP、GSP、GLP、GCP 应承担的法律责任

第七十九条 药品的生产企业、经营企业、药物非临床安全性评价研究机构、药物临床试验机构未按照规定实施《药品生产质量管理规范》、《药品经营质量管理规范》、药物非临床研究质量管理规范、药物临床试验质量管理规范的，给予警告，责令限期改正；逾期不改正的，责令停产、停业整顿，并处五千元以上二万元以下的罚款；情节严重的，吊销《药品生产许可证》、《药品经营许可证》和药物临床试验机构的资格。

本条对未按照规定实施 GMP、GSP、GLP、GCP 者（分别由《药品管理法》第 9、16、30 条规定）给予的行政处罚作了规定。《实施条例》另对按照本条进行处罚的几种情形作了规定：

"药品生产企业、药品经营企业有下列情形之一的，由药品监督管理部门依照《药品管理法》第七十九条的规定给予处罚：

（一）开办药品生产企业、药品生产企业新建药品生产车间、新增生产剂型，在国务院药品监督管理部门规定的时间内未通过《药品生产质量管理规范》认证，仍进行药品生产的；

（二）开办药品经营企业，在国务院药品监督管理部门规定的时间内未通过《药品经营质量管理规范》认证，仍进行药品经营的。"（第 63 条）

"违反《药品管理法》第二十九条的规定，擅自进行临床试验的，对承担药物临床试验的机构，依照《药品管理法》第七十九条的规定给予处罚。"（第 69 条）

（五）违反药品价格、广告管理规定的法律责任

1. 违反药品价格管理规定

第八十九条 违反本法第五十五条、第五十六条、第五十七条关于药品价格管理的规定的，依照《中华人民共和国价格法》的规定处罚。

"违反本条例第四十八条、第四十九条、第五十条、第五十一条、第五十二条关于药品价格管理的规定的，依照《价格法》的有关规定给予处罚。"（《实施条例》第 75 条）

2. 药品购销中行贿、受贿

第九十条 药品的生产企业、经营企业、医疗机构在药品购销中暗中给予、收受回扣或者其他利益的，药品的生产企业、经营企业或者其代理人给予使用其药品的医疗机构的负责人、药品采购人员、医师等有关人员以财物或者其他利益的，由工商行政管理部门处一万元以上二十万元以下的罚款，有违法所得的，予以没收；情节严重的，由工商行政管理部门吊销药品生产企业、药品经营企业的营业执照，并通知药品监督管理部门，由药品监督管理部门吊销其《药品生产许可证》、《药品经营许可证》；构成犯罪的，依法追究刑事责任。

第九十一条 药品的生产企业、经营企业的负责人、采购人员等有关人员在药品购销中收受其他生产企业、经营企业或者其代理人给予的财物或者其他利益的，依法给予处分，没收违法所得；构成犯罪的，依法追究刑事责任。

医疗机构的负责人、药品采购人员、医师等有关人员收受药品生产企业、药品经营企业或者其代理人给予的财物或者其他利益的，由卫生行政部门或者本单位给予处分，没收违法所得；对违法行为情节严重的执业医师，由卫生行政部门吊销其执业证书；构成犯罪的，依法追究刑事责任。

3. 违反药品广告管理规定

第九十二条 违反本法有关药品广告的管理规定的，依照《中华人民共和国广告法》的

规定处罚，并由发给广告批准文号的药品监督管理部门撤销广告批准文号，一年内不受理该品种的广告审批申请；构成犯罪的，依法追究刑事责任。

药品监督管理部门对药品广告不依法履行审查职责，批准发布的广告有虚假或者其他违反法律、行政法规的内容的，对直接负责的主管人员和其他直接责任人员依法给予行政处分；构成犯罪的，依法追究刑事责任。

《实施条例》对违反药品广告管理的一些情形给予了处罚规定：

"篡改经批准的药品广告内容的，由药品监督管理部门责令广告主立即停止该药品广告的发布，并由原审批的药品监督管理部门依照《药品管理法》第九十二条的规定给予处罚。

药品监督管理部门撤销药品广告批准文号后，应当自作出行政处理决定之日起5个工作日内通知广告监督管理机关。广告监督管理机关应当自收到药品监督管理部门通知之日起15个工作日内，依照《中华人民共和国广告法》的有关规定作出行政处理决定。"（第76条）

"发布药品广告的企业在药品生产企业所在地或者进口药品代理机构所在地以外的省、自治区、直辖市发布药品广告，未按照规定向发布地省、自治区、直辖市人民政府药品监督管理部门备案的，由发布地的药品监督管理部门责令限期改正；逾期不改正的，停止该药品品种在发布地的广告发布活动。"（第77条）

"未经省、自治区、直辖市人民政府药品监督管理部门批准，擅自发布药品广告的，药品监督管理部门发现后，应当通知广告监督管理部门依法查处。"（第78条）

（六）药品监督管理机构及检验机构违法的法律责任

1. 药品监督管理部门或人员失职、渎职、滥用职权、徇私舞弊、玩忽职守等

第九十四条 药品监督管理部门违反本法规定，有下列行为之一的，由其上级主管机关或者监察机关责令收回违法发给的证书、撤销药品批准证明文件，对直接负责的主管人员和其他直接责任人员依法给予行政处分；构成犯罪的，依法追究刑事责任：

（一）对不符合《药品生产质量管理规范》、《药品经营质量管理规范》的企业发给符合有关规范的认证证书的，或者对取得认证证书的企业未按照规定履行跟踪检查的职责，对不符合认证条件的企业未依法责令其改正或者撤销其认证证书的；

（二）对不符合法定条件的单位发给《药品生产许可证》、《药品经营许可证》或者《医疗机构制剂许可证》的；

（三）对不符合进口条件的药品发给进口药品注册证书的；

（四）对不具备临床试验条件或者生产条件而批准进行临床试验、发给新药证书、发给药品批准文号的。

第九十七条 药品监督管理部门应当依法履行监督检查职责，监督已取得《药品生产许可证》、《药品经营许可证》的企业依照本法规定从事药品生产、经营活动。

已取得《药品生产许可证》、《药品经营许可证》的企业生产、销售假药、劣药的，除依法追究该企业的法律责任外，对有失职、渎职行为的药品监督管理部门直接负责的主管人员和其他直接责任人员依法给予行政处分；构成犯罪的，依法追究刑事责任。

第九十九条 药品监督管理人员滥用职权、徇私舞弊、玩忽职守，构成犯罪的，依法追究刑事责任；尚不构成犯罪的，依法给予行政处分。

《实施条例》另规定："药品监督管理部门及其工作人员违反规定，泄露生产者、销售者为获得生产、销售含有新型化学成份药品许可而提交的未披露试验数据或者其他数据，造成申请人损失的，由药品监督管理部门依法承担赔偿责任；药品监督管理部门赔偿损失后，应

当责令故意或者有重大过失的工作人员承担部分或者全部赔偿费用，并对直接责任人员依法给予行政处分。"（第72条）

2. 药品检验机构出具虚假检验报告

第八十七条　药品检验机构出具虚假检验报告，构成犯罪的，依法追究刑事责任；不构成犯罪的，责令改正，给予警告，对单位并处三万元以上五万元以下的罚款；对直接负责的主管人员和其他直接责任人员依法给予降级、撤职、开除的处分，并处三万元以下的罚款；有违法所得的，没收违法所得；情节严重的，撤销其检验资格。药品检验机构出具的检验结果不实，造成损失的，应当承担相应的赔偿责任。

3. 非法参与药品生产经营活动

第九十五条　药品监督管理部门或者其设置的药品检验机构或者其确定的专业从事药品检验的机构参与药品生产经营活动的，由其上级机关或者监察机关责令改正，有违法收入的予以没收；情节严重的，对直接负责的主管人员和其他直接责任人员依法给予行政处分。

药品监督管理部门或者其设置的药品检验机构或者其确定的专业从事药品检验的机构的工作人员参与药品生产经营活动的，依法给予行政处分。

4. 非法收取检验费用

第九十六条　药品监督管理部门或者其设置、确定的药品检验机构在药品监督检验中违法收取检验费用的，由政府有关部门责令退还，对直接负责的主管人员和其他直接责任人员依法给予行政处分。对违法收取检验费用情节严重的药品检验机构，撤销其检验资格。

（七）其他违法行为的法律责任

1. 药品进口未登记备案

第八十一条　进口已获得药品进口注册证书的药品，未按照本法规定向允许药品进口的口岸所在地的药品监督管理部门登记备案的，给予警告，责令限期改正；逾期不改正的，撤销进口药品注册证书。

2. 医疗机构制剂在市场销售

第八十四条　医疗机构将其配制的制剂在市场销售的，责令改正，没收违法销售的制剂，并处违法销售制剂货值金额一倍以上三倍以下的罚款；有违法所得的，没收违法所得。

3. 违反药品经营有关规定

第八十五条　药品经营企业违反本法第十八条、第十九条规定的，责令改正，给予警告；情节严重的，吊销《药品经营许可证》。

4. 药品标识不符合规定

第八十六条　药品标识不符合本法第五十四条规定的，除依法应当按照假药、劣药论处的外，责令改正，给予警告；情节严重的，撤销该药品的批准证明文件。

《实施条例》第73条另规定："药品生产企业、药品经营企业生产、经营的药品及医疗机构配制的制剂，其包装、标签、说明书违反《药品管理法》及本条例规定的，依照《药品管理法》第八十六条的规定给予处罚。"

（八）实施法律责任的有关规定

第七十八条　对假药、劣药的处罚通知，必须载明药品检验机构的质量检验结果；但是，本法第四十八条第三款第（一）、（二）、（五）、（六）项和第四十九条第三款规定的情形除外。

第八十八条 本法第七十三条至第八十七条规定的行政处罚,由县级以上药品监督管理部门按照国务院药品监督管理部门规定的职责分工决定;吊销《药品生产许可证》、《药品经营许可证》、《医疗机构制剂许可证》、医疗机构执业许可证书或者撤销药品批准证明文件的,由原发证、批准的部门决定。

第九十八条 药品监督管理部门对下级药品监督管理部门违反本法的行政行为,责令限期改正;逾期不改正的,有权予以改变或者撤销。

第一百条 依照本法被吊销《药品生产许可证》、《药品经营许可证》的,由药品监督管理部门通知工商行政管理部门办理变更或者注销登记。

第一百零一条 本章规定的货值金额以违法生产、销售药品的标价计算;没有标价的,按照同类药品的市场价格计算。

《实施条例》另规定:

"药品监督管理部门设置的派出机构,有权作出《药品管理法》和本条例规定的警告、罚款、没收违法生产、销售的药品和违法所得的行政处罚。"(第 80 条)

"依照《药品管理法》和本条例的规定没收的物品,由药品监督管理部门按照规定监督处理。"(第 82 条)

八、附则

涉及《药品管理法》第十章(第 102 ~ 106 共 5 条)的内容。

(一) 有关术语的含义

第一百零二条 本法下列用语的含义是:

药品,是指用于预防、治疗、诊断人的疾病,有目的地调节人的生理机能并规定有适应症或者功能主治、用法和用量的物质,包括中药材、中药饮片、中成药、化学原料药及其制剂、抗生素、生化药品、放射性药品、血清、疫苗、血液制品和诊断药品等。

辅料,是指生产药品和调配处方时所用的赋形剂和附加剂。

药品生产企业,是指生产药品的专营企业或者兼营企业。

药品经营企业,是指经营药品的专营企业或者兼营企业。

(二) 一些特殊的管理规定

第一百零三条 中药材的种植、采集和饲养的管理办法,由国务院另行制定。

第一百零四条 国家对预防性生物制品的流通实行特殊管理。具体办法由国务院制定。

第一百零五条 中国人民解放军执行本法的具体办法,由国务院、中央军事委员会依据本法制定。

(三) 本法施行时间的规定

第一百零六条 本法自 2001 年 12 月 1 日起施行。

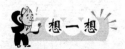 想一想

1. 我国药品管理立法的发展。

2. 《中华人民共和国药品管理法》(2001 年修订) 的主要内容。

3. 法的基本概念和法律渊源。

4. 违法和法律责任。

5. 我国药品管理的法律体系。

（颜久兴）

第六章 药品注册管理

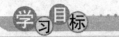

掌握：1. 药品注册管理的基本概念。
2. 药物临床前研究和临床研究的内容和要求。
3. 新药注册申报与审批的要求。
4. 医药专利的类型、申请条件和保护内容。
熟悉：1. 新药监测期和技术转让的内容和要求。
2. 进口药品注册管理内容和要求。
3. 仿制药注册管理内容和要求。
了解：1. 药品注册管理的必要性和发展过程。
2. 新药定义、命名和注册分类。
3. 新药、进口药品、仿制药注册程序。
4. 药品补充申请与再注册管理内容。
5. 医药专利申请的程序。

第一节 药品注册管理概述

一、药品注册管理的概念

药品注册管理是法定的控制药品市场准入的前置性药品管理制度。在国外往往称为药品的上市许可管理。根据这样的前置性管理模式，任何称为药品或作为药品使用的物质，在生产之前，必须首先通过国家法定的药品注册机构的注册管理程序审查。

药品注册，是指国家食品药品监督管理局根据药品注册申请人的申请，依照法定程序，对拟上市销售药品的安全性、有效性、质量可控性等进行审查，并决定是否同意其申请的审批过程。

药品注册申请包括新药申请、仿制药申请、进口药品申请、补充申请和再注册申请。境内申请人申请药品注册按照新药申请、仿制药申请的程序和要求办理，境外申请人申请药品注册按照进口药品申请程序和要求办理。

新药申请，是指未曾在中国境内上市销售的药品的注册申请。已上市药品改变剂型、改变给药途径、增加新适应证的药品注册按照新药申请的程序申报。

仿制药申请，是指生产国家食品药品监督管理局已批准上市的已有国家标准的药品的注册申请，但生物制品按照新药申请的程序申报。

进口药品申请，是指境外生产的药品在中国境内上市销售的注册申请。

补充申请，是指新药申请、仿制药申请或者进口药品申请经批准后，改变、增加或取消原批准事项或内容的注册申请。

再注册申请，是指当药品批准证明文件有效期满后申请人拟继续生产或进口该药品的注册申请。

药品注册申请人（以下简称申请人），是指提出药品注册申请并承担相应法律责任的机构。

二、药品注册管理的必要性

药品注册管理之所以成为国际通用的药品管理模式，是因为这种药品管理模式对于保证公众用药安全、有效是必要的，不可或缺的。药品是关系公众生命健康的商品，如果不对药品在生产、上市前施行前置性的注册管理，而是在生产、上市并使用之后，再发现问题、对公众生命和健康造成危害之后再施行管理，显然，这种"事后管理"的模式不可能最大限度地保证公众的用药安全和有效，保护公众的生命健康，是无效的管理模式。

在新药的研究开发过程中，如何保证新药的质量，是一个人命关天的核心问题。在漫长的医药发展历史上，人们付出了惨痛的代价，在此回顾历史上几起严重的药害事件（表6－1），以教育后人在新药研制过程中引以为戒，更加理解对新药研究开发必须进行严格注册管理的重大意义。

表6－1 20世纪重大药害事件

	时　间	国家或地区	药品名称	用　途	引起的疾病后果
1	1922～1934	欧洲、美国	氨基比林	退热	粒细胞缺乏症。美国死亡1981人；欧洲死亡200余人
2	1935～1937	美国	二硝基酚	减肥	白内障、骨髓抑制，死亡177人
3	1937～1938	美国	磺胺酏剂	消炎	尿毒症，肾功能衰竭，中毒358人；死亡107人
4	1900～1940	欧洲、美国	蛋白银	尿道杀菌	银质沉淀，死亡100人以上
5	1939～1948	英威尔士	甘汞	泻剂、驱虫	肢端疼痛病，儿童死亡585人
6	1939～1950	美国	黄体酮	先兆流产	女婴外生殖器男性化600余人
7	1953	欧洲、美国	非那西丁	止痛退热	肾损害、肾功能衰竭2000余人
8	1950～1954	法国	二碘二乙基锡	疮肿，葡萄球菌感染	神经中毒，视力失明，中毒性脑炎中毒270人
9	1959～1962	美国	三苯醇	降低胆固醇	白内障、乳房增大、阳痿、脱发1000
10	1950～1962	欧洲	反应停	安眠、止妊娠呕吐	畸胎、多发性神经炎12000人
11	1960～1966	澳大利亚、英国	异丙基肾上腺素气雾剂	哮喘	心律紊乱、心动过速，死亡3500人
12	1965～1972	日本	氯碘奎	肠道感染	SMON症7865人，死亡近1/20
13	1966～1972	美国	己烯雌酚	先兆流产	少女阴道腺癌300余人
14	1970～1979	英国	心得宁	心律失常	耳、皮肤、黏膜综合症

除上述药害事件外，西方国家还发生过多起药害事件。其根本原因是新药研制工作不严格，没有确证其安全性，便用于人体以至使人群受到毒害，甚至致人死亡；同时也因未确证其有效性。使大量无效药物充斥市场，虽没有什么毒副反应，却因无治疗作用而延误病情。因此迫使世界各国政府制定或修订完善药品管理法律法规，加强对新药的审批立法管理，确保人民安全有效地使用药品。

三、药品注册管理的发展

（一）国外药品注册管理的发展概况

世界各国的新药管理都在实践中走过了一条迂回曲折的道路。20世纪前，各国有关药品管理的法律法规多侧重于对假药、劣药和毒药的管理。20世纪初，大量化学药品问世后，新药品种大大增加，但对新药的管理大多为事后管理，比如1906年美国国会颁布了《食品、药品、化妆品法》，对新药质量只是采取事后把关检验，因1937年发生了磺胺酏剂事件后，国会才于1938年通过了《食品、药品、化妆品法》的修正案，明确规定新药上市前，必须有充分的材料证明其安全性。20世纪60年代初西欧国家发生的反应停事件，美国基本上未受到影响。尽管如此，美国仍于1962年又修订了《食品、药品、化妆品法》。要求新药在保证其安全性的同时要确证其有效性，为此明确规定了新药临床评价原则，以及新药（包括首次在美国上市的进口药）的审批手续和项目。1979年国会通过了新药研制中要符合《非临床安全性实验研究规范》的规定，研究新药的实验室若未经（Food and Drug Administration 简称为 FDA）认证，其实验研究结果不予承认。1980年，美国国会再次通过了《食品、药品、化妆品法》的修正案，更加明确了新药申请所需的资料和审批程序。在加强对新药研制立法的同时，FDA对新药的审批管理更加完善和严格。

美国新药研制的一套法制化管理办法对各国影响较大，目前世界各国新药管理的法规日趋一致。

（二）我国药品注册管理的发展

我国的新药研制管理经历了曲折的发展历程，正逐步从分散管理到集中统一管理，从粗放式行政规定过渡到科学化、法制化管理。我国政府历来重视对新药的管理。建国以来先后制定了一系列管理规定、办法等，自1984年9月颁布了《药品管理法》以来，国家更加重视对新药的管理，在对新药完善法律法规管理的同时，也制定了新药研究的技术标准，尤其是1998年国家药品监督管理局的成立和《药品管理法》的修订，更加强化了对药品的监督管理，取消了药品的地方标准，集中统一了新药的审批程序，并逐步纳入与国际接轨的法制化管理轨道。

我国的新药审批与管理制度，是在多年药政管理的工作实践中不断总结经验，并借鉴国外先进的管理方式，结合我国国情，逐步发展完善的。我国最先关于新药的规定是收载于1963年国家卫生部、化工部、商业部联合下达的《关于药政管理的若干规定》。为了执行这个规定，1964年由国家科委、卫生部、化工部组成了联合调查组，对当时新药生产的集中地上海进行了为期3个月的蹲点调查，根据调查情况，起草了《药品新产品暂行管理办法》，于1965年由卫生部、化工部联合下达，这是我国第一个新药管理办法。但是，由于十年动乱，这个办法未得到贯彻执行。1978年由国务院批转颁发的《药政管理条例》中，就新药的临床鉴定和审批作了专门规定。1979年卫生部根据该管理条例的有关新药的规定，组织制定了

《新药管理办法》，这个管理办法较以往的管理规定有了更系统明确的要求，对新药的定义、分类、科研、临床、鉴定、审批、生产到管理有了全面具体的规定。该办法根据当时的具体情况确定了我国的新药除创新的重大品种及国内未生产过的放射性药品、麻醉药品、中药人工制成品、避孕药品由卫生部审批外，其他新药均由省、自治区、直辖市卫生厅（局）审批。各地卫生部门在执行中采取不同措施，加强新药管理，促进了新药的发展。但是，当时由于没有制定统一的新药审批技术标准和要求，各地在审批新药时宽严尺度掌握不一，有些药品的基础研究工作薄弱，临床试验设计方案不够科学，导致上市的药品疗效不确，质量不高，有些药品的名称、处方、质量标准不统一，造成药品品种混乱。为了解决这一问题，从 1980 年开始，卫生部药政局组织了一个起草小组，着手修改《新药管理办法》。1985 年 7 月 1 日施行的《中华人民共和国药品管理法》，对新药的管理、审批作了法制性规定，明确授权卫生部进行新药审批。1985 年 7 月 1 日卫生部颁布了《新药审批办法》。从此，使新药的审批管理向法制化管理迈进。

1998 年国家药品监督管理局成立后，对药品监督管理的法规、规章进行了认真梳理和全面修订，同时也制定了一些新的药品注册法规、规章。其中包括：《新药审批办法》、《新生物制品审批办法》、《仿制药品审批办法》、《进口药品管理办法》、《新药保护与技术转让的规定》；2002 年又制定了《药品注册管理办法（试行）》，同时废除了以上 5 个规章。2005 年国家食品药品监督管理局又正式颁布了新修订的《药品注册管理办法》，并于 2005 年 5 月 1 日起正式实施，针对《药品注册管理办法》在实施过程中暴露出的一些薄弱环节，如药品注册与监督管理脱节，审评、审批权利配置不合理，程序不够严密等。国家食品药品监督管理局于 2007 年 7 月再次修订了《药品注册管理办法》并与 2007 年 10 月 1 日起正式实施。药品注册工作强调遵循公开、公平、公正的原则，对药品注册实行主审集体负责制、相关人员公示制和回避制、责任追究制，受理、检验、审评、审批、送达等环节接受社会监督。在药品注册过程中，药品监督管理部门认为涉及公共利益的重大许可事项，应当向社会公告，并举行听证。

我国新药研制管理的核心问题是：严把药品质量第一关，克服药品低水平重复研究、重复生产，在研究开发新药中鼓励创新；在新药审批注册方面规范工作内容和程序；在改革审批机制、提高新药审批效率方面作了不懈的努力。目前，我国实行的一整套新药管理规定和各项技术要求，日益与国际接轨，大大提高了我国新药研制水平和新药质量，这自然也提高了我国药品信誉和药物技术在国际交流中的地位，增强了我国药品的市场竞争力。

第二节　新药注册管理

一、新药定义、命名和注册分类

（一）新药的定义

新药，是指未曾在中国境内上市销售的药品。已上市药品改变剂型、改变给药途径、增加新适应证的，按照新药申请程序申报。

（二）新药的命名

20 世纪 50 年代以来，世界上有大批新药上市，药品名称出现了同药异名、异药同名，或者药名与其治疗作用相联系等混乱现象，给药品的处方、配方、使用造成许多困难，极易发生差错事故。因此，新药的命名引起了世界各国的极大关注，纷纷将新药命名列为新药管理的重要内容之一。我国药典委员会也设立了药品名称小组，制定了药名命名原则，规定新药命名必须依照命名原则，做到药品名称符合科学化、系统化和简单化的要求。

1. 药品命名的原则

（1）世界卫生组织建立一个专家委员会专门从事药名的审定工作。1981 年重新发表了该委员会制定的《国际非专利药名》（International nonproprietary names for pharmaceutical substances，INN）手册，其主要原则是：药品名称读音应清晰易辨，全词不宜过长，且应避免与目前已经使用的药品名称混淆；属于同一类药效类别的药品，其名称力求采用适当方法使之显示这一关系；凡是容易引起病人从解剖学、生理学、病理学、治疗学角度猜测药效的药品名称，一律不应采用。

（2）我国药典委员会提出药品命名应遵循的原则　①药品的名称包括中文名、汉语拼音名、英文名（中药材用拉丁名）；②药品的名称应明确、简短、科学，不得使用代号、政治性名词、容易混同或夸大疗效的名称；③凡是国内其他系统亦采用的名称能统一的尽可能统一，与世界卫生组织拟定的 INN 能统一的，尽量采用统一的名称，以便于交流；④外国的专利名或商品名。除中外合资企业外，无论是外文名或中文名音译，均不得采用；⑤避免采用可能给患者暗示有关病理学、治疗学、生理学方面信息的药名；⑥对于过去已经习惯的药品名称，一般不要轻易变动。新药要按照本原则命名。

（3）我国药品名称大致有：以学名或来源命名；以简化的化学名命名；以译音命名；以译音、译意混合命名；以药品与疗效相关联系命名等五种类型。

中国药典委员会自 1997 年起根据药品命名是药品标准化的重要组成部分的原则，修订了药品命名原则，并改称"中国药品通用名称命名原则"，出版了《中国药品通用名称》（Chinese approved drug names）一书。

2. 有机化学药品的命名

（1）有统一的通俗名称的，尽量采用通俗名称。如采用甘油、氯仿通俗名而不用丙三醇、三氯甲烷化学名。

（2）化学名称比较短的，一般采用化学名称。如苯甲酸、乙醚等。

（3）化学名称比较长的，可根据实际情况采用下述命名方法：①采用化学基团简缩命名法。简缩时应考虑与外文名尽量对应，并注意防止所定的名称得出和该药品不同的化学结构；②采用化学基团与音译结合的命名法。如苯巴比妥、苯妥英钠等。③采用化学基团与意译相结合的命名方法。如已烯雌酚等；④采用音译命名方法，在命名时尽量采用较为通俗的字眼。如地塞米松、可待因等。

（4）同类药品应考虑其命名的系统性。如磺胺类药，一般用"磺胺××"；抗生素类药，经常用"××霉素"；头孢菌素类往往用"头孢××"等。

（5）盐类或酯类药物，将酸名放在前面，碱或醇名放在后面。

（6）季胺类药品命名，除已习用者外，一般应将氯、溴、碘置于胺"之前"。

（7）放射性药物的命名，不必在名称前加"放射性"三字，但在其化学名后必须注明放射性核素的符号，如碘［^{131}I］化钠。

3. 无机化学药品的命名

（1）如化学名常用，应尽量采用化学名称。

（2）如化学名不常用，则用通用名称。

（3）酸式盐以"氢"标示，不用"重"字。

（4）碱式盐避免用"次"字，因"次"字在化学中另有含义。

（5）新的无机化学药品，根据化学命名原则命名。

4. 中成药的命名

（1）中成药名包括中文名和汉语拼音，不注拉丁名称。

（2）中成药的中文名称应与该药剂型相符。

（3）中成药如为单味成药，应采用药材名与剂型相结合的命名方法。如益母草膏等。

（4）中成药的汉语拼音应与剂型拼音分隔书写。如脏连丸 Zang Lian Wan。

（5）复方中成药可根据实际情况采用下列命名方法：①采用方内主要药材名称命名，名称一般不超过五个字。如参苓白术散，由人参、茯苓、白术等十味药组成；②采用主要药材与功效结合命名，如桑菊感冒片；③以几味药名，如六味地黄丸、八味沉香散等。

5. 中药材的命名

（1）根据全国多数地区习用的名称命名。

（2）无论药材是全草入药还是某一部位入药，除特殊情况外，一般不写药用部位。

（3）除已习惯采用外，避免使用和药材不一致的名称。

（4）涉及剂型的药材名称，在药名后应加上药用部位。

（5）地区用药习惯不同，品种来源比较复杂的药材，应在命名时使其互相间保持一定联系又相互区别。

（6）新发现或从国外移植的药材，可结合植物名称命名，尽量使药材名称和植物有所联系。

6. 各类制剂的命名

（1）药名列于前，制剂名列于后。

（2）注明剂型或用途等情况的列于药名前，如灭菌注射用水等。

（3）单一制剂命名，应尽可能与原料药名一致。

（4）复方制剂命名应以主药前加"复方"二字命名或以几种药简缩命名。前者如复方甲苯咪唑片，其主药为甲苯咪唑；后者如氨酚待因片，主要成份为对乙酰氨基酚和可待因。

（三）新药的注册分类

新药管理的品种范畴差别很大，创新药和已上市药品改变剂型相比，差别很大。若都按照同一模式进行研究和审批，显然是不合适的。为了保证新药质量，同时又能提高新药研制的投入和产出的效率，我国采用对新药进行分类审批管理的办法。《药品注册管理办法》规定：化学药品注册分为 6 类；中药、天然药物注册分为 9 类；生物制品注册分为 15 类。

1. 化学药品注册分类

（1）未在国内外上市销售的药品　①通过合成或者半合成的方法制得的原料药及其制剂；②从天然物质中提取或者通过发酵提取的新的有效单体及其制剂；③用拆分或者合成等方法制得的已知药物中的光学异构体及其制剂；④由已上市销售的多组份药物制备为较少组份的药物；⑤新的复方制剂；⑥已在国内上市销售的制剂增加国内外均未批准的新适应证。

（2）改变给药途径且尚未在国内外上市销售的药品。

（3）已在国外上市销售但尚未在国内上市销售的药品　①在国外上市销售的制剂及其原料药，和（或）改变该制剂剂型，但不改变给药途径的制剂；②已在国外上市销售的复方制剂，和（或）改变该制剂剂型，但不改变给药途径的制剂；③改变给药途径并已在国外上市销售的制剂；④国内上市销售的制剂增加已在国外批准的新适应症。

（4）改变已上市销售盐类药物的酸根、碱基（或者金属元素），但不改变其药理作用的原料药及其制剂。

（5）改变国内已上市销售药品的剂型，但不改变给药途径的制剂。

（6）已有国家标准的原料药或制剂。

2. 中药、天然药物注册分类

（1）未在国内上市销售的从植物、动物、矿物等物质中提取的有效成分及其制剂。

（2）新发现的药材及其制剂。

（3）新的中药材代用品。

（4）药材新的药用部位及其制剂。

（5）未在国内上市销售的从植物、动物、矿物等物质中提取的有效部位及其制剂。

（6）未在国内上市销售的中药、天然药物复方制剂。包括：①中药复方制剂；②天然药物复方制剂；③中药、天然药物和化学药物组成的复方制剂。

（7）改变国内已上市销售中药、天然药物给药途径的制剂。

（8）改变国内已上市销售中药、天然药物剂型的制剂。

（9）已有国家标准的中药、天然药物。

3. 生物制品（含治疗用和预防用）注册分类　　治疗用生物制品。

（1）未在国内外上市销售的生物制品。

（2）单克隆抗体。

（3）基因治疗、体细胞治疗及其制品。

（4）变态反应原制品。

（5）由人、动物的组织或者体液提取的，或者通过发酵制备的具有生物活性的多组分制品。

（6）由已上市销售生物制品组成新的复方制品。

（7）已在国外上市销售但尚未在国内上市销售的生物制品。

（8）含未经批准菌种制备的微生态制品。

（9）与已上市销售制品结构不完全相同且国内外均未上市销售的制品（包括氨基酸位点突变、缺失，因表达系统不同而产生、消除或者改变翻译后修饰，对产物进行化学修饰等）。

（10）与已上市销售制品制备方法不同的制品（例如采用不同表达体系、宿主细胞等）。

（11）首次采用 DNA 重组技术制备的制品（例如以重组技术替代合成技术、生物组织提取或者发酵技术等）。

（12）国内外尚未上市销售的由非注射途径改为注射途径给药，或者由局部用药改为全身给药的制品。

（13）改变已上市销售制品的剂型但不改变给药途径的生物制品。

（14）改变给药途径的生物制品（不包括上述 12 项）。

（15）已有国家标准的生物制品。

预防用生物制品

（1）未在国内外上市销售的疫苗。

（2）DNA 疫苗。

（3）已上市销售疫苗变更新的佐剂，偶合疫苗变更新的载体。

（4）由非纯化或全细胞（细菌、病毒等）疫苗改为纯化或组分疫苗。

（5）采用未经国内批准的菌毒种生产的疫苗（流感疫苗、钩端螺旋体疫苗等除外）。

（6）已在国外上市销售但尚未在国内上市销售的疫苗。

（7）采用国内已上市销售的疫苗制备的结合疫苗或联合疫苗。

（8）与已上市销售疫苗保护性抗原谱不同的重组疫苗。

（9）更换其他已批准表达体系或已批准细胞基质生产的疫苗；采用新工艺制备并且实验室研究资料证明产品安全性和有效性明显提高的疫苗。

（10）改变灭活剂（方法）或者脱毒剂（方法）的疫苗。

（11）改变给药途径的疫苗。

（12）改变国内已上市销售疫苗的剂型，但不改变给药途径的疫苗。

（13）改变免疫剂量或者免疫程序的疫苗

（14）扩大使用人群（增加年龄组）的疫苗。

（15）已有国家药品标准的疫苗。

二、药物临床前研究

（一）药物临床前研究的内容

为申请药品注册而进行的药物临床前研究，包括药物的合成工艺、提取方法、理化性质及纯度、剂型选择、处方筛选、制备工艺、检验方法、质量指标、稳定性，药理、毒理、动物药代动力学等。

中药制剂还包括原药材的来源、加工及炮制等；

生物制品还包括菌毒种、细胞株、生物组织等起始材料的来源、质量标准、保存条件、生物学特征、遗传稳定性及免疫学的研究等。

1. 药物化学研究 是新药研究的首要工作，包含药物的理化性质、工艺流程研究等。

（1）新药药物化学研究的目的 ①研究新药的化学结构与理化性质之间的关系，为药物的制备、分析检验、使用、保存、剂型选择等提供理论依据；②制定中药有效成份或有效部位的提取、分离、层析方案，利用红外、紫外、气相色谱、高压液相、磁共振等仪器确定其结构和有效成份；③提供经济有效的药品制备工艺流程，以提高产量、降低成本；④为药理、药代动力学提供依据。

（2）新药的理化性质研究 包括：①性状；②分子式；③结构式；④解离度；⑤pH 值；⑥物理常数（熔点、沸点、冰点等）；⑦渗透压；⑧络合物。

（3）新药的工艺流程研究 报审工艺流程项目的要求包括：制备路线、反应条件、生产工艺、精制方法；抗生素的菌种、培养基；化学原料规格；动植物原料来源、学名、药名或提取部位；制剂的处方、工艺条件和精制过程；复方制剂处方依据，辅料规格标准、来源等。

2. 药效学的研究 药效学研究的内容一般包括主要药效学研究、一般药理研究及有关复方制剂的研究三个方面。

（1）主要药效学研究 根据新药的不同药理作用，按该类型药品评价药效的研究方法和判断标准进行。其具体原则是：新药的主要药效作用应当根据体内外两种以上试验方法获得证明；药效学研究的各项试验，应有空白对照和已知药品对照；应用两种以上剂量及给药方法。溶于水的物质应作静脉注射。

（2）一般药理研究　包括神经系统、心血管系统及呼吸系统的药理研究。

（3）复方制剂中多组份对药效或不良反应影响的研究　具体工作是，观测生理功能的改变；观测生化指标的变化；观测组织形态的改变。

通过以上研究和观测，达到确定新药的治疗作用及一般药理作用，为新药临床试验提供可靠依据的目的。

3. 药代动力学研究　主要是指对药品的吸收速率、吸收程度、在体内器官的分布和维持情况以及排泄的速率和程度等方面的研究。目的是优选给药方案，发挥药物的最佳疗效或减小毒副作用。

4. 毒理学研究

（1）全身性用药的毒性试验

①急性毒性试验：观察一次给药后动物产生的毒性反应并测定其半数致死量（LD_{50}）。

②长期毒性试验：观察动物因连续用药而产生的毒性反应、中毒时首先出现的症状及停药后组织和功能损害的发展和恢复情况。

（2）局部用药的毒性试验

①皮肤用药：进行完整和破损皮肤的毒性试验以及皮肤致敏试验。

②滴鼻剂和吸入剂：进行呼吸道（包括肺部）的局部刺激性和毒性试验。

③滴眼剂：观察对眼结合膜和眼球的刺激作用。

④局部作用于直肠、阴道的制剂：进行作用部位的刺激性及局部毒性试验。

（3）特殊毒理研究

①致突变试验：a. 微生物回复突变试验；b. 哺乳动物培养细胞染色体畸变试验；c. 体内试验。

②生殖毒性试验：a. 一般生殖毒性试验；b. 致畸胎试验；c. 围产期毒性试验。

③致癌试验。

（4）药物依赖性试验。

5. 新药稳定性研究

新药稳定性研究主要包括化学稳定性、物理稳定性和微生物稳定性。

（二）药物临床前研究的要求

（1）药物临床前研究应当执行有关管理规定，其中安全性评价研究必须执行《药物非临床研究质量管理规范》（Good Laboratory Practice for Non – clinical Laboratory Studies，简称 GLP）。

（2）从事药物研究开发的机构必须具有与试验研究项目相适应的人员、场地、设备、仪器和管理制度；所用试验动物、试剂和原材料应当符合国家有关规定和要求，并应当保证所有试验数据和资料的真实性。

（3）单独申请药物制剂所使用的化学原料药及实施批准文号管理的中药材和中药饮片，必须具有药品批准文号、《进口药品注册证》或者《医药产品注册证》，该原料药必须通过合法的途径获得。所用原料药不具有药品批准文号、《进口药品注册证》或者《医药产品注册证》的，必须经国家食品药品监督管理局批准。

（4）申请人委托其他机构进行药物研究或者进行单项试验、检测、样品的试制等，应当与被委托方签订合同，并在申请注册时予以说明。申请人对申报资料中的药物研究数据的真实性负责。

（5）药品注册申报资料中有境外药物研究机构提供的药物试验研究资料的，必须附有境外药物研究机构出具的其所提供资料的项目、页码的情况说明和证明该机构已在境外合法登记并经公证的证明文件。国家食品药品监督管理局根据审查需要组织进行现场核查。

（6）药物研究应当参照国家食品药品监督管理局发布的有关技术指导原则进行。申请人采用其他评价方法和技术，应当提交证明其科学性的资料。

（7）申请人获得药品批准文号后，应当按照国家食品药品监督管理局批准的生产工艺生产。药品监督管理部门根据批准的生产工艺和质量标准对申请人的生产情况进行监督检查。

三、药物临床研究

1. 药物临床研究的内容　包括临床试验和生物等效性试验。

2. 药物临床研究实施前的要求

（1）药物临床试验批准后，申请人应当从具有药物临床试验资格的机构中选择承担药物临床试验的机构。

（2）临床试验用药物应当在符合《药品生产质量管理规范》的车间制备。制备过程应当严格执行《药品生产质量管理规范》的要求。申请人对临床试验用药物的质量负责。

（3）申请人可以按照其拟定的临床试验用样品标准自行检验临床试验用药物，也可以委托本办法确定的药品检验所进行检验；疫苗类制品、血液制品、国家食品药品监督管理局规定的其他生物制品，应当由国家食品药品监督管理局指定的药品检验所进行检验。

临床试验用药物检验合格后方可用于临床试验。

药品监督管理部门可以对临床试验用药物抽查检验。

（4）申请人在药物临床试验实施前，应当将已确定的临床试验方案和临床试验负责单位的主要研究者姓名、参加研究单位及其研究者名单、伦理委员会审核同意书、知情同意书样本等报送国家食品药品监督管理局备案，并抄送临床试验单位所在地和受理该申请的省、自治区、直辖市药品监督管理部门。

3. 药物临床研究的规定

（1）药物临床研究必须经国家食品药品监督管理局批准后实施，必须执行《药物临床试验质量管理规范》（Good Clinical Practice，简称 GCP）。

（2）申请新药注册，应当进行临床试验。

（3）申请仿制药注册，一般不需要进行临床试验。但化学药品仿制药中的口服固体制剂应当进行生物等效性试验；需要用工艺和标准控制药品质量的，应当进行临床试验；生物制品仿制药需要进行临床试验。

（4）申请进口药品注册，按照国内相应药品注册类别要求进行临床试验；申请已有国家药品标准的原料药不需要进行临床试验；单独申请进口尚无中国国家药品标准的原料药，应当使用其制剂进行临床试验。

（5）在补充申请中，已上市药品增加新适应证或者生产工艺等有重大变化的，需要进行临床研究。

（6）新药的临床试验　新药的临床试验分为Ⅰ、Ⅱ、Ⅲ、Ⅳ期。

Ⅰ期临床试验：初步的临床药理学及人体安全性评价试验。观察人体对于新药的耐受程度和药代动力学，为制定给药方案提供依据。Ⅰ期试验组人数为20—30例。

Ⅱ期临床试验：治疗作用初步评价阶段。其目的是初步评价药物对目标适应证患者的治疗作用和安全性，也包括为Ⅲ期临床试验研究设计和给药剂量方案的确定提供依据。此阶段的研究设计可以根据具体的研究目的，采用多种形式，包括随机盲法对照临床试验。Ⅱ期病例数要求100例。

Ⅲ期临床试验：治疗作用确证阶段。其目的是进一步验证药物对目标适应证患者的治疗作用和安全性，评价利益与风险关系，最终为药物注册申请的审查提供充分的依据。试验一般应为具有足够样本量的随机盲法对照试验。Ⅲ期病例数为300例。

Ⅳ期临床试验：新药上市后由申请人进行的应用研究阶段。其目的是考察在广泛使用条件下的药物疗效和不良反应，评价在普通或者特殊人群中使用的利益与风险关系以及改进给药剂量等。Ⅳ期病例数为2000例。

预防用生物制品的临床试验的最低受试者（病例）数要求是Ⅰ期20例，Ⅱ期300例，Ⅲ期500例。

不同注册分类的药品对临床试验的要求各不相同。

（7）生物等效性试验

生物等效性试验：是指用生物利用度研究的方法，以药代动力学参数为指标，比较同一种药物的相同或者不同剂型的制剂，在相同的试验条件下，其活性成分吸收程度和速度有无统计学差异的人体试验。生物等效性试验病例数为18—24例。

4. 药物临床研究的管理

（1）药物临床研究被批准后应当在3年内实施。逾期未实施的，原批准证明文件自行废止；仍需进行临床研究的，应当重新申请。

（2）临床试验过程中发生严重不良事件的，研究者应当在24小时内报告有关省、自治区、直辖市药品监督管理部门和国家食品药品监督管理局，通知申请人，并及时向伦理委员会报告。

（3）临床试验有下列情形之一的，国家食品药品监督管理局可以责令申请人修改试验方案、暂停或者终止临床试验：①伦理委员会未履行职责的；②不能有效保证受试者安全的；③未按照规定时限报告严重不良事件的；④有证据证明临床试验用药物无效的；⑤临床试验用药物出现质量问题的；⑥临床试验中弄虚作假的；⑦其他违反《药物临床试验质量管理规范》的情形。

（4）临床试验中出现大范围、非预期的不良反应或者严重不良事件，或者有证据证明临床试验用药物存在严重质量问题时，国家食品药品监督管理局或者省、自治区、直辖市药品监督管理部门可以采取紧急控制措施，责令暂停或者终止临床试验，申请人和临床试验单位必须立即停止临床试验。

（5）境外申请人在中国进行国际多中心药物临床试验的，应当按照规定向国家食品药品监督管理局提出申请，并按下列要求办理：①临床试验用药物应当是已在境外注册的药品或者已进入Ⅱ期或者Ⅲ期临床试验的药物；国家食品药品监督管理局不受理境外申请人提出的尚未在境外注册的预防用疫苗类药物的国际多中心药物临床试验申请；②国家食品药品监督管理局在批准进行国际多中心药物临床试验的同时，可以要求申请人在中国首先进行Ⅰ期临床试验；③在中国进行国际多中心药物临床试验时，在任何国家发现与该药物有关的严重不良反应和非预期不良反应，申请人应当按照有关规定及时报告国家食品药品监督管理局；④临床试验结束后，申请人应当将完整的临床试验报告报送国家食品药品监督管理局；⑤国际多中心药物临床试验取得的数据用于在中国进行药品注册申请的，应当符合本办法有关临床试验的规定并提交国际多中心临床试验的全部研究资料。

四、新药的申报与审批

(一) 基本要求

(1) 申请新药注册应当提供充分可靠的研究数据,证明药品的安全性、有效性和质量可控性,并对全部资料的真实性负责。药品注册所报送的资料引用文献资料应当注明著作名称、刊物名称及卷、期、页等;未公开发表的文献资料应当提供资料所有者许可使用的证明文件。外文资料应当按照要求提供中文译本。

(2) 多个单位联合研制的新药,应当由其中的一个单位申请注册,其他单位不得重复申请;需要联合申请的,应当共同署名作为该新药的申请人。新药申请获得批准后每个品种,包括同一品种的不同规格,只能由一个单位生产。

(二) 特殊审批

国家食品药品监督管理局对下列新药申请可以实行特殊审批:

(1) 未在国内上市销售的从植物、动物、矿物等物质中提取的有效成分及其制剂,新发现的药材及其制剂。

(2) 未在国内外获准上市的化学原料药及其制剂、生物制品。

(3) 治疗艾滋病、恶性肿瘤、罕见病等疾病且具有明显临床治疗优势的新药。

(4) 治疗尚无有效治疗手段的疾病的新药。

(三) 新药临床试验的审批

(1) 申请人完成临床前研究后,填写《药品注册申请表》,向所在地省、自治区、直辖市(食品)药品监督管理部门如实报送有关资料。

(2) 省、自治区、直辖市(食品)药品监督管理部门应当对申报资料进行形式审查,符合要求的予以受理,出具药品注册申请受理通知书;不符合要求的不予受理,出具药品注册申请不予受理通知书,并说明理由。

(3) 省、自治区、直辖市药品监督管理部门应当自受理申请之日起5日内组织对药物研制情况及原始资料进行现场核查,对申报资料进行初步审查,提出审查意见。申请注册的药品属于生物制品的,还需抽取3个生产批号的检验用样品,并向药品检验所发出注册检验通知。

(4) 接到注册检验通知的药品检验所应当按申请人申报的药品标准对样品进行检验,对申报的药品标准进行复核,并在规定的时间内将药品注册检验报告送交国家食品药品监督管理局药品审评中心,并抄送申请人。

(5) 国家食品药品监督管理局药品审评中心收到申报资料后,应在规定的时间内组织药学、医学及其他技术人员对申报资料进行技术审评,必要时可以要求申请人补充资料,并说明理由。完成技术审评后,提出技术审评意见,连同有关资料报送国家食品药品监督管理局。

国家食品药品监督管理局依据技术审评意见作出审批决定。符合规定的,发给《药物临床试验批件》;不符合规定的,发给《审批意见通知件》,并说明理由。

(四) 新药生产审批

(1) 申请人完成药物临床试验后,应当填写《药品注册申请表》,向所在地省、自治区、直辖市药品监督管理部门报送申请生产的申报资料,并同时向中国药品生物制品检定所报送制备标准品的原材料及有关标准物质的研究资料。

（2）省、自治区、直辖市药品监督管理部门应当对申报资料进行形式审查，符合要求的，出具药品注册申请受理通知书；不符合要求的，出具药品注册申请不予受理通知书，并说明理由。

（3）省、自治区、直辖市药品监督管理部门应当自受理申请之日起5日内组织对临床试验情况及有关原始资料进行现场核查，对申报资料进行初步审查，提出审查意见。除生物制品外的其他药品，还需抽取3批样品，向药品检验所发出标准复核的通知。

省、自治区、直辖市药品监督管理部门应当在规定的时限内将审查意见、核查报告及申报资料送交国家食品药品监督管理局药品审评中心，并通知申请人。

（4）国家食品药品监督管理局药品认证管理中心在收到生产现场检查的申请后，应当在30日内组织对样品批量生产过程等进行现场检查，确认核定的生产工艺的可行性，同时抽取1批样品（生物制品抽取3批样品），送进行该药品标准复核的药品检验所检验，并在完成现场检查后10日内将生产现场检查报告送交国家食品药品监督管理局药品审评中心。

（5）样品应当在取得《药品生产质量管理规范》认证证书的车间生产；新开办药品生产企业、药品生产企业新建药品生产车间或者新增生产剂型的，其样品生产过程应当符合《药品生产质量管理规范》的要求。

（6）药品检验所应当依据核定的药品标准对抽取的样品进行检验，并在规定的时间内将药品注册检验报告送交国家食品药品监督管理局药品审评中心，同时抄送相关省、自治区、直辖市药品监督管理部门和申请人。

（7）国家食品药品监督管理局药品审评中心依据技术审评意见、样品生产现场检查报告和样品检验结果，形成综合意见，连同有关资料报送国家食品药品监督管理局。国家食品药品监督管理局依据综合意见，作出审批决定。符合规定的，发给新药证书，申请人已持有《药品生产许可证》并具备生产条件的，同时发给药品批准文号；不符合规定的，发给《审批意见通知件》，并说明理由。

改变剂型但不改变给药途径，以及增加新适应症的注册申请获得批准后不发给新药证书；靶向制剂、缓释、控释制剂等特殊剂型除外。

（8）新药证书的格式为：国药证字H（Z、S）+4位年号+4位顺序号，其中H代表化学药品、Z代表中药、S代表生物制品。

药品批准文号的格式为：国药准字H（Z、S、J）+4位年号+4位顺序号，其中H代表化学药品、Z代表中药、S代表生物制品、J代表进口药品分包装。

（五）新药监测期管理

（1）国家食品药品监督管理局根据保护公众健康的要求，可以对批准生产的新药品种设立监测期。监测期自新药批准生产之日起计算，最长不得超过5年。

监测期内的新药，国家食品药品监督管理局不批准其他企业生产、改变剂型和进口。

（2）药品生产企业应当考察处于监测期内的新药的生产工艺、质量、稳定性、疗效及不良反应等情况，并每年向所在地省、自治区、直辖市药品监督管理部门报告。药品生产企业未履行监测期责任的，省、自治区、直辖市药品监督管理部门应当责令其改正。

（3）药品生产、经营、使用及检验、监督单位发现新药存在严重质量问题、严重或者非预期的不良反应时，应当及时向省、自治区、直辖市药品监督管理部门报告。省、自治区、直辖市药品监督管理部门收到报告后应当立即组织调查，并报告国家食品药品监督管理局。

（4）药品生产企业对设立监测期的新药从获准生产之日起 2 年内未组织生产的，国家食品药品监督管理局可以批准其他药品生产企业提出的生产该新药的申请，并重新对该新药进行监测。

（5）新药进入监测期之日起，不再受理其他申请人的同品种注册申请。已经受理但尚未批准进行药物临床试验的其他申请人同品种申请予以退回；新药监测期满后，申请人可以提出仿制药申请或者进口药品申请。

（6）进口药品注册申请首先获得批准后，已经批准境内申请人进行临床试验的，可以按照药品注册申报与审批程序继续办理其申请，符合规定的，国家食品药品监督管理局批准其进行生产；申请人也可以撤回该项申请，重新提出仿制药申请。对已经受理但尚未批准进行药物临床试验的其他同品种申请予以退回，申请人可以提出仿制药申请。

五、新药的技术转让

新药技术转让，是指新药证书的持有者，将新药生产技术转给药品生产企业，并由该药品生产企业申请生产该新药的行为。

新药技术的转让方是指持有新药证书且尚未取得药品批准文号的机构；已取得药品批准文号的，申请新药技术转让时，应当提出注销原药品批准文号的申请。

（一）新药技术转让的有关规定

（1）新药技术转让应当一次性转让给一个药品生产企业。由于特殊原因该药品生产企业不能生产的，新药证书持有者可以持原受让方放弃生产该药品的合同等有关证明文件，将新药技术再转让一次。国家药品监督管理局应当按照规定注销原受让方该品种的药品批准文号。

（2）新药进入监测期以后，不再受理该新药技术转让的申请。新药监测期满后，申请人可以按照已有国家标准药品的要求提出注册申请。

（3）接受新药技术转让的药品生产企业必须取得《药品生产许可证》和《药品生产质量管理规范》认证证书。受转让的新药应当与受让方《药品生产许可证》和《药品生产质量管理规范》认证证书中载明的生产范围和认证范围一致。

新开办药品生产企业、药品生产企业新建药品生产车间或者新增生产剂型，在取得载明相应生产范围的《药品生产许可证》后，可以提出新药技术转让的申请。在取得药品批准文号后，必须在《药品管理法实施条例》第六条规定的时限内取得载明相应认证范围的《药品生产质量管理规范》认证证书。取得认证证书前，已取得批准文号的药品不得上市销售。

（4）新药证书持有者转让新药生产技术时，应当与受让方签定转让合同，并将技术及资料全部转让给受让方，指导受让方试制出质量合格的连续 3 批产品。

（5）多个单位联合研制的新药，进行新药技术转让时，应当经新药证书联合署名单位共同提出，并签定转让合同。

（二）新药技术转让的申请与审批

（1）提出申请 新药技术转让应当由新药证书持有者与受让方共同向受让方所在地省、自治区、直辖市药品监督管理局提出申请，填写《药品补充申请表》，报送有关资料并附转让合同。

（2）初审 省、自治区、直辖市药品监督管理局在受理新药技术转让申请后，应当对受让方的试制现场、生产设备、样品生产与检验记录进行检查，并进行抽样，同时通知药品检验所进行检验。承担药品检验任务的药品检验所，应当在规定的时限内完成检验，出具检验报告书，报送通知其检验的省、自治区、直辖市药品监督管理局。省、自治区、直辖市药品监督管理局对收到的检验报告书和有关资料进行审查并提出意见，报送国家药品监督管理局，同时将审查意见通知申请人。

（3）批准　国家食品药品监督管理局应当对新药技术转让的补充申请进行全面审评，认为需要进行临床试验的，发给《药物临床试验批件》。申请人完成临床试验后，应当向国家食品药品监督管理局报送临床试验资料。

国家食品药品监督管理局对认为符合规定的新药技术转让补充申请发给《药品补充申请批件》和药品批准文号，同时注销转让方已取得的药品批准文号；认为不符合规定的，发给《审批意见通知件》，并说明理由。

第三节　仿制药与进口药品注册管理

一、仿制药注册管理

（一）申请人条件与要求

（1）仿制药申请人应当是药品生产企业，其申请的药品应当与《药品生产许可证》载明的生产范围一致。

（2）仿制药应当与被仿制药具有同样的活性成份、给药途径、剂型、规格和相同的治疗作用。已有多家企业生产的品种，应当参照有关技术指导原则选择被仿制药进行对照研究。

（二）申报程序

（1）申请仿制药注册，应当填写《药品注册申请表》，向所在地省、自治区、直辖市药品监督管理部门报送有关资料和生产现场检查申请。

（2）省、自治区、直辖市药品监督管理部门对申报资料进行形式审查，符合要求的，出具药品注册申请受理通知书；不符合要求的，出具药品注册申请不予受理通知书，并说明理由。

省、自治区、直辖市药品监督管理部门应当自受理申请之日起 5 日内组织对研制情况和原始资料进行现场核查，并应当根据申请人提供的生产工艺和质量标准组织进行生产现场检查，现场抽取连续生产的 3 批样品，送药品检验所检验。

省、自治区、直辖市药品监督管理部门应当在规定的时限内对申报资料进行审查，提出审查意见。符合规定的，将审查意见、核查报告、生产现场检查报告及申报资料送交国家食品药品监督管理局药品审评中心，同时通知申请人；不符合规定的，发给《审批意见通知件》，并说明理由，同时通知药品检验所停止该药品的注册检验。

（3）药品检验所应当对抽取的样品进行检验，并在规定的时间内将药品注册检验报告送交国家食品药品监督管理局药品审评中心，同时抄送通知其检验的省、自治区、直辖市药品监督管理部门和申请人。

（4）国家食品药品监督管理局药品审评中心应当在规定的时间内组织药学、医学及其他技术人员对审查意见和申报资料进行审核，必要时可以要求申请人补充资料，并说明理由。

（5）国家食品药品监督管理局药品审评中心依据技术审评意见、样品生产现场检查报告和样品检验结果，形成综合意见，连同相关资料报送国家食品药品监督管理局，国家食品药品监督管理局依据综合意见，做出审批决定。符合规定的，发给药品批准文号或者《药物临床试验批件》；不符合规定的，发给《审批意见通知件》，并说明理由。

申请人完成临床试验后，应当向国家食品药品监督管理局药品审评中心报送临床试验资料。国家食品药品监督管理局依据技术意见，发给药品批准文号或者《审批意见通知件》。

二、进口药品注册管理

（一）申请人条件

（1）申请进口的药品，应当获得境外制药厂商所在生产国家或者地区的上市许可；未在生产国家或者地区获得上市许可，但经国家食品药品监督管理局确认该药品安全、有效而且临床需要的，可以批准进口。

（2）申请进口的药品，其生产应当符合所在国家或者地区药品生产质量管理规范及中国《药品生产质量管理规范》的要求。

（二）申报程序

（1）申请进口药品注册，应当填写《药品注册申请表》，报送有关资料和样品，提供相关证明文件，向国家食品药品监督管理局提出申请。

（2）国家食品药品监督管理局对申报资料进行形式审查，符合要求的，出具药品注册申请受理通知书，并通知中国药品生物制品检定所组织对 3 个生产批号的样品进行注册检验；不符合要求的，出具药品注册申请不予受理通知书，并说明理由。

国家食品药品监督管理局可以组织对其研制和生产情况进行现场检查，并抽取样品。

（3）中国药品生物制品检定所完成进口药品注册检验后，应当将复核的药品标准、药品注册检验报告和复核意见报送国家食品药品监督管理局。

（4）国家食品药品监督管理局对申报资料进行全面审评，必要时可以要求申请人补充资料。认为需要进行临床试验的，发给《药物临床试验批件》；认为不符合规定的，发给《审批意见通知件》，并说明理由。

（5）临床试验获得批准后，申请人应当按照药物的临床试验及有关要求进行试验。

临床试验结束后，申请人应当填写《药品注册申请表》，按照规定报送临床试验资料、样品及其他变更和补充的资料，并详细说明依据和理由，提供相关证明文件。

（6）国家食品药品监督管理局组织对报送的临床试验等资料进行全面审评，必要时可以要求申请人补充资料。认为符合规定的，发给《进口药品注册证》；中国香港、澳门和台湾地区的制药厂商申请注册的药品，参照进口药品注册申请的程序办理，认为符合要求的，发给《医药产品注册证》。认为不符合要求的，发给《审批意见通知件》，并说明理由。

（7）《进口药品注册证》证号格式为：H（Z、S）+4 位年号 +4 位顺序号；《医药产品注册证》证号格式为：：H（Z、S）C +4 位年号 +4 位顺序号。其中 H 代表化学药品、Z 代表中药、S 代表生物制品。对于境内分包装用大包装规格的注册证，其证号在原注册证号前加字母 B。

（三）其他有关规定

（1）申请进口药品制剂，必须提供直接接触药品的包装材料和容器合法来源的证明文件、用于生产该制剂的原料药和辅料合法来源的证明文件。原料药和辅料尚未取得国家食品药品监督管理局的批准的，应当报送有关生产工艺、质量指标和检验方法等的研究资料。

（2）国家食品药品监督管理局在批准进口药品的同时，发布经核准的进口药品注册标准和说明书。

三、进口药品分包装注册管理

进口药品分包装，是指药品已在境外完成最终制剂生产过程，在境内由大包装规格改为小包装规格，或者对已完成内包装的药品进行外包装、放置说明书、粘贴标签等。

（一）申请人要求

1. 申请进口药品分包装，应当符合下列要求

（1）该药品已经取得《进口药品注册证》或者《医药产品注册证》。

（2）该药品应当是中国境内尚未生产的品种，或者虽有生产但是不能满足临床需要的品种。

（3）同一制药厂商的同一品种应当由一个药品生产企业分包装，分包装的期限不得超过《进口药品注册证》或者《医药产品注册证》的有效期。

（4）除片剂、胶囊外，分包装的其他剂型应当已在境外完成内包装。

（5）接受分包装的药品生产企业，应当持有《药品生产许可证》。进口裸片、胶囊申请在国内分包装的，接受分包装的药品生产企业还应当持有与分包装的剂型相一致的《药品生产质量管理规范》认证证书。

（6）申请进口药品分包装，应当在该药品《进口药品注册证》或者《医药产品注册证》的有效期届满1年前提出。

2. 境外制药厂商　应当与境内药品生产企业签订进口药品分包装合同，并填写《药品补充申请表》。

（二）申报程序

（1）申请进口药品分包装的，应当由接受分包装的药品生产企业向所在地省、自治区、直辖市药品监督管理部门提出申请，提交由委托方填写的《药品补充申请表》，报送有关资料和样品。省、自治区、直辖市药品监督管理部门对申报资料进行形式审查后，符合要求的，出具药品注册申请受理通知书；不符合要求的，出具药品注册申请不予受理通知书，并说明理由。

省、自治区、直辖市药品监督管理部门提出审核意见后，将申报资料和审核意见报送国家食品药品监督管理局审批，同时通知申请人。

（2）国家食品药品监督管理局对报送的资料进行审查，符合规定的，发给《药品补充申请批件》和药品批准文号；不符合规定的，发给《审批意见通知件》，并说明理由。

（3）进口分包装的药品应当执行进口药品注册标准。

（4）进口分包装药品的说明书和标签必须与进口药品的说明书和标签一致，并且应当标注分包装药品的批准文号和分包装药品生产企业的名称。

（5）境外大包装制剂的进口检验按照国家食品药品监督管理局的有关规定执行。包装后产品的检验与进口检验执行同一药品标准。

（6）提供药品的境外制药厂商应当对分包装后药品的质量负责。分包装后的药品出现质量问题的，国家食品药品监督管理局可以撤销分包装药品的批准文号，必要时可以依照《药品管理法》的规定，撤销该药品的《进口药品注册证》或者《医药产品注册证》。

第四节 药品补充申请与再注册管理

一、药品补充申请注册管理

变更研制新药、生产药品和进口药品已获批准证明文件及其附件中载明事项的，应当提出补充申请。申请人应当参照相关技术指导原则，评估其变更对药品安全性、有效性和质量可控性的影响，并进行相应的技术研究工作。

（一）申报与受理

（1）申请人应当填写《药品补充申请表》，向所在地省级药品监督管理部门报送有关资料和说明。省级药品监督管理部门对申报资料进行形式审查，符合要求的，出具药品注册申请受理通知书；不符合要求的出具药品注册申请不予受理通知书，并说明理由。

（2）进口药品的补充申请，申请人应当向国家食品药品监督管理局报送有关资料和说明，提交生产国家或者地区药品管理机构批准变更的文件。国家食品药品监督管理局对申报资料进行形式审查，符合要求的，出具药品注册申请受理通知书；不符合要求的，出具药品注册申请不予受理通知书，并说明理由。

（二）审查与备案

（1）修改药品注册标准、变更药品处方中已有药用要求的辅料、改变影响药品质量的生产工艺等的补充申请，由省、自治区、直辖市药品监督管理部门提出审核意见后，报送国家食品药品监督管理局审批，同时通知申请人。

修改药品注册标准的补充申请，必要时由药品检验所进行标准复核。

（2）改变国内药品生产企业名称、改变国内生产药品的有效期、国内药品生产企业内部改变药品生产场地等的补充申请，由省、自治区、直辖市药品监督管理部门受理并审批，符合规定的，发给《药品补充申请批件》，并报送国家食品药品监督管理局备案；不符合规定的，发给《审批意见通知件》，并说明理由。

（3）按规定变更药品包装标签、根据国家食品药品监督管理局的要求修改说明书等的补充申请，报省、自治区、直辖市药品监督管理部门备案。

（4）进口药品的补充申请，由国家食品药品监督管理局审批。其中改变进口药品制剂所用原料药的产地、变更进口药品外观但不改变药品标准、根据国家药品标准或国家食品药品监督管理局的要求修改进口药说明书、补充完善进口药说明书的安全性内容、按规定变更进口药品包装标签、改变注册代理机构的补充申请，由国家食品药品监督管理局备案。

（三）其他规定

（1）对药品生产技术转让、变更处方和生产工艺可能影响产品质量等的补充申请，省、自治区、直辖市药品监督管理部门应当根据其《药品注册批件》附件或者核定的生产工艺，组织进行生产现场检查，药品检验所应当对抽取的3批样品进行检验。

（2）国家食品药品监督管理局对药品补充申请进行审查，必要时可以要求申请人补充资料，并说明理由。符合规定的，发给《药品补充申请批件》；不符合规定的，发给《审批意见通知件》，并说明理由。

（3）补充申请获得批准后，换发药品批准证明文件的，原药品批准证明文件由国家食品药品监督管理局予以注销；增发药品批准证明文件的，原批准证明文件继续有效。

二、药品再注册管理

国家食品药品监督管理局核发的药品批准文号、《进口药品注册证》或者《医药产品注册证》的有效期为5年。有效期届满，需要继续生产或者进口的，申请人应当在有效期届满前6个月申请再注册。

在药品批准文号、《进口药品注册证》或者《医药产品注册证》有效期内，申请人应当对药品的安全性、有效性和质量控制情况，如监测期内的相关研究结果、不良反应的监测、生产控制和产品质量的均一性等进行系统评价。

（一）申请和审批程序

1. 申请机构　药品再注册申请由药品批准文号的持有者向省、自治区、直辖市药品监督管理部门提出，按照规定填写《药品再注册申请表》，并提供有关申报资料。进口药品的再注册申请由申请人向国家食品药品监督管理局提出。

2. 审查与受理　省、自治区、直辖市药品监督管理部门对申报资料进行审查，符合要求的，出具药品再注册申请受理通知书；不符合要求的，出具药品再注册申请不予受理通知书，并说明理由。

3. 注册机构　省、自治区、直辖市药品监督管理部门应当自受理申请之日起6个月内对药品再注册申请进行审查，符合规定的，予以再注册；不符合规定的，报国家食品药品监督管理局。进口药品的再注册申请由国家食品药品监督管理局受理，并在6个月内完成审查，符合规定的，予以再注册；不符合规定的，发出不予再注册的通知，并说明理由。

（二）不予再注册的情形和有关规定

1. 不予再注册的情形

（1）有效期届满前未提出再注册申请的。

（2）未达到国家食品药品监督管理局批准上市时提出的有关要求的。

（3）未按照要求完成Ⅳ期临床试验的。

（4）未按照规定进行药品不良反应监测的。

（5）经国家食品药品监督管理局再评价属于疗效不确、不良反应大或者其他原因危害人体健康的。

（6）按照《药品管理法》的规定应当撤销药品批准证明文件的。

（7）不具备《药品管理法》规定的生产条件的。

（8）未按规定履行监测期责任的。

（9）其他不符合有关规定的情形。

2. 不予再注册的有关规定

国家食品药品监督管理局收到省、自治区、直辖市药品监督管理部门意见后，经审查不符合药品再注册规定的，发出不予再注册的通知，并说明理由。

对不予再注册的品种，除因法定事由被撤销药品批准证明文件的外，在有效期届满时，注销其药品批准文号、《进口药品注册证》或者《医药产品注册证》。

第五节 药品专利保护

一、专利的概述

《中华人民共和国专利法》（2000 年修订）规定，专利包括发明、实用新型和外观设计三类。发明是指对产品、方法或者其改进所提出的技术方案，包括产品发明和方法发明两类；实用新型指对产品的形状、构造或其结合所提出的适于实用的新的技术方案；外观设计指对产品的形状、图案、色彩或其结合所作出的富有美感并适于工业上应用的新设计。授予专利权的发明和实用新型应具备新颖性、创造性和实用性，授予专利权的外观设计应同申请日以前在国内外出版物上公开发表过或国内公开使用过的外观设计不相同和不近似，并不得与他人在先取得的合法权利相冲突。而对于科学发现、智力活动的规则和方法、疾病的诊断和治疗方法、动物和植物品种以及用原子核变换方法获得的物质等，不授予专利权。但动物和植物品种的生产方法可依照《专利法》规定授予专利权。我国医药专利仅占申请总量的 20%，而且专利质量不高，多为实用新型专利和外观设计专利，发明专利少。而国外申请的专利不仅数量占绝对优势，而且专利类型以技术含量高、重新性强、影响力大的发明专利为主。专利药品的专利保护期一般是 15 ~ 18 年，现在美国倾向 18 年。这里有必要说明一下药品专利保护期的概念，它一般是从专利申请并批准日开始，而获得专利到该药品上市一般要 8 ~ 12 年的时间，所以一个新药上市之后的专利期实际只有 6 ~ 10 年，通常也就是 6 ~ 7 年。

二、医药专利的类型

实施药品专利保护是国际上对药品进行知识产权保护的主要手段，我国 1985 年开始实施《专利法》，1993 年开始有实质性的药品专利保护。而真正实施医药专利保护的标志是 2002 年 12 月 1 日起《药品注册管理办法》施行，它意味药品行政保护全面让位于专利保护。医药领域与其他技术领域一样，医药专利也分发明、实用新型及外观设计三类。

（一）医药发明专利

发明是指对产品、方法或其改进所提出的前所未有的技术方案，包括产品发明和方法发明。产品发明是指人工制造、以有形物品形式出现的发明；方法发明则是指为解决某一问题所采用的手段与步骤。根据专利法的规定，医药领域的专利包括以下类型：

医药领域可授予专利权的发明主要有合成药及合成方法发明，药物制剂及制备工艺、配方发明，生化药及生物技术发明，天然药物及提取方法发明等，及医药器械、设备发明等。按照一般发明专利的划分，可分为下面两大类。

1. 产品发明 医药产品发明包括分类。

（1）新物质 包括有一定医疗用途的新化合物（新的化合物，无论是活性成分，还是非活性成分但有医药用途；无论是合成的还是提取的；无论是有机物、无机物、高分子化合物，还是结构不明物和中间体，对该新化合物及其药物组合物都可以申请医药产品的发明专利）；新基因工程产品（生物制品）；用于制造药品的新原料、新辅料、中间体、代谢物和药物前体；新的异构体；新的有效晶型；新分离或提取得到的天然物质。

（2）已知化合物或是首次发现其有医疗价值，或发现其有第二医疗用途的可以申请药品的发明专利。

（3）药物组合物是指由两种或两种以上物质组成，至少一种是活性成分，一般要求这种组合具有协同作用或增强疗效作用，具有非显而易见的优点的，组合后具有协同作用或增强疗效作用者，主要是复方制剂和药物新剂型。可以申请药品的发明专利。

（4）微生物及其代谢产物，当其经过分离成为纯培养物，并且具有特定工业用途时，可申请产品发明专利。

（5）制药设备及药物分析仪器、医疗器械 医疗器械指以人体为对象，对人体起到诊断、治疗、保健作用的器具。国家有关部门公告明确规定直接作用于人体的电、磁、光、声、放射或结合的医疗器具不授予实用新型医药专利权，反之则属于实用新型医药专利的保护范围。值得注意的是：不能完全以医疗器具是否直接和人体相接触作为"直接作用"的判断依据，而应以治疗机制为判断依据。

2. 方法发明 指把一个物品或物质改变成另一个物品或物质所采用的手段的发明。医药方法发明主要有两类。

（1）制备方法、生产工艺，如上述产品的合成、制备、提取、纯化等方法。现实领域中，医药企业和科研机构往往在申请产品专利的同时申请其制备方法的专利，如"一类对血管紧张素Ⅱ受体具有阻滞作用的酰胺类化合物及其制备方法及用途"的专利。

（2）药物新用途关于药物的新用途对于一种老药，发现了其具有新适应证，可通过限定用途的形式申请方法发明专利。

3. 其他

（1）关于天然物质以天然状态存在的物质，不能申请医药专利，但首次从自然界提取出来，其结构、形态或其物理、化学参数是以前不曾认识的，能够表征，在产业上有应用价值，可以申请产品和方法发明专利。如在美国曾授予从肾上腺组织分离出来的纯肾上腺素的医药专利。

（2）关于微生物未经人类任何技术处理而存在于自然界的微生物不授予医药专利权，不具工业实用性，属于科学发现；只有当微生物经过分离成为纯培养物，并具有特定的工业用途时，微生物本身才是可以授予医药专利的主题。在该领域，由自然界筛选特定微生物的方法和通过理化方法进行人工诱变生产新微生物的方法不能重现，不具工业性，不能授予医药专利权。

（3）关于生物领域基因工程产品和其生产的技术与方法可申请医药专利。

（4）关于医疗器具为实现某一医疗仪器或设备而建立的方法，即使其中某一步骤还要与有生命的人体或者动物相接触以获取信息或数据，只要该方法的实施仅是完成某一医疗仪器或设备时，可授予专利权。例如一种为实现血流速度测量仪器的连续超声波多普勒方法。

（二）实用新型

实用新型是指对产品的形状、构造或其结合所提出的适于实用的新的技术方案，医药领域中的实用新型专利主要是某些与功能有关的药物剂型、形状、结构的改变，如新的药物剂型，尤以避孕药及药具居多；诊断用药的试剂盒与功能有关的形状、结构；生产药品的专用设备；某些药品的包装容器的形状、结构；某些医疗器械的新构造等，可以申请实用新型专利。

制剂方面的实用新型某些与功能相关的药物剂型、形状、结构的改变，某些医疗器械的新构造等。如某种新型缓释制剂、某种单剂量给药器以及包装容器的形状、结构、开关技巧等。

（三）外观设计

主要是药品外观或包装容器外观等，包括有形药品的新造型或其与图案、色彩的搭配与组合；新的盛放容器，如药瓶、药袋、药品瓶盖等；富有美感和特色的说明书、容器等；包装盒；产品的形状、图案、色彩或其结合所作出的富于美感并适于工业上应用的新设计。

在医药领域中，药品包装容器外观等，可以通过外观设计专利给予保护，其包括：

（1）有形药品的新造型或其与图案色彩的搭配和组合。

（2）新的盛放容器（如药瓶、药袋、药品瓶盖）。

（3）富有美感和特色的说明书、容器等。

（4）包装盒等。

通过外观设计专利，可以保护使用该外观设计的产品如包装盒等不受他人仿制；同时，知名药品还可以通过保护与其相关的外观设计进而保护该药品本身。

《专利法》第二十五条规定：对下列各项，不授予专利权：

（1）科学发现。

（2）智力活动的规则和方法。

（3）疾病的诊断和治疗方法。

（4）动物和植物品种。

（5）用原子核变换方法获得的物质。

对上款第四项所列产品的生产方法，按照《专利法》的规定可以授予专利权。

三、医药专利的申请

（一）授予医药专利权的条件

发明、实用新型专利的条件：必须具有新颖性、实用性、创造性。

外观设计专利的条件：应当申请日以前在国内外出版物上分开发表过或者国内公开使用过的设计不同或不近似。

1. 新颖性　是指申请日以前没有同样的发明或实用新型在国内外出版物上公开发表过，在国内公开使用过或者以其他方式为公众所知，也没有同样的发明或实用新型由他人向专利局提出过申请并且记载在申请日后公布的专利申请文件中，书面公开、使用公开、口头公开都可以使新颖性丧夫（特殊情况例外）。

从上看出，书面公开、使用公开、口头公开都可以使得新颖性丧失，但《专利法》对不丧失新颖性的三种情况作了特殊规定：即在中国政府主办或承认的国际展览会上首次展出的、在规定的学术会议或技术会议上首次发表的、他人未经申请人同意而泄露其内容的发明创造，自上述情况发生之日起6个月内申请专利，不丧失新颖性。如果在这6个月内将其发明创造在出版物上发表，或制成产品出售，将会影响专利申请的新颖性。

2. 创造性　是指与申请日以前已有的技术相比，该发明具有突出的实质性特点和显著的进步。创造性的判断依据可归纳为四个方面。

（1）开拓性发明是指全新的技术解决方案，在技术史上没有过先例，开辟了一个新的领域。开拓性发明同现有技术相比具有本质的区别和显著的科学进步。

（2）解决了长期以来渴望解决的问题。

（3）克服技术偏见。

（4）取得了预料不到的效果。

3. 实用性 指该发明或实用新型能够制造或使用，并且能产生积极的效果。

（二）申请专利的原则、条件及程序

1. 申请专利的原则 先申请原则、优先权原则、一发明一专利原则。

（1）先申请原则 两个以上的申请人分别就同样的发明创造申请专利的，专利权授予最先申请的人。两个以上的申请人在同一日分别就同样的发明创造申请专利的，自行协商确定申请人。另外，两个以上单位协作或者一个单位接受其他单位委托的研究、设计任务所完成的发明创造，除另有协议的以外，申请专利的权利属于完成或者共同完成的单位；申请被批准后，专利权归申请的单位所有或持有。

（2）优先权原则 申请人自发明实用新型在外国第一次提出专利申请之日起 12 个月内，或者自外观设计在外国第一次提出专利申请之日起 6 个月内，又在中国就相同主题提出专利申请的，依照该外国同中国签订的协议或者共同参加的国际条约，或者依照相互承认优先权的原则，可以享有优先权。申请人自发明或者实用新型在中国第一次提出专利申请之日起 12 个月内，又向专利局就相同主题提出专利申请的，可以享有优先权。

（3）一件发明一项专利原则 一件发明或者实用新型专利申请应当限于一项发明或者实用新型。属于一个总的发明构思的两项以上的发明或者实用新型，可以作为一件申请提出。一件外观设计专利申请应当限于一种产品所使用的一项外观设计。

2. 申请专利的条件

（1）对专利申请人的要求专利申请人是指有权就该发明创造向专利局提出专利申请的个人或单位。专利权人指依法享有专利权的个人或单位，包括专利权持有人和专利权所有人。所谓专利权持有人指专利申请获得批准的全民所有制单位；而专利权所有人则是指全民所有制单位以外的其他专利权人。

（2）对于职务发明根据《专利法》第六条及《专利法实施细则》第十条之规定，执行本单位的任务或者主要是利用本单位的物质技术条件所完成的职务发明创造，申请专利的权利属于该单位，这里所称"执行本单位的任务所完成的职务发明创造"是指在本职工作中做出的发明创造；履行本单位交付的本职工作的同时所做出的与该工作相关的发明创造；退职、退休或者调动工作后 1 年内作出的，与其在原单位承担的本职工作或者原单位分配的任务有关的发明创造。这里所称的"本单位的物质条件"，是指本单位的资金、设备、零部件、原材料或者不对外公开的技术资料等。

职务发明创造，申请专利的权利属于单位；申请被批准后，专利权归单位持有或所有。非职务发明创造，申请权属于发明人；申请被批准后，专利权归申请的个人所有。

共同发明是指两个以上的单位或者个人协作完成的发明创造，除协议另有规定外，共同发明创造申请专利的权利属于共同发明人；申请批准后，专利权由共同发明创造人共有。

3. 申请专利的程序 申请发明专利或实用新型专利的，应当提交申请书、说明书及其摘要和权利要求书；申请外观设计专利的应当提交请求书以及该外观设计的图片或者照片等文件，并且应当写明使用该外观设计的产品及其所属的类别。

（三）医药专利的申请与审批

我国《专利法》对发明采用延迟审查制度，对实用新型和外观设计采用类似登记制的制度。

1. 医药专利权的申请

（1）专利申请的原则

根据《专利法》（2000 年修订），专利的申请遵循以下基本原则：①书面原则，即办理专利申请手续时，必须采用书面形式；②申请单一性原则，即一件专利申请只限于一项发明创造；③先申请原则，即两个或两个以上申请人就同样的发明申请专利时，专利权授予最先申请的人；④优先权原则，申请人自发明或实用新型在外国第一次提出专利申请之日起 12 个月内，或外观设计在外国第一次提出专利申请之日起 6 个月内，又在中国就相同主题提出专利申请的，可以享有优先权；申请人自发明或实用新型在中国第一次提出专利申请之日起 12 个月内，又向国务院专利行政主管部门就相同主题提出专利申请的可以享有优先权。

（2）医药专利的申请

医药发明或实用新型专利的，提交请求书、说明书及其摘要和权利要求书等文件；申请外观专利设计的，应当提交请求书以及该外观设计的图片或者照片等文件，并且应当写明使用该外观设计的产品及其所属类别。

2. 专利申请的审查和批准

（1）对发明专利申请，经初审认为符合《专利法》规定的，自申请日起满 18 个月，即行公布。专利局可以根据申请人的请求早日公布其申请。

发明专利申请自申请日起 3 年内，专利局可根据申请人随时提出的请求，对其申请进行实质审查；经实质审查没有发现驳回理由的，由国务院专利行政部门授予专利权，并予登记和公告。发明专利权自公告之日起生效。如无正当理由逾期不请求实质审查的，该申请即被视为撤回。

经实质审查，专利局认为不符合《专利法》规定的，发出通知要求申请人在指定期限内陈述意见或对其申请进行修改，申请人逾期不答复，该申请即被视为撤回。专利局对申请人的陈述或修改意见审查后认为仍不符合《专利法》规定的，则予以驳回。

（2）实用新型和外观设计的审批程序受理初步审查，未发现驳回理由的，由国务院专利行政部门授予实用新型专利权或外观设计专利权，并予以登记和公告。专利权自公告之日起生效。

（3）专利申请的授权和异议发明专利申请经实质审查没有发现驳回理由的、实用新型和外观设计专利申请经初步审查没有发现驳回理由的，专利局应即授予专利权。为了使公众有机会参与审查，防止可能出现的不当授权，《专利法》规定自专利局授权之日起 6 个月内，任何单位或个人认为专利权的授予不符合《专利法》规定的，都可以请求专利局撤销该专利权。

3. 专利申请的复审 专利申请人对专利局驳回申请的决定不服或者对专利局撤销或者维持专利权的决定不服的，可以自收到通知之日起 3 个月内，向专利复审委员会请求复审。对复审决定不服的，可自收到复审通知之日起 3 个月内向人民法院起诉。但对实用新型和外观设计的复审请求所作出的决定为终结决定。

四、专利权人的权利和义务

（一）专利权人的权利

1. 专利权人的范围 有权申请专利和取得专利权，并承担相应义务的自然人和法人是专利权人。根据《专利法》（2000 年修订），医药职务发明创造的专利权人为单位；非职务发明创造的专利权人为自然人或设计人；医药发明创造的专利权人还包括共同发明人，合法受让人以及依照其所属国同中国签订的协议或共同参加的国际条约，或依照互惠原则，成为专利权主体的外国人、外事企业或外国其他组织。

2. 专利权人的权利

（1）禁止他人未经专利权人许可实施其专利的权利，依据《专利法》（2000 年修订）规定，发明和实用新型专利权被授予后，除法律另有规定的以外，专利权人对其专利拥有独占实施权、转让权、许可权和标记权。专利权人的权利受法律保护。任何单位或者个人未经专利权人许可，不得为生产经营目的制造、使用、销售其专利产品或者使用专利方法以及使用、销售依照该专利方法直接获得的产品。

外观设计专利权被授予后，任何单位或者个人未经专利权人许可，不得为生产经营目的制造、销售其外观设计专利产品。

（2）进口权的规定　专利权被授予后，除法律另有规定的以外，专利权人有权阻止他人未经专利权人许可，为上述用途进口其专利产品或者进口依照其专利方法直接获得的产品。据此，未经专利权人许可进口其专利产品的行为属于侵犯专利权的行为。

（3）许可他人实施其专利权的权利。

（4）转让其专利权的权利　《专利法》规定，专利权可以转让，但这种转让有一定限制，即全民所有制单位持有的专利权转让时，必须经上级主管机关批准，当向外国人转让时，不管是单位或个人都必须经国务院有关主管部门批准。

（5）注明标记的权利

即有权在其专利产品或产品包装上标明专利标记和专利号。

（二）专利权人的义务

专利权人在享有权利的同时，负有实施其专利发明创造的义务和缴纳年费的义务。为保证发明创造能够得到及时实施和应用，《专利法》（2000 年修订）中规定了"强制许可"和"指定许可"的制度。专利权人未以合理的条件在合理的时间内许可他人实施其专利时，国务院专利行政部门可给予实施专利的强制许可。在国家出现紧急状态或非常情况时，或为了公共利益目的，国务院专利行政部门可给予实施专利的强制许可。一项专利较以前的专利具有显著经济意义的重大技术进步，其实施有赖于前一专利的实施，国务院专利行政部门可根据后一专利权人申请对前者实施强制许可。国有企事业单位的发明专利，对国家利益或公共利益具有重大意义时，经国务院批准，可在批准范围推广使用，允许指定单位实施。

（三）关于对专利实施强制许可的规定

《专利法》规定可以给以强制许可的情况有三种：在国家出现紧急状态或者非常情况时，或者为了公共利益的目的，专利局可以给予实施专利的强制许可；专利权人未以合理条件在合理的时间内许可他人实施其专利时，专利局可给予强制许可；还有一种是依存专利的强制许可：有两项专利，后项专利比前项专利在技术上先进，但其实施又有赖于前项专利的实施，专利局可根据后一专利权人申请，给予实施前一专利的强制许可。

五、专利权的保护范围、期限、终止和无效

（一）专利权的期限

《专利法》规定：医药发明专利权的期限为 20 年，实用新型专利权和外观设计专利权的期限为 10 年，均自申请之日起计算。

（二）医药专利权的保护范围

医药发明或实用新型专利权的保护范围以其权利要求的内容为准，说明书及附图可用于解释权利要求；外观设计专利权的保护范围以表示在图片或者照片中的该外观设计专利产权为准。

（三）专利权的终止

《专利法》规定有以下几种情况可终止专利权：第一，专利权期限届满自行终止；第二，专利权人以书面声明放弃其专利权；第三，专利权人不按时缴纳年费而终止。专利权终止后，其发明创造就成为公共财富，任何人都可以利用。

（四）专利权的无效宣告

《专利法》第48条规定，自国务院专利行政部门公告授予专利权之日起满6个月后，任何单位或个人认为该专利权的授予不符合专利法规定的，都可以请求专利复审委员会宣告该专利无效。专利复审委员会对请求及时审查，作出决定，并公告专利权无效的决定，由国务院专利行政部门登记公告。宣告无效的专利权视为自始即不存在。

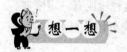

想一想

1. 简述药品注册管理的概念。
2. 简述新药申请、仿制药申请、进口药品申请和补充申请的概念。
3. 简述新药的定义和监测期。
4. 简述药物临床前研究的内容和药物临床试验的例数。
5. 国家食品药品监督管理局对哪些新药申请可以实行快速审批？
6. 简述医药专利的类型、申请条件和保护期限。

（刘佐仁）

第七章　药品生产管理

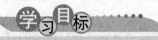

掌握：1. 药品生产的概念和药品生产的特点。

　　　2. 药品生产的质量管理概念。

　　　3. 全面质量管理的特点。

　　　4. GMP 的基本管理原则。

　　　5. GMP 认证的有关内容和工作程序。

熟悉：1. 药品生产的法制管理要求。

　　　2. 质量的概念及内涵。

　　　3. GMP 管理的意义。

　　　4. GMP（2010 年版）修订的主要特点。

　　　5. 我国 GMP 管理的主要内容。

　　　6. 我国 GMP 认证管理的职责部门。

了解：1. 质量管理发展的三个阶段。

　　　2. 质量管理在 GMP 实施中的运用。

　　　3. GMP 的由来和 GMP 的发展趋势。

　　　4. 我国 GMP 体系的发展过程。

第一节　药品生产概述

一、药品生产的概念

　　药品生产是指药品生产企业（通常被称为药业公司或药厂）将生产原料加工制备成供医药单位（企业）或个人使用的产品过程。药品生产性质按其产品的特性可以分为药品原料药生产和药品制剂生产两大类。

　　药品原料药是通过化学合成、DNA 重组技术、发酵或从天然物质中提取等途径获得，供药品制剂生产企业（或医疗机构制剂室）制备药物制剂使用。

　　药物制剂生产企业（或医疗机构制剂室）则要将原料药加工制成供临床使用的应用形式，即制成各种剂型，如片剂、丸剂、散剂、软膏剂及注射剂等剂型。

　　目前，我国对药品生产企业的生产质量管理实施《药品生产质量管理规范》（GMP）强制认证管理。

二、药品生产的特点

药品是指用于预防、治疗和诊断人的疾病，有目的地调节人的生理功能并规定有适应证或者功能主治、用法和用量的物质，药品与人的生命健康密切相关。生产出质量合格的药品，并合理使用药品，可以挽救或延长人的生命；否则就可能延误疾病的治疗，损害人的健康甚至危及人的生命。因此，药品的生产要严格按法律法规的有关规定执行，我国在药品的生产方面主要的管理手段有以下几点。

1. 前置性注册制度　前置性注册管理即是在药品研究与生产前就进行的管理，主要要求是：

（1）所有从事药品生产的企业必须达到国家药品监督管理部门规定的开办药品生产企业的条件，经有关部门审批，取得《药品生产许可证》和《营业执照》后才具有法定的药品生产资格。

（2）药品生产企业生产的药品必须在生产前取得国家药品监督管理部门核发的药品批准文号，不得生产本企业没有药品批准文号的药品（经国家药品监督管理部门或其授权部门审批进行的委托加工等特殊情况除外）。

（3）按《药品管理法》的要求，药品生产企业必须通过药品 GMP 认证，国家药品监督管理部门已规定，2004 年 7 月 1 日起未通过药品 GMP 认证的药品生产企业不得生产任何药品。

由此可见，我国药品生产是在我国法律法规的严格控制下进行的。

2. 药品标准严格　药品是一种特殊的商品，因此药品的质量标准也就显得尤为重要。我国对药品标准控制的主要表现有以下几个方面。

（1）我国对药品（成品）实行法定的、强制性的国家药品标准制，即药品必须符合国务院药品监督管理部门颁布的《中华人民共和国药典》和药品标准。没有国家标准的中药饮片的标准可以继续使用由省级药品监督管理部门制定《中药饮片炮制规范》等地方标准。

（2）药品标准严格的另一个特征是在药品标准中对多数药品的主要成分含量进行限度范围的限制，即规定药品主要成分含量不得低于该药品标准规定，也不允许高于该药品标准规定。药品按其是否达到标准情况分为"合格药品"和"不合格药品"，在市场上流通的药品要求是合格药品，无论在哪一环节（从出厂到交付给消费者）发现不合格药品都应立即停止销售和使用。生产企业和经营企业不得将合格药品分为优级品、一级品等级别。

（3）药品标准中的检查项目比较多。每一种药品的检查项目一般会包含物理学指标（如性状、外观、密度、崩解度等）、化学指标（如溶解性、鉴别试验、成分含量测定等）和生物学指标（如效价、卫生学检查等）。

药品标准是国家对药品的质量、规格和检验方法所作出的技术规定，是药品研制、生产、经营、使用、检验和监督管理共同遵守的法定依据。

3. 生产过程中的环境保护　进入 21 世纪后，人类对于环境的保护越发关注，保护环境的呼声越来越高。对于药品生产这样一个对环境、空气有较大污染的行业，我国在管理过程中主要采取三种措施：首先，在城市规划上把生产企业的生产地址由城市的中心区域迁至到城乡结合部或近郊；其次，药品监督管理部门在 2004 年发布公告，要求药品生产企业在进行GMP 认证的过程中，提供环保评价文件，只有环保评估合格的企业才发给 GMP 认证证书；第三，我国各级环境监测部门加强了对药品生产企业的日常三废处理监督。

目前，我国已经有一些药品生产企业通过欧盟或美国等发达国家对药品生产企业的环保认证，取得了向这些国家出口药品原料或制剂的资格。

4. 先进的生产技术和设备　随着社会经济的发展，生产技术水平的提高，在药品生产过程中使用先进的生产设备和生产工艺应该是药品生产企业必行之路。新的生产设备和生产工艺可以大幅度的提高生产效率改善生产环境和提高产品质量已经在现代的生产过程中充分的体现出来，并且正以日新月异的速度向人们展示着制药业中现代科技的无限魅力，如现代的高速压片机的生产量每小时可以达到几十万片，这个速度相当于一台普通压片机一天的生产量。

5. 质量管理的规范要求　由于药品质量观念的扩展，国家对药品生产质量的管理水平提出了较高的要求，自2011年3月1日起，我国开始施行新版（2010年修订）GMP认证（含附录）标准。目前，在药品生产企业中实施的强制性GMP认证过程中，国家药品监督管理部门对药品的生产质量管理提出了更加系统、统一、规范的质量管理原则。即从物料的采购审计开始，到产品的售后跟踪服务，GMP从各个层面、各个角度、各个环节无不展现质量管理的基本要求。

第二节　药品生产管理

药品生产管理是指对药品生产活动过程进行计划、组织、控制，使药品生产企业的生产行为符合国家的有关规定。药品生产管理包括宏观管理和微观管理。药品生产的宏观管理指国家对药品生产企业提出的各项管理制度、方针和政策等管理法规或管理精神，从行业上总体控制药品生产企业的办厂标准、生产技术水平以及药品的现实标准；而微观管理是指药品生产企业在国家药品宏观管理的约束下，企业根据自身的生产、管理特点，落实国家药品生产管理规章要求，制定具体的药品生产管理制度、规程、条例，组织本企业职工生产合格药品。所以，药品生产管理的内涵实际是药品生产的法制管理、质量管理、经济管理、技术管理和现代化信息管理。

一、药品生产的法制管理

我国《药品管理法》等有关对药品管理的法规中对药品生产企业生产药品方面提出了比较科学、系统、完整的管理规定，主要管理环节有以下几点。

1. 开办药品生产企业的申请和审批　开办药品生产企业应符合国家发布的药品行业发展和产业政策，防止重复建设。开办药品生产企业，须经企业所在地省、自治区、直辖市人民政府药品监督管理部门批准并发给《药品生产许可证》，凭《药品生产许可证》到工商行政管理部门办理注册并领取《营业执照》。无《药品生产许可证》的，不得生产药品。

《药品生产许可证》要求标明有效期和生产范围，到期重新审查发证。

2. 开办药品生产企业应具备的法定条件　开办药品生产企业要求达到四个基本要求：

（1）要求具有经过资格认定的药学技术人员、工程技术人员和相应的技术工人。

（2）要求具有与其生产相适应的厂房、设施和卫生环境。

（3）要求具有能对生产药品进行质量管理和质量检验的机构、人员以及必要的仪器设备。

（4）要求具有保证药品质量的规章制度。

3. 生产企业的GMP认证　药品生产企业要主动参加国家强制性的《药品生产质量管理规范》（GMP）认证。即药品监督管理部门对药品生产企业是否符合GMP要求进行认证，对认证合格的，发给认证证书。我国已经自 2004 年 7 月 1 日起，没有通过 GMP 认证的药品生产企业（或车间）不再进行生产药品。

4. 药品生产过程管理 药品的生产管理是药品日常管理工作主要内容，为此《药品管理法》提出管理要求，主要有有以下几方面：

（1）生产新药或者仿制药的企业，必须在取得药品批准文号后，方可生产该药品。

（2）生产药品所需的原料、辅料，必须符合药用要求（但生产过程中使用的色素或印刷油墨可以为食用要求）。

（3）除中药饮片的炮制外，药品必须按照国家药品标准和国务院药品监督管理部门批准的生产工艺进行生产，生产记录必须完整准确。

（4）药品生产企业必须对其生产的药品进行质量检验，不符合国家药品标准或者不按照省、自治区、直辖市人民政府药品监督管理部门制定的中药饮片炮制规范炮制的药品（或中药饮片），不得出厂。

（5）经国务院药品监督管理部门或者国务院药品监督管理部门授权的省、自治区、直辖市人民政府药品监督管理部门批准，药品生产企业可以接受委托生产药品。

二、药品生产的质量管理

（一）质量的概念

质量的概念可以分为狭义质量概念和广义质量概念。狭义概念是指产品质量，广义概念是指产品质量、工序质量和工作质量。

1. 产品质量 是指产品所具有的能满足人们需要的特性，包括 5 个方面。

（1）性能 使用所需的技术特性。对一般商品而言系指商品的规格、尺寸、重量等，对药品而言，是指药品的适应证或功能与主治。

（2）寿命 有使用时间规定的产品，系指其规定的使用时间；没有使用时间规定的产品，系指其产品从生产出来到不能正常的时间段。药品就是指其规定的有效期。

（3）可靠性 完成规定功能的能力，对于药品即指其疗效。

（4）安全性 使用该产品的安全程度，如人身安全、对环境的保护等。

（5）经济性 包括制造成本，使用、维修成本等。

2. 工序质量 是指人、设备、材料、操作方法和环境这五个方面因素的状态和水平。

（1）操作者 包括人的文化程度、技术水平、劳动态度、质量意识、身体状况等方面。

（2）设备 包括机器设备、工艺水平、测量器具、工作精度、使用效率、维修状况等方面。

（3）材料 包括原辅材料的性能、规格、成分、性状等方面。

（4）方法 包括工艺规程、操作规程、工作方法等方面。

（5）环境 包括工作场地的温度、湿度、照明、噪音、污染、清洁卫生等方面。

3. 工作质量 是指企业各部门的管理工作、组织工作、技术工作、服务工作和其他各个方面所能达到产品质量标准程度。没有工作质量就没有对质量的有效管理。

以上三者关系是：工作质量保证了工序质量，工序质量保证了产品质量，产品质量是全面质量管理的综合反映。

（二）管理的概念

管理是各级管理人员在执行计划、组织、人事、领导和控制五项基本职能的过程中，通过优化配置和协调使用组织内的各种资源，如人力、财力、物力和信息资源等，有效地达到组织目标。管理是始终围绕着实现组织目标而开展的复杂工作过程，是企业日常工作的中心。

（三）药品生产的质量管理概念

药品生产企业中各级管理人员在执行管理企业的过程中，通过优化配置和协调使用企业内的各种资源，如人力、财力、物力和信息资源等，有效地达到组织目标。即不断提高所生产药品的产品质量、完成生产工作的工序质量和工作质量。

（四）质量管理发展的三个阶段

1. 质量检查阶段 20 世纪初，由于生产企业开始使用生产效率不太高的机器生产，使产品进入到流水作业阶段，产品的数量明显增加，产品的检验量增加，使产品的检验方面的问题突显，其中检验人员的问题比较突出。在此环境下，泰勒（美国）首先提出了建立质量检验机构，设置专职检验人员的理论。此阶段的检查属于被动性质量控制，即在产品生产出来以后基本上是逐个进行检查，检查效率低。

2. 质量控制阶段 20 世纪50 年代，高性能的机器出现，生产的产品数量剧增，局部检查已不适应。为了不降低生产效率，而且还要保证产品质量，也是在美国首先使用了统计质量控制法对产品进行质量控制，产生了使用统一标准，进行岗位抽查和成品抽查的检查方法，对企业生产的全过程进行监控。此阶段的管理特点是：采取质量控制的部门一般只局限于生产部门和检验部门，并从被动检查操作向主动预防不良性操作发生的方向发展。

3. 全面质量管理阶段 由于科学技术的发展，市场竞争的加剧，以及人们对产品质量的认识和对产品要求标准的提高，到 20 世纪 60 年代，"行为科学理论"问世，全面质量管理理论提出，并很快应用。该理论的主要内容是把质量管理从检验和制造过程的局部扩展到从产品设计、制造及售后服务的全过程。产品的质量控制方式从检查为主预防为辅，进入到预防为主检查为辅的全面质量管理模式。

国际贸易的开展，促使全球质量一体化，随着全面质量管理工作的深入实践，由国际标准化组织（ISO）制定并推广一系列质量管理标准（ISO 9000 族系列标准）。美国首先在60 年代中期对本国药品生产企业制定了更加具有药品生产行业管理特色质量管理标准，即美国版本的《药品生产质量管理规范》（GMP）。可以说，现在各个国家实施的《药品生产质量管理规范》是在 ISO 9000 系列标准的指导下，结合本国实际情况制定出的更具有药品生产管理特色的、与国际标准相一致的管理标准。

（五）全面质量管理的特点

1. 全过程的质量管理 从产品研发至售后服务全过程监管。

2. 全面的质量管理 不是单单控制狭义的产品质量，而是产品质量、工序质量、工作质量全面管理。

3. 系统化的质量管理 各部门、各环节全面参与。

4. 全员的质量管理 企业中的每一个职工都要参加到质量管理的工作中。

5. 科学的质量管理 广泛采用数理统计、现代科学理论和现代管理技术进行管理。由定性管理到定量管理。

6. 及时、持续的改进 随着网络信息的发展，使企业获取信息的渠道剧增，获取信息的时间缩短。各级管理部门可以紧紧跟随更先进的、更科学的管理理论和要求，及时改进管理法规、制度、规程等管理文件，使管理文件更具有现实的操作性，从而满足社会对产品的质量要求。

（六）质量管理在 GMP 实施中的运用

GMP 是英文 "Good Manufacture Practice" 一词的缩写，中文翻译为《药品生产质量管理规范》。GMP 自六十年代初在美国问世后，在国际上现已被许多国家的政府、制药企业和专家一致公认为制药企业进行药品生产管理和质量管理的优良的、必备的制度。美国从 1992 年起，规定出口药品必须按照 GMP 规定进行生产，药品出口必须出具 GMP 证明文件。

GMP 是一门动态的、发展的科学，GMP 在其发展的过程中不断吸收质量管理新的理论和实践精华，应用生物科学、微电子和新材料科学等领域的新技术、新工艺，促进药品生产企业为人类防治疾病、增进健康，提供安全有效、均一稳定、及时方便的药品。作为质量管理的核心性指导文件 ISO 系列文件，目前实施的是 ISO 9000 族 2008 版，它继续保持 ISO 9000 族 2000 版国际标准提出的八项质量管理原则。ISO 9000 族国际标准提出的八项质量管理原则及在 GMP 认证管理中的体现如下。

1. 以顾客为中心　以顾客为中心，是 ISO 9000 族国际标准提出的八项质量管理原则的首要原则。药品是关系人命安危的特殊商品，认识顾客对药品需求的特殊性，强化企业全员的 GMP 意识和质量意识，也是十分必要的。GMP 认证是体现国家权力机关对药品生产企业监督检查的措施，只有实施 GMP 并通过认证，才能说明药品生产企业具备了起码的"以顾客为中心"的企业理念，否则就会被时代所淘汰。前联邦德国格仑南苏制药厂因生产具有致畸作用的"反应停药片"而造成"20 世纪最大的药物灾难"不得不倒闭，就是一个典型的例子。

2. 领导作用　药品生产企业的产品质量是企业各方面的工作（包括实施 GMP）的综合反映，关系到企业的生存与发展。企业的最高管理者必须对质量方针的制定和实施负责，并应确立组织统一的宗旨和方向。如我国 GMP（2010 年修订）第二十一条规定："企业负责人是药品质量的主要责任人，全面负责企业日常管理。"为确保企业实现质量目标并按照 GMP 规范要求生产药品，企业的负责人应当负责提供必要的资源，合理组织和协调各部门工作，保证质量管理部门独立履行其职责。

3. 全员参与　我国 GMP 对各级人员都提出了要求。对各级人员的 GMP 培训是必需的过程，实质上 GMP 是体现"全员参与"、"全过程参与"和"全面参与"的全面质量管理（TQM）理念，在药品生产企业的具体运用。在质量管理原则中，"全员参与"不仅体现了"以人为本"的管理思想，也体现了对员工的激励和培养，对人力资源的开发，使员工强化 GMP 意识，对其业绩有责任感，勇于为参与企业的持续改进做出贡献。GMP 文件规定了员工岗位的标准操作规程（SOP），个人责任制与企业产品质量联系在一起，会促进企业 TQM 与 GMP 水平的提高，会促使企业产品质量的提高。

4. 过程方法　2008 版 ISO 9000 族国际标准还强调了质量管理原则中的过程方法。任何使资源将输入转换为输出的活动或一组活动都可视为过程。为使组织有效动作，必须识别和管理许多相互关联和相互作用的过程。通常，一个过程的输出将直接成为下一个过程的输入。系统地识别和管理组织内应用的过程，特别是这些过程之间的相互作用，称为"过程方法"。在药品生产企业的 GMP 诸多要素中，在企业组织职能内部和职能之间，都有许多可系统识别的过程和关键活动。如在 GMP 的管理中强调落实"行为有规定，行为有记录"的管理原则，通过对人的行为管理就可以清楚的了解到工作过程与各个环节的连接情况。

5. 管理的系统方法　药品生产企业质量管理体系的核心内容是 GMP，换句话说，GMP 体现了药品生产企业质量管理体系的灵魂。国家通过对药品生产企业的 GMP 认证，确认药品生产企业是否建立了质量管理体系。若药品生产企业构造这样一个体系，就可以用最有效方式实现组织的质量目标。体系内有许多关联的过程，应用管理的系统方法来识别它、理解它和管理它，就能够使得利益的相关方对组织的协调性、有效性和效率建立信心。当然，药品生产企业内的管理体系可包括若干个不同的管理体系，如质量管理体系、环境管理体系、财务管理体系，都可以应用管理的系统方法，它们都与企业产品的质量息息相关。

6. 持续改进　药品生产企业要把产品、过程和体系的持续改进，作为组织内每个成员的努力目标。世界卫生组织（WHO）编写的 GMP 和各个国家制定的 GMP 有一个共同的特点，就是 GMP 仅指明要求的目标，而没有列出如何达到这些目标的解决办法，因为解决问题的办法与社会的科技水平以及企业的自身条件有直接的相关性。企业要随着社会的发展与管理部门的要求不断的完善和提升管理工作水平，因此企业管理工作的持续改进就成为企业日常工作的一部分。

7. 基于事实的决策方法　药品生产企业质量管理体系的有效性之一，表现在数据的准确和信息流的畅通方面。要确保数据和信息充分可靠，并采用正确的方法分析数据和信息，根据对事实的分析，加上经验和直觉判断，做出决策和采取行动。这种决策，是有信息依据的决策，它能增强通过参考实际记录来证明过去的决策有效性的情况，增强各种意见和决定加以评审、质疑和改变的能力。制药企业发展的关键是决策，决策是理性行为的基础，制药企业的决策要有明确的目标，目标之一就是生产高质量的药品。制药企业除了管理决策（如 GMP 规定的质量否决权）、业务决策（如确定销售的目标市场）之外，重要的是战略决策，例如兼并与联合，研制某一新药与科研机构、高校的联合开发等。

8. 互利的供方关系　我国现行 GMP 第 255 条规定："质量管理部门应该对所有生产用物料的供应商进行质量评估，会同有关部门对主要物料供应商（尤其是生产商）的质量体系进行现场质量审计，并对质量评估不符合要求的供应商行使否决权。"树立以质量体系评估或审核为纽带，建立起在对短期的收益和长期的利益综合平衡基础上的相互关系，与伙伴共享经验和资源，共享信息和对未来的计划的合作模式。这样的模式可以优化成本和资源，针对市场或顾客的需求和期望的变化，联合做出灵活快速的反应，增强双方创造价值的能力。

总之，我国制药企业面对社会主义市场经济的发展，应根据自身的实际情况，把上述质量管理原则运用到实施 GMP 的过程中去，并作为建立本企业质量管理体系的基础。

第三节　药品 GMP 认证

一、GMP 认证概述

药品生产企业的 GMP 认证，是目前国际上对药品生产企业较为通用的管理方法，一般将 GMP 作为药品生产和质量管理的基本要求。实施 GMP 管理可以预防和及时发现药品生产过程中的异常情况，使生产平稳有序的进行，从而保证药品的质量。

（一）GMP 的由来

GMP 是从药品生产经验中获取经验教训的总结。人类社会在经历了十几次较大的药物灾难，特别是 20 世纪出现了最大的药物灾难"反应停"事件后，公众要求对药品制剂有严格监督的法律。再此背景下，美国 FDA 于 1963 年首先颁布了 GMP，这是世界上最早的一部 GM。在实施过程中，经过数次修订，可以说是至今较为完善、内容较详细、标准最高的 GMP。现在美国要求，凡是向美国出口药品的制药企业以及在美国境内生产药品的制药企业，都要符合美国现行 GMP（即 cGMP）要求。

（二）GMP 的基本管理原则

我国《药品生产质量管理规范》经数次修改，现行的 GMP（2010 年修订）的主要管理原则反映在以下几方面：①GMP 的实施是为了进一步落实《药品管理法》等药品管理的法规，使药品生产管理更加明确、具体；②GMP 是药品生产和质量管理的基本要求，也就是说 GMP 是药品生产企业必须达到接近最低的要求；③GMP 对不同的生产对象有不同的要求；④对药品生产企业的管理要点提出了相对明确的管理要求，将这些重点管理部分列为章节，突出重点；⑤全过程、全方位管理，根据国情提出我国在药品生产中的管理要求，具有非常强的可操作性；⑥每一个企业都要有与本企业自己生产品种相适应的管理制度，适合本企业的管理体系和管理要求。

（三）GMP 管理的意义

1. 减少差错事故的发生，提高产品质量，保护消费者利益 目前药品生产质量管理已经由被动的控制逐步转向主动预防。所以，实施 GMP 可以最大限度的发现和控制生产操作过程中出现的异常情况，应该说如果严格认真的实施 GMP，生产企业就可以避免发生药品污染、错投、含量不合格等错误行为的发生。另外，由于消费者在采购或使用药品时，一般都很难在技术上对产品加以鉴别，所以通过质量管理体系的有效应用，促进药品生产企业持续地改进产品的过程，实现产品质量的稳定和提高，无疑是对消费者利益的一种最有效的保护。

2. 为提高企业的运作能力提供了有效的方法，使药品生产质量管理的水平整体提升 我国规定在 2004 年 6 月前药品生产企业要通过 GMP 认证，经过比较我们可以说，药品生产企业在认证前后企业的生产质量管理水平有很大的差距，不论在生产设施、设备和管理理念上都得到大幅度的提升，药品的质量上升，产品的竞争力提高。

3. 药品监督管理规范化 监管部门的监管条例清楚、监管重点明确，企业与监管部门达成共识，便于管理。

4. 实施 GMP 是我国药品生产企业生产的产品进入国际药品市场的先决条件 我国和世界上大多数国家现已都规定，进行药品贸易时，要求药品生产企业通过 GMP 认证，药品经营企业通过 GSP 认证，且要求该药品在生产国上市使用。

（四）GMP 的发展趋势

从世界上第一部 GMP 问世以来，现在已有 100 多个国家实施了 GMP 管理制度，GMP 在实践中得到了不断的发展和完善。人们从不接受到接受，完成了认识的过程；从一般性服从到建立一个有自身特点的管理体系，经历了提高阶段。现在人们将更新、更现代的管理理念和管理手段（如计算机的使用）用于到 GMP 的管理中，使药品管理工作更加完善。今后 GMP 发展的趋势有下面几方面：

1. GMP 的国际化 目前 GMP 已成为国际上通用的药品生产质量管理的基本标准。但由于各国的经济地位不同，所以国家之间的管理水平和要求存在着一些差距，这也就要求低水平的管理标准要向高水平的管理标准靠拢，逐步实施到国际统一管理水平。

2. GMP 的标准化 ISO 9000 族国际标准和 ISO 14000 系列标准的推进实施，促进了 GMP 的发展，尤其是 2008 版 ISO 9000 族国际标准的影响，将使 GMP 的理论和实践发生质的飞跃。目前，各国的 GMP 具有国际性的共同特点：①强调药品生产和质量的法制管理；②强调生产人员的素质要求；③强调进行全面质量管理、全方位质量管理。

3. GMP 加强动态化管理 随着 GMP 质量管理体系的持续改进，进一步加强了厂房施工动态管理、生产过程中的动态验证（如工艺验证、清洁验证等）、工艺用水和空气净化等公用系统的动态监测。继 GMP 认证之后，我国就酝酿对药品生产企业推行更严格的操作规范，经过对前段 GMP 认证管理工作的总结，我国于 2011 年 3 月开始实施新版 GMP（即 2010 年修订）。在新版 GMP 的内容中，增加了一些动态管理要求，对企业管理水平和实施技术提出更高的而要求，为今后全面实施 cGMP 奠定基础。

4. 质量管理与环境保护相结合 ISO 14000 系列标准的出台，体现了人类环境保护意识的提高。我国已经要求药品生产企业在申请 GMP 认证时，必须通过当地环境保护评估和消防设施达标评估，否则企业不能参与认证。

（五）我国 GMP 体系的发展过程

我国提出在药品生产企业中推行 GMP 是在 20 世纪 80 年代初，比最早提出 GMP 的美国迟了 20 年。1982 年，中国医药工业公司参照一些先进国家的 GMP 制订了《药品生产管理规范》（试行稿），并开始在一些制药企业试行。1984 年，中国医药工业公司又对 1982 年的《药品生产管理规范》（试行稿）进行修改，变成《药品生产管理规范》（修订稿），经原国家医药管理局审查后，正式颁布在全国推行。1988 年，根据《药品管理法》，国家卫生部颁布了我国第一部《药品生产质量管理规范》（1988 年版），作为正式法规执行。1991 年，根据《药品管理法实施办法》的规定，原国家医药管理局成立了推行 GMP、GSP 委员会，协助原国家医药管理局，负责组织医药行业实施 GMP 和 GSP 工作。1992 年，国家卫生部又对《药品生产质量管理规范》（1988 年版）进行修订，变成《药品生产质量管理规范》（1992 年修订）。1992 年，中国医药工业公司为了使药品生产企业更好地实施 GMP，出版了 GMP 实施指南，对 GMP 中一些要求，作了比较具体的技术指导，起到比较好的效果。1993 年，原国家医药管理局制订了我国实施 GMP 的八年规划（1983 年至 2000 年）。提出"总体规划，分步实施"的原则，按剂型的先后，在规划的年限内，达到 GMP 的要求。1995 年，经国家技术监督局批准，成立了中国药品认证委员会，并开始接受企业的 GMP 认证申请和开展认证工作。1995 年至 1997 年原国家医药管理局分别制订了《粉针剂实施 < 药品生产质量管理规范 > 指南》、《大容量注射液实施 < 药品生产质量管理规范 > 指南》、《原料药实施 < 药品生产质量管理规范 > 指南》和《片剂、硬胶囊剂、颗粒剂实施 < 药品生产质量管理规范 > 指南和检查细则》等指导文件，并开展了粉针剂和大容量注射液剂型的 GMP 达标验收工作。1998 年，原国家药品监督管理局（即现国家食品药品监督管理局）总结近几年来实施 GMP 的情况，对 1992 年修订的 GMP 进行修订，于 1999 年 6 月 18 日颁布了《药品生产质量管理规范》（1998 年修订），1999 年 8 月 1 日起施行。2011 年国家卫生部颁布实施新版 GMP，使我国的 GMP 更加完善，更加符合国情、更加严谨，便于药品生产企业执行。

（六）GMP（2010 年修订）的主要特点

（1）加强了药品生产质量管理体系建设，大幅提高对企业质量管理软件方面的要求。细化了对构建实用、有效质量管理体系的要求，强化药品生产关键环节的控制和管理，以促进企业质量管理水平的提高。

（2）全面强化了从业人员的素质要求。增加了对从事药品生产质量管理人员素质要求的条款和内容，进一步明确职责。如，新版药品 GMP 明确药品生产企业的关键人员包括企业负责人、生产管理负责人、质量管理负责人、质量受权人等必须具有的资质和应履行的职责。

（3）细化了操作规程、生产记录等文件管理规定，增加了指导性和可操作性。

（4）进一步完善了药品安全保障措施。引入了质量风险管理的概念，在原辅料采购、生产工艺变更、操作中的偏差处理、发现问题的调查和纠正、上市后药品质量的监控等方面，增加了供应商审计、变更控制、纠正和预防措施、产品质量回顾分析等制新制度和措施，对各个环节可能出现的风险进行管理和控制，主动防范质量事故的发生。提高了无菌制剂生产环境标准，增加了生产环境在线监测要求，提高无菌药品的质量保证水平。

新版药品 GMP 吸收国际先进经验，结合我国国情，按照"软件硬件并重"的原则，贯彻质量风险管理和药品生产全过程管理的理念，更加注重科学性，强调指导性和可操作性，达到了与世界卫生组织药品 GMP 的一致性。

（七）世界几个国家和组织实施 GMP 年代

（1）美国 FDA 于 1963 年首先颁布了 GMP，这是世界上最早的一部 GMP，在实施过程中，经过数次修订，可以说是至今较为完善、内容较详细、标准最高的 GMP（即 cGMP）。

（2）1969 年世界卫生组织（WHO）也颁发了自己的 GMP，并向各成员国家推荐，受到许多国家和组织的重视，经过三次的修改，也是一部较全面的 GMP。

（3）1971 年，英国制订了 GMP（第一版），1977 年又修订了第二版；1983 年公布了第三版，现已由欧共体 GMP 替代。

（4）1972 年，欧共体公布了《GMP 总则》指导欧共体国家药品生产，1983 年进行了较大的修订，1989 年又公布了新的 GMP，并编制了一本《补充指南》。1992 年又公布了欧洲共同体药品生产管理规范新版本。

（5）1974 年，日本以 WHO 的 GMP 为蓝本，颁布了自己的 GMP，现已作为一个法规来执行。

（6）1988 年，东南亚国家联盟也制订了自己的 GMP，作为东南亚联盟各国实施 GMP 的文本。

此外，德国、法国、瑞士、澳大利亚、韩国、新西兰、马来西亚及台湾等国家和地区，也先后制订了 GMP，到目前为止，世界上已有 100 多个国家、地区实施了 GMP 或准备实施 GMP。

二、我国 GMP 管理的主要内容

我国的 GMP 于 1988 年正式颁布，1992、1998 年和 2010 年先后三次进行了修订，现行的 GMP（2010 年版）共有 14 章 313 条，相对于 1998 年修订的药品 GMP，篇幅大量增加。下面我们依据 GMP 内容的顺序介绍相关要求。

（一）总则

总则中主要内容有：

（1）明确制定该规范的依据是《药品管理法》和《药品管理法实施条例》。

（2）要求企业建立与本企业相适应的药品质量管理体系，该体系要涵盖影响药品质量的所有因素，包括确保药品质量符合预定用途的有组织、有计划的全部活动。

（3）阐明本规范的作用是企业质量管理体系的一部分，是对药品生产管理和质量控制的基本要求。

（4）明确制定实施本规范的目的是：最大限度地降低药品生产过程中污染、交叉污染以及混淆、差错等风险，确保持续稳定地生产出符合预定用途和注册要求的药品。

（5）强调企业应当严格执行本规范，要树立诚实守信的理念，禁止任何虚假、欺骗行为。

（二）质量管理

质量管理内容包括质量管理原则、质量保证、质量控制和质量风险管理四个部分。主要内容有：要求企业建立符合药品质量管理要求的质量目标，确保所生产的药品符合预定用途和注册要求，并将原规范中质量责任人的范围由生产企业扩展到供应商和经销商。药品生产企业要根据 GMP 要求建立相应的质量保证系统，且达到 GMP 有关药品生产质量管理的基本要求。通过前瞻或回顾的方式管理方式，在整个产品生命周期中实施质量风险管理。

（三）机构与人员

1. 机构与职责分工 要求企业建立与药品生产相适应的管理机构，并有组织机构图。企业要设立独立的质量管理部门，质量管理部门可以分别设立质量保证部门和质量控制部门，履行质量保证和质量控制的职责。各级机构和人员职责应明确，并配备足够数量且具有适当资质（含学历、培训和实践经验）的管理和操作人员。岗位职责不得遗漏，交叉的职责应当有明确规定，每个人所承担的职责不应当过多，职责通常不得委托给他人。

2. 关键人员 增加并明确关键人员概念及相互任职规定。关键人员至少应当包括企业负责人、生产管理负责人、质量管理负责人和质量受权人。关键人员要求是企业的全职人员，其中质量管理负责人和生产管理负责人不得互相兼任；质量管理负责人和质量受权人可以兼任。对企业中关键人员资质及有关要求如下：

（1）企业负责人 是药品质量的主要责任人，全面负责企业日常管理。

（2）生产管理和质量管理负责人 至少具有药学或相关专业本科学历（或中级专业技术职称或执业药师资格），具有至少三年（生产管理负责人）或五年（质量管理负责人）从事药品生产和质量管理的实践经验，其中至少有一年的药品生产管理（生产管理负责人）或质量管理（质量管理负责人）经验，接受过与所生产产品相关的专业知识培训。

（3）质量受权人 质量受权人应当至少具有药学或相关专业本科学历（或中级专业技术职称或执业药师资格），具有至少五年从事药品生产和质量管理的实践经验，从事过药品生产过程控制和质量检验工作。质量受权人要具有必要的专业理论知识，并经过与产品放行有关的培训。

3. 培训 企业要对与药品生产、质量有关的所有人员进行培训，培训的内容要与岗位的要求相适应。高风险操作区（如：高活性、高毒性、传染性、高致敏性物料的生产区）的工作人员应当接受专门的培训。

4. 人员卫生 企业要建立人员卫生操作规程，最大限度地降低人员对药品生产造成污染的风险。人员卫生操作规程要求包括与健康、卫生习惯及人员着装等相关的内容。有关具体要求主要有：①任何进入生产区的人员均要按照规定更衣；工作服的选材、式样及穿戴方式应当与所从事的工作和空气洁净度级别要求相适应。②进入洁净生产区的人员不得化妆和佩带饰物。③生产区、仓储区禁止吸烟和饮食，禁止存放食品、饮料、香烟和个人用药品等非生产用物品。④操作人员要避免裸手直接接触药品、与药品直接接触的包装材料和设备表面。⑤企业要采取适当措施，避免体表有伤口、患有传染病或其他可能污染药品疾病的人员从事直接接触药品的生产。⑥企业要对人员健康进行管理，并建立健康档案。直接接触药品的生产人员上岗前应当接受健康检查，以后每年至少进行一次健康检查。

（四）厂房与设施

1. 对厂区布局、生产环境要求 厂房的选址、设计、布局、建造、改造和维护必须符合药品生产要求，并能够最大限度地避免污染、交叉污染、混淆和差错，便于清洁、操作和维护。厂区内的地面、路面及运输等不得对药品的生产造成污染，厂区和厂房内的人、物流走向合理。要按照详细的书面操作规程对厂房定期进行清洁或必要的消毒。用于药品包装的厂房或区域应当合理设计和布局，以避免混淆或交叉污染。如同一区域内有数条包装线，应当有隔离措施。

2. 生产区主要要求 生产特殊性质的药品，如高致敏性药品（如青霉素类）或生物制品（如卡介苗或其他用活性微生物制备而成的药品），必须采用专用和独立的厂房、生产设施和设备。青霉素类药品产尘量大的操作区域应当保持相对负压，排至室外的废气应当经过净化处理并符合要求，排风口应当远离其他空气净化系统的进风口。

生产 β-内酰胺结构类药品、性激素类避孕药品必须使用专用设施（如独立的空气净化系统）和设备，并与其他药品生产区严格分开。

生产某些激素类、细胞毒性类、高活性化学药品要求使用专用设施（如独立的空气净化系统）和设备；特殊情况下，如采取特别防护措施并经过必要的验证，上述药品制剂则可通过阶段性生产方式共用同一生产设施和设备。

药品生产厂房不得用于生产对药品质量有不利影响的非药用产品。

生产区和贮存区要求有足够的空间，确保有序地存放设备、物料、中间产品、待包装产品和成品，避免不同产品或物料的混淆、交叉污染，避免生产或质量控制操作发生遗漏或差错。

洁净区与非洁净区之间、不同级别洁净区之间的压差要不低于 10 帕斯卡。必要时，相同洁净度级别的不同功能区域（操作间）之间也要保持适当的压差梯度。

口服液体和固体制剂、腔道用药（含直肠用药）、表皮外用药品等非无菌制剂生产的暴露工序区域及其直接接触药品的包装材料最终处理的暴露工序区域，要参照"无菌药品"注附录中 D 级洁净区的要求设置。

注：无菌药品生产所需的洁净区的级别及适用范围

无菌药品生产所需的洁净区可分为以下 4 个级别：

A 级：高风险操作区，如灌装区、放置胶塞桶和与无菌制剂直接接触的敞口包装容器的区域及无菌装配或连接操作的区域，应当用单向流操作台（罩）维持该区的环境状态。单向流系统在其工作区域必须均匀送风，风速为 0.36~0.54m/s（指导值）。应当有数据证明单向流的状态并经过验证。在密闭的隔离操作器或手套箱内，可使用较低的风速。

B 级：指无菌配制和灌装等高风险操作 A 级洁净区所处的背景区域。

C 级和 D 级：指无菌药品生产过程中重要程度较低操作步骤的洁净区。

以上各级别空气悬浮粒子的标准规定如表 7-1：

表1 各级别空气悬浮粒子的标准规定

洁净度级别	悬浮粒子最大允许数/立方米			
	静 态		动 态	
	≥0.5μm	≥5.0μm[2]	≥0.5μm	≥5.0μm
A 级	3520	20	3520	20
B 级	3520	29	352000	2900
C 级	352000	2900	3520000	29000
D 级	3520000	29000	不作规定	不作规定

洁净区的内表面（墙壁、地面、天棚）要求平整光滑、无裂缝、接口严密、无颗粒物脱落，避免积尘，便于有效清洁，必要时应当进行消毒。各种管道、照明设施、风口和其他公用设施的设计和安装要求避免出现不易清洁的部位，并应尽可能在生产区外部对其进行维护。排水设施应当大小适宜，并安装防止倒灌的装置。应尽可能避免明沟排水；不可避免时，明沟宜浅，以方便清洁和消毒。产尘操作间（如干燥物料或产品的取样、称量、混合、包装等操作间）要求保持相对负压或采取专门的措施，防止粉尘扩散、避免交叉污染并便于清洁。

3. 仓储区主要要求 仓储区要求有足够的空间，确保有序存放待验、合格、不合格、退货或召回的原辅料、包装材料、中间产品、待包装产品和成品等各类物料和产品。仓储区应能够满足物料或产品的贮存条件（如温湿度、避光）和安全贮存的要求。高活性的物料或产品以及印刷包装材料应当贮存于安全的区域。通常要求有单独的物料取样区，取样区的空气洁净度级别应当与生产要求一致。

4. 质量控制区主要要求 质量控制实验室通常应当与生产区分开。生物检定、微生物和放射性同位素的实验室还应当彼此分开。必要时，应设置专门的仪器室，使灵敏度高的仪器免受静电、震动、潮湿或其他外界因素的干扰。实验动物房要与其他区域严格分开。

5. 辅助区 休息室的设置不能对生产区、仓储区和质量控制区造成不良影响。更衣室和盥洗室要方便人员进出，并与使用人数相适应，盥洗室不得与生产区和仓储区直接相通。维修间要求尽可能远离生产区，存放在洁净区内的维修用备件和工具，应当放置在专门的房间或工具柜中。

（五）设备

设备的设计、选型、安装、改造和维护必须符合预定用途，要建立设备使用、清洁、维护和维修的操作规程，并保存相应的操作记录。

生产设备不得对药品质量产生任何不利影响，要配备有适当量程和精度的衡器、量具、仪器和仪表。要选择适当的清洗、清洁设备，并防止生产设备成为污染源。生产用模具的采购、验收、保管、维护、发放及报废要制定相应操作规程，设专人专柜保管，并有相应记录。

主要生产和检验设备都应当有明确的操作规程，生产设备清洁的操作规程要规定具体而完整的清洁方法、清洁用设备或工具、清洁剂的名称和配制方法、去除前一批次标识的方法、保护已清洁设备在使用前免受污染的方法、已清洁设备最长的保存时限、使用前检查设备清洁状况的方法，使操作者能以可重现的、有效的方式对各类设备进行清洁。

生产设备应当有明显的状态标识，标明设备编号和内容物（如名称、规格、批号）；没有内容物的应当标明清洁状态，主要固定管道应当标明内容物名称和流向。

要按照操作规程和校准计划定期对生产和检验用衡器、量具、仪表、记录和控制设备以及仪器进行校准和检查，确保生产和检验使用的关键衡器、量具、仪表、记录和控制设备以及仪器经过校准，所得出的数据准确、可靠。

制药用水应当适合其用途，并符合《中华人民共和国药典》的质量标准及相关要求。制药用水至少应当采用饮用水。纯化水、注射用水储罐和输送管道所用材料应当无毒、耐腐蚀，储罐的通气口应当安装不脱落纤维的疏水性除菌滤器，管道的设计和安装要避免死角、盲管。纯化水、注射用水的制备、贮存和分配要能够防止微生物的滋生。纯化水可采用循环，注射用水可采用70℃以上保温循环储存。要求对制药用水及原水的水质进行定期监测，并有相应的记录。

（六）物料与产品

药品生产所用的原辅料、与药品直接接触的包装材料要求符合相应的质量标准。药品上直接印字所用油墨要求符合食用标准要求。

要建立物料和产品的操作规程，确保物料和产品的正确接收、贮存、发放、使用和发运，防止污染、交叉污染、混淆和差错。物料供应商的确定及变更要进行质量评估，并经质量管理部门批准后方可采购，物料和产品的运输要能够满足其保证质量的要求。物料和产品要根据其性质有序分批贮存和周转，发放及发运要求符合先进先出和近效期先出的原则。

仓储区内的原辅料要求有适当的标识，并至少标明下述内容：①指定的物料名称和企业内部的物料代码；②企业接收时设定的批号；③物料质量状态（如待验、合格、不合格、已取样）；④有效期或复验期。只有经质量管理部门批准放行并在有效期或复验期内的原辅料方可使用。

配制的每一物料及其重量或体积应当由他人独立进行复核，并有复核记录。

与药品直接接触的包装材料和印刷包装材料的管理和控制要求与原辅料相同。

印刷包装材料的版本变更时，应当采取措施，确保产品所用印刷包装材料的版本正确无误。

印刷包装材料要求由专人保管，并按照操作规程和需求量发放。过期或废弃的印刷包装材料要予以销毁并记录。

成品的贮存条件应当符合药品注册批准的要求。麻醉药品、精神药品、医疗用毒性药品（包括药材）、放射性药品、药品类易制毒化学品及易燃、易爆和其他危险品的验收、贮存、管理应当执行国家有关的规定。

不合格的物料、中间产品、待包装产品和成品的每个包装容器上均应当有清晰醒目的标志，并在隔离区内妥善保存。

制剂产品不得进行重新加工。不合格的制剂中间产品、待包装产品和成品一般不得进行返工。只有不影响产品质量、符合相应质量标准，且根据预定、经批准的操作规程以及对相关风险充分评估后，才允许返工处理，返工应当有相应记录。对返工或重新加工或回收合并后生产的成品，质量管理部门要考虑需要进行额外相关项目的检验和稳定性考察。

（七）确认与验证

企业通过确认或验证工作，证明有关操作的关键要素能够得到有效控制。企业的厂房、设施、设备和检验仪器要经过确认；生产、操作和检验中涉及的生产工艺、操作规程和检验方法要经过验证，并保持持续的验证状态。

采用新的生产处方或生产工艺前，要验证其常规生产的适用性。影响产品质量的主要因素，如原辅料、与药品直接接触的包装材料、生产设备、生产环境（或厂房）、生产工艺、检验方法等发生变更时，要进行确认或验证。必要时，还应当经药品监督管理部门批准。

清洁方法应当经过验证，证实其清洁的效果，以有效防止污染和交叉污染。

确认和验证不是一次性的行为。首次确认或验证后，要根据产品质量回顾分析情况进行再确认或再验证。关键的生产工艺和操作规程应定期进行再验证，确保其能够达到预期结果。

（八）文件管理

文件是质量保证系统的基本要素，企业必须有内容正确的书面质量标准、生产处方和工艺规程、操作规程以及记录等文件。文件的内容应与药品生产许可、药品注册等相关要求一致，并有助于追溯每批产品的历史情况。文件的起草、修订、审核、批准、替换或撤销、复制、保管和销毁等应当按照操作规程管理，并有相应的文件分发、撤销、复制、销毁记录。文件应当定期审核、修订；文件修订后，要求按照规定管理，防止旧版文件的误用。分发、使用的文件应为批准的现行文本，已撤销的或旧版文件除留档备查外，不得在工作现场出现。

与本规范有关的每项活动均要求有记录，以保证产品生产、质量控制和质量保证等活动可以追溯。记录应当留有填写数据的足够空格。记录要求及时填写，内容真实，字迹清晰、易读，不易擦除。应尽可能采用生产和检验设备自动打印的记录、图谱和曲线图等数据记录。记录要求保持清洁，不得撕毁和任意涂改。记录填写的任何更改都要求签注姓名和日期，并使原有信息仍清晰可辨，必要时，应说明更改的理由。记录如需重新誊写，则原有记录不得销毁，应作为重新誊写记录的附件保存。

每批药品要求有批记录，包括批生产记录、批包装记录、批检验记录和药品放行审核记录等与本批产品有关的记录。

物料和成品要求有经批准的现行质量标准；必要时，中间产品或待包装产品也应有质量标准。

每种药品的每个生产批量均要求有经企业批准的工艺规程，不同药品规格的每种包装形式均要有各自的包装操作要求。工艺规程的制定应当以注册批准的工艺为依据，工艺规程不得任意更改。如需更改，应当按照相关的操作规程修订、审核、批准。制剂的工艺规程的内容至少要求包括以下内容：①生产处方；②生产操作要求；③包装操作要求。

操作规程的内容要求包括：题目、编号、版本号、颁发部门、生效日期、分发部门以及制定人、审核人、批准人的签名等，并注明日期，标题、正文及变更历史。

厂房、设备、物料、文件和记录要求有编号（或代码），并制定编制编号（或代码）的操作规程，确保编号（或代码）的唯一性。

（九）生产管理

所有药品的生产和包装均要求按照批准的工艺规程和操作规程进行操作并有相关记录，以确保药品达到规定的质量标准，并符合药品生产许可和注册批准的要求。生产批次的划分要求能够确保同一批次产品质量和特性的均一性。每批药品均要求编制唯一的批号，除另有法定要求外，生产日期不得迟于产品成型或灌装（封）前经最后混合的操作开始日期，不得以产品包装日期作为生产日期。

每批产品要求检查产量和物料平衡，确保物料平衡符合设定的限度。

不得在同一生产操作间同时进行不同品种和规格药品的生产操作，除非没有发生混淆或交叉污染的可能。

在生产的每一阶段，应当保护产品和物料免受微生物和其他污染。容器、设备或设施所用标识要求清晰明了，标识的格式应经企业相关部门批准，除在标识上使用文字说明外，还可采用不同的颜色区分被标识物的状态（如待验、合格、不合格或已清洁等）。每次生产结束后要求进行清场，确保设备和工作场所没有遗留与本次生产有关的物料、产品和文件，下次生产开始前，应当对前次清场情况进行确认。生产厂房应当仅限于经批准的人员出入。

生产开始前要进行检查，确保设备和工作场所没有上批遗留的产品、文件或与本批产品生产无关的物料，设备处于已清洁及待用状态。生产操作前，还要核对物料或中间产品的名称、代码、批号和标识，确保生产所用物料或中间产品正确且符合要求。

每批药品的每一生产阶段完成后必须由生产操作人员清场，并填写清场记录。清场记录内容包括：操作间编号、产品名称、批号、生产工序、清场日期、检查项目及结果、清场负责人及复核人签名。清场记录应当纳入批生产记录。

包装材料上印刷或模压的内容要求清晰，不易褪色和擦除。包装结束时，已打印批号的剩余包装材料要由专人负责全部计数销毁，并有记录，并将未打印批号的印刷包装材料按照操作规程退库。

（十）质量控制与质量保证

质量控制实验室的人员、设施、设备要求与产品性质和生产规模相适应，企业通常不得进行委托检验，确需委托检验的，要求按照本规范第十一章中委托检验部分的规定。

质量控制实验室应当配备药典、标准图谱等必要的工具书，以及标准品或对照品等相关的标准物质，标准品或对照品应当按照规定贮存和使用。企业应当确保药品按照注册批准的方法进行全项检验，质量控制实验室要建立检验结果超标调查的操作规程，任何检验结果超标都必须按照操作规程进行完整的调查，并有相应的记录。

企业按规定保存的、用于药品质量追溯或调查的物料、产品样品为留样。用于产品稳定性考察的样品不属于留样。制剂生产用每批原辅料和与药品直接接触的包装材料均要求有留样（与药品直接接触的包装材料，如成品已有留样，可不必单独留样。）。

物料的放行要求至少符合以下要求：①物料的质量评价内容应当至少包括生产商的检验报告、物料包装完整性和密封性的检查情况和检验结果；②物料的质量评价应当有明确的结论，如批准放行、不合格或其他决定；③物料应当由指定人员签名批准放行。

产品的放行要求至少符合以下要求：①在批准放行前，对每批药品进行质量评价，保证药品及其生产应当符合注册和本规范要求；②药品的质量评价要求有明确的结论，如批准放行、不合格或其他决定；③每批药品均应当由质量受权人签名批准放行；④疫苗类制品、血液制品、用于血源筛查的体外诊断试剂以及国家食品药品监督管理局规定的其他生物制品放行前还应当取得批签发合格证明。

持续稳定性考察的目的是在有效期内监控已上市药品的质量，以发现药品与生产相关的稳定性问题（如杂质含量或溶出度特性的变化），并确定药品能够在标示的贮存条件下，符合质量标准的各项要求。持续稳定性考察主要针对市售包装药品，但也需兼顾待包装产品。持续稳定性考察的时间要涵盖药品有效期。

企业要建立变更控制系统，对所有影响产品质量的变更进行评估和管理。对需要经药品监督管理部门批准的变更要在得到批准后方可实施。

各部门负责人要确保所有人员正确执行生产工艺、质量标准、检验方法和操作规程，防止偏差的产生，如有偏差产生，任何偏差都要评估其对产品质量的潜在影响。

质量管理部门要求对所有生产用物料的供应商进行质量评估,会同有关部门对主要物料供应商(尤其是生产商)的质量体系进行现场质量审计,并对质量评估不符合要求的供应商行使否决权。主要物料的确定应当综合考虑企业所生产的药品质量风险、物料用量以及物料对药品质量的影响程度等因素。质量管理部门对物料供应商的评估至少要包括:供应商的资质证明文件、质量标准、检验报告、企业对物料样品的检验数据和报告。质量管理部门应与主要物料供应商签订质量协议,在协议中明确双方所承担的质量责任。

应当建立药品不良反应报告和监测管理制度,设立专门机构并配备专职人员负责管理。发现或怀疑某批药品存在缺陷,应考虑检查其他批次的药品,查明其是否受到影响。

(十一) 委托生产与委托检验

为确保委托生产产品的质量和委托检验的准确性和可靠性,委托方和受托方必须签订书面合同,明确规定各方责任、委托生产或委托检验的内容及相关的技术事项。

(十二) 产品发运与召回

企业要求建立产品召回系统,必要时可迅速、有效地从市场召回任何一批存在安全隐患的产品。每批产品均应当有发运记录,药品发运的零头包装只限两个批号为一个合箱,合箱外应当标明全部批号,并建立合箱记录。

因产品存在安全隐患的要从市场召回,并立即向当地药品监督管理部门报告。对已召回的产品要有标识,且单独、妥善贮存,等待最终处理决定。

(十三) 自检

质量管理部门要定期组织对企业进行自检,监控本规范的实施情况,评估企业是否符合本规范要求,并提出必要的纠正和预防措施。自检可由企业指定人员进行独立、系统、全面进行,也可由外部人员或专家进行独立的质量审计。

(十四) 附则

本规范为药品生产质量管理的基本要求。对无菌药品、生物制品、血液制品等药品或生产质量管理活动的特殊要求,由国家食品药品监督管理局以附录方式另行制定。

在附则中明确了规范中使用的术语(按汉语拼音排序)含义:

(1) 包装 待包装产品变成成品所需的所有操作步骤,包括分装、贴签等。但无菌生产工艺中产品的无菌灌装,以及最终灭菌产品的灌装等不视为包装。

(2) 包装材料 药品包装所用的材料,包括与药品直接接触的包装材料和容器、印刷包装材料,但不包括发运用的外包装材料。

(3) 操作规程 经批准用来指导设备操作、维护与清洁、验证、环境控制、取样和检验等药品生产活动的通用性文件,也称标准操作规程。

(4) 产品 包括药品的中间产品、待包装产品和成品。

(5) 产品生命周期 产品从最初的研发、上市直至退市的所有阶段。

(6) 成品 已完成所有生产操作步骤和最终包装的产品。

(7) 重新加工 将某一生产工序生产的不符合质量标准的一批中间产品或待包装产品的一部分或全部,采用不同的生产工艺进行再加工,以符合预定的质量标准。

(8) 待包装产品 尚未进行包装但已完成所有其他加工工序的产品。

(9) 待验 指原辅料、包装材料、中间产品、待包装产品或成品,采用物理手段或其他有效方式将其隔离或区分,在允许用于投料生产或上市销售之前贮存、等待作出放行决定的状态。

（10）发放 指生产过程中物料、中间产品、待包装产品、文件、生产用模具等在企业内部流转的一系列操作。

（11）复验期 原辅料、包装材料贮存一定时间后，为确保其仍适用于预定用途，由企业确定的需重新检验的日期。

（12）发运 指企业将产品发送到经销商或用户的一系列操作，包括配货、运输等。

（13）返工 将某一生产工序生产的不符合质量标准的一批中间产品或待包装产品、成品的一部分或全部返回到之前的工序，采用相同的生产工艺进行再加工，以符合预定的质量标准。

（14）放行 对一批物料或产品进行质量评价，作出批准使用或投放市场或其他决定的操作。

（15）高层管理人员 在企业内部最高层指挥和控制企业、具有调动资源的权力和职责的人员。

（16）工艺规程 为生产特定数量的成品而制定的一个或一套文件，包括生产处方、生产操作要求和包装操作要求，规定原辅料和包装材料的数量、工艺参数和条件、加工说明（包括中间控制）、注意事项等内容。

（17）供应商 指物料、设备、仪器、试剂、服务等的提供方，如生产商、经销商等。

（18）回收 在某一特定的生产阶段，将以前生产的一批或数批符合相应质量要求的产品的一部分或全部，加入到另一批次中的操作。

（19）计算机化系统 用于报告或自动控制的集成系统，包括数据输入、电子处理和信息输出。

（20）交叉污染 不同原料、辅料及产品之间发生的相互污染。

（21）校准 在规定条件下，确定测量、记录、控制仪器或系统的示值（尤指称量）或实物量具所代表的量值，与对应的参照标准量值之间关系的一系列活动。

（22）阶段性生产方式 指在共用生产区内，在一段时间内集中生产某一产品，再对相应的共用生产区、设施、设备、工器具等进行彻底清洁，更换生产另一种产品的方式。

（23）洁净区 需要对环境中尘粒及微生物数量进行控制的房间（区域），其建筑结构、装备及其使用应当能够减少该区域内污染物的引入、产生和滞留。

（24）警戒限度 系统的关键参数超出正常范围，但未达到纠偏限度，需要引起警觉，可能需要采取纠正措施的限度标准。

（25）纠偏限度 系统的关键参数超出可接受标准，需要进行调查并采取纠正措施的限度标准。

（26）检验结果超标 检验结果超出法定标准及企业制定标准的所有情形。

（27）批 经一个或若干加工过程生产的、具有预期均一质量和特性的一定数量的原辅料、包装材料或成品。为完成某些生产操作步骤，可能有必要将一批产品分成若干亚批，最终合并成为一个均一的批。在连续生产情况下，批必须与生产中具有预期均一特性的确定数量的产品相对应，批量可以是固定数量或固定时间段内生产的产品量。

（28）批号 用于识别一个特定批的具有唯一性的数字和（或）字母的组合。

（29）批记录 用于记述每批药品生产、质量检验和放行审核的所有文件和记录，可追溯所有与成品质量有关的历史信息。

（30）气锁间　设置于两个或数个房间之间（如不同洁净度级别的房间之间）的具有两扇或多扇门的隔离空间。设置气锁间的目的是在人员或物料出入时，对气流进行控制。气锁间有人员气锁间和物料气锁间。

（31）企业　在本规范中如无特别说明，企业特指药品生产企业。

（32）确认　证明厂房、设施、设备能正确运行并可达到预期结果的一系列活动。

（33）退货　将药品退还给企业的活动。

（34）文件　本规范所指的文件包括质量标准、工艺规程、操作规程、记录、报告等。

（35）物料　指原料、辅料和包装材料等。

（36）物料平衡　产品或物料实际产量或实际用量及收集到的损耗之和与理论产量或理论用量之间的比较，并考虑可允许的偏差范围。

（37）污染　在生产、取样、包装或重新包装、贮存或运输等操作过程中，原辅料、中间产品、待包装产品、成品受到具有化学或微生物特性的杂质或异物的不利影响。

（38）验证　证明任何操作规程（或方法）、生产工艺或系统能够达到预期结果的一系列活动。

（39）印刷包装材料　指具有特定式样和印刷内容的包装材料，如印字铝箔、标签、说明书、纸盒等。

（40）原辅料　除包装材料之外，药品生产中使用的任何物料。

（41）中间产品　指完成部分加工步骤的产品，尚需进一步加工方可成为待包装产品。

（42）中间控制　也称过程控制，指为确保产品符合有关标准，生产中对工艺过程加以监控，以便在必要时进行调节而做的各项检查。可将对环境或设备控制视作中间控制的一部分。

为使 GMP 得到有效实施，根据卫生部令第 79 号《药品生产质量管理规范（2010 年修订）》第三百一十条规定，国家食品药品监督管理局发布无菌药品、原料药、生物制品、血液制品及中药制剂等 5 个附录，作为《药品生产质量管理规范（2010 年修订)》配套文件，并自 2011 年 3 月 1 日起施行。有关附录内容不在此进行介绍。

三、GMP 认证管理

（一）认证

"认证"一词的英文原意是一种出具证明文件的行动。ISO/IEC 指南 2 中关于"认证"的定义是："第三方依据程序对产品、过程或服务符合规定的要求给予书面保证（合格证书）"。

举例来说，对第一方（供方或卖方）生产的产品 A，第二方（需方或买方）无法判定其品质是否合格，而由第三方来判定。第三方既要对第一方负责，又要对第二方负责，不偏不倚，出具的证明要能获得双方的信任，这样的活动就叫做"认证"。

这就是说，第三方的认证活动必须公开、公正、公平，才能有效。这就要求第三方必须有绝对的权力和威信，必须独立于第一方和第二方之外，必须与第一方和第二方没有经济上的利害关系，或者有同等的利害关系，或者有维护双方权益的义务和责任，才能获得双方的充分信任。

（二）质量体系认证

质量体系认证是认证的一种类型。质量体系认证具有以下特征：

（1）认证的对象是质量体系，更准确地说，是企业质量体系中影响持续按需方的要求提供产品或服务的能力的某些要素，即质量保证能力。

（2）实行质量体系认证的基础是必须有关于质量体系的国家标准。国际标准化组织 1987 年 3 月发布的 ISO 9000 质量管理和质量保证系列标准（2000 年修订为第三版），为各国开展质量体系认证提供了基础。申请认证的企业应以系统标准为指导，建立适用的质量体系；认证机构则按系列标准中的质量管理体系标准要求进行检查评定。

（3）鉴定质量体系是否符合标准要求的方法是质量体系审核。由认证机构委派注册审核员对申请企业的质量体系进行检查评定，提交审核报告，提出审核结论。

（4）证明取得质量体系认证资格的方式是质量体系认证证书和体系认证标记。证书和标记只证明该企业的质量体系符合质量管理体系标准，不证明该企业生产的任何产品符合产品标准。因此，质量体系认证的证书和标记都不能用于产品，不能使人产生产品质量符合标准规定要求的误解。

（5）质量体系认证是第三方从事的活动。第三方是指独立于第一方（供方）和第二方（需方）之外的一方，他与第一方和第二方既无行政上的隶属关系，又无经济上的利害关系。强调体系认证要由第三方实施，是为了确保认证活动的公正性。

（三）药品认证

在《药品管理法实施条例》第 83 条中有关的定义是：药品认证是指药品监督管理部门对药品研制、生产、经营、使用单位实施相应质量管理规范进行检查、评价并决定是否发给相应认证证书的过程。

（四）GMP 认证

《药品 GMP 认证管理办法》中的定义是：药品 GMP 认证是国家对药品生产企业监督检查的一种手段，是对药品生产企业（车间）实施 GMP 情况的检查认可过程。

（五）我国 GMP 认证管理的职责部门

1. 国家级管理部门　国家级管理部门得主要职责是：

（1）国家食品药品监督管理局（SFDA）负责全国生产注射剂、放射性药品和国务院药品监督管理部门规定的生物制品的药品生产企业的 GMP 认证工作。

（2）负责全国药品 GMP 检查员的培训、考核和聘任。

（3）负责国际药品贸易中药品 GMP 互认工作。

（4）国家食品药品监督管理局药品认证管理中心（以下简称"局认证中心"）承办药品 GMP 认证具体工作。

2. 省级（省、直辖市、自治区）管理部门　省级管理部门得主要职责是：

（1）省级以上人民政府药品监督管理部门，按照《药品生产质量管理规范》和国务院药品监督管理部门规定的实施办法和实施步骤，组织对药品生产企业（生产注射剂、放射性药品和国务院药品监督管理部门规定的生物制品的药品生产企业除外）的认证工作，并将认证检查结果报国家药品监督管理部门备案。

（2）对符合《药品生产质量管理规范》的药品生产企业发给认证证书（《药品生产质量管理规范》认证证书的格式由国家食品药品监督管理局统一规定）。

（3）负责本辖区生产注射剂、放射性药品和国务院药品监督管理部门规定的生物制品的药品生产企业 GMP 认证的资料初审。

（4）负责本辖区药品生产企业实施 GMP 监督管理工作。

3. 市级管理部门 市级药品监督管理部门负责本辖区药品生产企业 GMP 认证的资料初审及日常监督管理工作。

（六）GMP 认证的工作程序

1. 认证申请 申请药品 GMP 认证的药品生产企业（车间），应按规定填报《药品 GMP 认证申请书》一式二份，并报送以下资料（资料要求汇编成册）。

（1）《药品生产企业许可证》和《营业执照》（复印件）。

（2）药品生产管理和质量管理自查情况（包括企业概况、GMP 实施情况及培训情况）。

（3）药品生产企业（车间）的负责人、检验人员文化程度登记表；高、中、初技术人员的比例情况表。

（4）药品生产企业（车间）生产的组织机构图（包括各组织部门的功能及相互关系，部门负责人）。

（5）药品生产企业（车间）生产的所有剂型和品种表。

（6）药品生产企业（车间）的环境条件、仓储及总平面布置图。

（7）药品生产车间概况及工艺布局平面图（包括更衣室、盥洗间、人流和物料通道、气闸等，并标明空气洁净度等级）。

（8）生产剂型或品种工艺流程图，并注明主要过程控制点。

（9）药品生产企业（车间）的关键工序，主要设备验证情况和检验仪器、仪表校验情况。

（10）药品生产企业（车间）生产管理、质量管理文件目录。

新开办的药品生产企业（车间）申请 GMP 认证，除报送上述（2）至（10）项规定的资料外，还须报送开办药品生产企业（车间）批准立项文件和拟生产的品种或剂型 3 批试生产记录。

生产注射剂、放射性药品和国务院药品监督管理部门规定的生物制品的药品生产企业将上述资料报送省级药品监督管理部门进行资料初审，其他药品生产企业将上述资料报送市级药品监督管理部门进行资料初审。

2. 资料审查与现场检查

（1）生产注射剂、放射性药品和国务院药品监督管理部门规定的生物制品的药品生产企业的 GMP 认证资料审查与现场检查：①国家食品药品监督管理局认证中心对药品生产企业所报资料进行技术审查，对符合要求的，实施现场检查。②国家食品药品监督管理局认证中心负责组织现场检查，现场检查组由国家食品药品监督管理局药品 GMP 检查员组成，现场检查实行组长负责制。

（2）除生产注射剂、放射性药品和国务院药品监督管理部门规定的生物制品的药品生产企业以外的药品生产企业的 GMP 认证资料审查与现场检查。即：①省级食品药品监督管理局认证中心对药品生产企业所报资料进行技术审查，对符合要求的，实施现场检查；②省级食品药品监督管理局认证中心负责组织现场检查，现场检查组由国家食品药品监督管理局药品 GMP 检查员组成，现场检查实行组长负责制。

3. 审批与发证

（1）现场检查后，检查组根据现场检查实际情况，向认证中心报送检查报告。

（2）生产注射剂、放射性药品和国务院药品监督管理部门规定的生物制品的药品生产企业，由国家食品药品监督管理局认证中心根据检查组现场检查报告，提出审核意见，提交国家食品药品监督管理局审批。国家食品药品监督管理局对认证合格的企业（车间）颁发《药品 GMP 证书》，并予以公告。

（3）其他药品生产企业，由省级食品药品监督管理局认证中心根据检查组现场检查报告，提出审核意见，提交省级食品药品监督管理局审批，省级食品药品监督管理局将审批结果报国家食品药品监督管理局备案。国家食品药品监督管理局对认证合格的企业（车间）颁发《药品 GMP 证书》，并予以公告。

（4）认证不合格的企业可以进行再次认证，再次认证申请与上次认证申请的时间间隔应在一年以上。

4. GMP 证书有效期及到期换证

《药品 GMP 认证证书》有效期为五年。新开办的药品生产企业（车间）《药品 GMP 认证证书》有效期为一年，期满复查合格后，颁发的《药品 GMP 认证证书》有效期为五年。

《药品 GMP 认证证书》有效期满前 3 个月，由药品生产企业提出申请，按药品 GMP 认证工作程序重新检查、换证。

5. 监督管理

省级药品监督管理部门负责本辖区获得 GMP 认证证书企业（车间）的监督检查工作。在证书有效期内，每两年检查一次。检查报告经局认证中心审核后报国家食品药品监督管理局。

国家食品药品监督管理局必要时对取得《药品 GMP 认证证书》的企业（车间）进行抽查。对违反国家食品药品监督管理有关规定的或经监督检查不符合 GMP 要求的获证企业，将撤销其《药品 GMP 认证证书》。

四、cGMP 认证进展

继 GMP 认证之后，我国酝酿对药品生产企业推行更严格的操作规范，即 cGMP 认证（动态药品生产管理规范）。国家食品药品监督管理局药品认证中心有关领导表示，准备开展的 cGMP 认证标准，是在原来的 GMP 标准基础上，参考欧美认证标准对条文进行修订，提出更高的认证要求，其重心在于生产软件方面。目前，cGMP 标准研究已被提上日程，国内药品生产企业还将面临更高水准的考验。

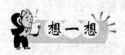 想一想

1. 药品生产的概念与特点。
2. 质量的概念。
3. 管理的概念。
4. 全面质量管理的特点。
5. GMP 管理的意义。
6. 洁净室（区）的级别划分及技术指标。
7. 新版药品 GMP 修订的主要特点。
8. 我国新版 GMP 文件的结构。
9. GMP 中使用的术语含义。

（张琦岩）

第八章 药品经营管理

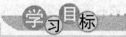

掌握: 1. 药品经营的概念与特点。
　　　2. 药品市场的特点。
　　　3. 药品经营中的禁止性规定。
　　　4. 药品零售连锁企业的管理。
　　　5. GSP 质量管理的内涵。
　　　6. 我国 GSP 管理的主要内容。
　　　7. 药品流通的特点。
熟悉: 1. 药品市场营销的作用与影响药品市场营销的因素。
　　　2. 申领《药品经营许可证》的条件。
　　　3. 监督检查的主要内容。
　　　4. 实施 GSP 的意义。
　　　5. 我国现行 GSP 的特点。
　　　6. 药品流通监督管理的主要内容。
了解: 1. 申领《药品经营许可证》的程序。
　　　2. 《药品经营许可证》的变更与换发管理。
　　　3. 市场的含义。
　　　4. GSP 将带来的转变。
　　　5. 药品经营质量管理规范认证管理要求。
　　　6. 药品交易中的电子商务。

第一节 概　述

一、药品的经营方式

　　药品作为一种商品,从生产企业出厂后,可能要经过多个流通环节才能到达患者即消费者手中。药品成为商品后的转移工作由药品经营企业来完成,药品经营企业根据经营方式分为药品批发企业与药品零售企业,医疗机构也是药品流通过程的重要参与部门。

　　药品的经营方式可分为批发与零售两大类。批发,是指成批量的大型购销活动。企业与企业之间,企业与医疗机构之间均采用批发形式的商业活动。批发经营企业对商品一般不作拆包处理,批发价格低于零售价格。零售,是直接面对消费者的买卖活动。出售数量一般以执业医师(或执业助理医师)处方和治疗疗程用量为售货单位,生产企业多根据使用剂量设计出供零售的小包装。零售药店根据消费者的需要会拆包销售，提供散装药品，但包装上要注明药品名称、用法、用量及有效期。药品零售连锁经营，是一种在同一总部管理下，统一采购，统一配送，实际上实行购销分离的经营方式。连锁企业的配送中心不得向该企业外的药店进行批发、配送；连锁企业的各门店不得自行采购药品。

二、药品经营的概念、特点

经营，意指筹划、谋求并经管办理。经营企业指从事商品流通业务的经济实体。本章所称的药品经营企业指从事药品流通的专营和兼营企业。

药品经营企业分为药品经营批发企业和药品经营零售企业。习惯上称前者为医药公司或中药材公司；习惯称后者为零售药店。零售药店根据其业务方式的不同和管理隶属关系不同又分为连锁药店、独立药店和医疗保险定点药店。连锁药店由经营总部统一进货、统一定价、统一管理；独立药店可自行购货；医疗保险定点药店是经当地劳动保障统筹行政部门审查，确定为医疗保险参保人员提供处方外配服务的零售药店。

药品经营企业其经营范围以其申报批准的《药品经营许可证》上注册内容为准。药品经营企业依据其取得的《药品经营许可证》上的经营范围从事药品经营活动，是实行自主经营、独立核算、自负盈亏，并具有法人资格的经济实体。依照《药品管理法》，当国内发生重大灾情疫情及其他突发事件，国家可以紧急调用企业药品。

药品从生产企业出厂后，经过商业渠道多次转运才能到达消费者手中，药品经营企业对药品的采购、验收、储存、养护、出库、运输、送货以及药品的广告、定价、销售、售后服务等进行一系列活动被称为药品经营。药品经营活动有以下特点：

（1）专业性强　药品经营的品种繁多，对商品质量要求较高。为保障人民用药安全有效，药品在流通过程中要确保其不变质，经营企业要有保证药品质量的环境、设施、设备以及相应的管理规章制度，药品经营人员必须具备相应的药学专业知识。例如，药品储存要求分类摆放，有些特殊管理的药品还要设专库、专人保管。药品储存期间要注意环境温、湿度变化，有些药品还必须低温冷藏保存。药品储存期还要防虫、鼠咬、防霉变，防污损。药品还有有效期管理的规定，出库时要近效期先出等。这些专业性很强的要求，在以后章节还要详细介绍。

（2）政策性强　药品经营企业必须依法经营，必须接受国家药品监督部门的监督和抽查。在药品的采购、验收、储存、养护、运输、送货、售后管理等各环节都要按照《药品经营质量管理规范》（简称 GSP）执行，否则，轻者被处罚，限期整改；重者被吊销药品经营许可证。

（3）具有综合性　凡是从事药品生产、经营的企业和个人都必须保证药品质量，保障人体用药安全，维护人民身体健康和用药的合法权益。人体患病、天灾人祸等有许多事情是无法预测的，要做到在任何时候药品都能及时供应，就必须保证药品有一定的储存量，而药品品种规格众多，且药品质量保证都有"有效期"。因此，一方面要有一定量的储备，以防不测，做到药等病，而不能病等药；另一方面，企业为追求利润而尽量减少库存，甚至提出"零库存"的经营思想，特别是有效期的药品，更力求降低药品在储存期间失效的经济风险，这要求药品经营企业要处理好企业经济利益和社会用药之间的关系。

药品经营企业除做好药品的购、销、储外，还要与金融、交通运输等行业打交道。因为药品的专业性强，药品经营企业还要策划好对医师、对患者的药品信息宣传工作。为保障人民的用药安全，医药经营企业必须加强药品售后服务，跟踪收集药品的不良反应信息，一旦发现情况要及时向有关部门报告，并做好善后处理工作。药品经营活动是复杂的，是多方位的，是多学科的综合工程。

第二节 药品市场营销

一、药品市场概述

（一）市场的含义

市场是商品经济的一个范畴，是由社会分工和商品交换而产生和发展起来的，是社会生产力在一定发展阶段的产物。市场通常泛指商品流通领域。其含义可归纳如下：

1. 市场是商品交换的场所 市场指在某一特定场所集中货物，便于买卖双方进行交易。此处所强调的是交易活动的地点，被称为狭义的市场概念。

2. 市场是指商品行销的区域 我们平时所谈的"国内市场"、"国际市场"、"北方市场"等等，是指商品行销按地理区域划分的某一范围。

3. 市场是指在一定时间、地点条件下，具有一定购买力、购买欲望的消费群体 这里所指消费群体，强调的是购买能力的需求。

4. 市场是指商品供求关系的总和 市场交换活动，从本质上看，是交易双方为维护再生产，通过商品的形式进行劳动交换，体现为商品的供求关系，从而构成市场。

（二）药品市场的特点

在商品交换（或交易）过程中，一般称卖方为供方，称买方为求方或需方。供求关系受多种政策、经济、社会影响。药品是特殊商品，其市场的供求关系虽受一般供求的基础特点影响，但在很大程度上又会受到传统买卖关系以外的因素影响。药品市场具有以下几个特点：

1. 无弹性需求 弹性需求是指商品价格变化对相应商品的需求量变化的影响程度。商品弹性需求依次分为完全弹性需求、弹性需求、部分弹性需求、无弹性需求、完全无弹性需求。从总体上看，药品需求在价格变化影响上基本无弹性需求。

2. 季节需求 季节对药品的总需求量影响变化不大，但某些常见病的发病率会随季节变化而有所不同。药品生产企业在安排全年生产计划时，应根据季节编排相应的品种及数量，既作到均衡生产，又能适应季节性的需求。

3. 指导需求 由于药品的专属性和专业性强，药品品种规格多达成千上万，每种药品都有多个适应证，每种病症又需要多种药品配合治疗，药品的使用一定要在医师、药师、护士的指导、帮助下才能完成，所以药品被称为指导商品，其消费被称为指导消费。药品市场中供方进行的产品广告宣传，主要是面向医师和药师。由于药品的这一指导需求的特点，使得药品经营市场的运作不同于一般商品。

4. 药品需求受国家政策的影响 国家进行医疗卫生体制改革，颁布的一系列法规、政策，势必会引起药品市场品种结构、比例的变化和药品消费的变化。国家对药品流通体制的改革，也会影响药品市场营销形势。

5. 药品市场受国际市场的影响 我国加入 WTO 后打破了国内医药市场的格局。外商现在可以在中国从事药品的采购、仓储、运输、配送、批发、零售及售后服务；外商还可以在中国开办合资、合作医院。随着社会的发展，我国的药品市场将面临更加严峻的挑战。

二、药品市场营销的概述

（一）药品市场营销

1. 药品市场营销的含义　药品市场营销就是为了让消费者适时对症地获得所需要的药品，是"药品服务具体化过程"。药品市场营销的重点是为人民的医疗保健服务，决定药品市场的是消费者，但参与药品市场营销的人员和机构很多，除了药品生产企业、药品经营企业外，还有政府机构、政府委托组织药品集中招标采购的中介机构、医院药房、社区服务机构、保险公司、药师、医师、病人、病人家属等。

2. 药品市场营销的作用　药品市场营销与制药工业一样，对医疗保健事业作出了重大贡献。由于药品生产技术复杂，制药设备昂贵，一个制药企业只能生产少数几个品种多至几百个品种的药品；而人的疾病种类繁多，致病原因复杂，治疗一种病症又需要多种药物配合和协同作用，药品品种、规格有几万种。有了药品市场营销这个环节，便可起到药品集中、储存、调配、分散的作用，使得人们能及时获得所需的药品，保证了医疗保健的需要。

（二）影响药品市场营销的因素

影响药品市场营销的因素与其他商品有所不同。现就下面四个方面进行简要分析。

1. 消费方面的因素　可以说整个人类都是药品的潜在消费者。消费者以下几个方面的因素将影响药品市场的营销。

（1）人口环境因素　人口环境包括人口数量、年龄、性别、收入水平、购买力水平、文化程度、民族、宗教、职业、消费习惯、消费心理特点、人口密度、流动趋向、婚姻状况、家庭构成、出生率、死亡率等。很显然，在我国沿海与内地、南方与北方、男性与女性、老人与儿童、汉族与少数民族、不同职业、不同文化程度的人之间，其需求的结构、数量、质量、消费的习惯和方式都有明显的差异。这些差异都将对药品市场营销产生影响。如我国城镇职工多享受医疗保险，这一群体身体稍有不适应能就诊，对药品需求档次在中上水平；这一群体自我保健意识也较强，对保健类药品也有一定购买力。而居住在农村的人口，多数人文化水平低，经济收入较低，信息不畅，对药品的需求按人均算比城镇人口要少。

（2）地理因素　地理因素包括国内与国外、地区、城市与农村、地形、气象、城市规模等因素。地形、地貌、饮水条件往往是某些地方病的致病原因，使该地区成为某些特定药品的高需求地。中国人口的60%左右居住在地域很分散的农村。中国地域广大，农村人口密度低，医院与药店设置一般只在人口密度相对集中的城镇，农村仍存在缺医少药的现象。农村又因交通、通讯不发达，药品信息传递到相会少，也影响到药品需求。如何开发这一块市场，将是药品经销商不容忽视的一大课题。

（3）行为心理因素　在研究、决定药品市场经营策略时，在策划药品宣传广告时，都要对医师处方行为、病人的心理进行大量的分析研究。新药的宣传和促销手段的制定，就是经过对医师与病人行为心理进行分析研究之后而确定的。

（4）医师的因素　执业医师是决定病人用药的处方人，所以药品的消费很大程度上决定于执业医师的行为，特别是处方药。非处方药虽然不需凭执业医师处方购买，但病人购买时多会事前向医师、药师咨询，所以医师、药师的行为会影响药品市场营销。影响医师处方的因素有医师的年龄、学历、专业、从医经历、从医环境、医院规模、本人学术钻研方向，医师对药学、医学、新技术、新产品接触机会和认识程度，医师的医德、医术水平及同行团体的影响，医院管理制度、政策导向等等都会对医师处方产生影响。

2. 销售方面的因素 药品销售过程，实质是"药品服务具体化过程"。销售方面的服务是否能做到适当的时机，适当的场合，以适当的品种和数量，以合理的价格和安全有效的服务来满足人们医疗保证对药品的需求，将对药品市场营销产生直接影响。

（1）药品配送能力因素 由于人类疾病种类有成千上万，发病时间一般不易预测，一旦发病，要及时用药，遇危急病人时，若药物品种、数量不齐，抢救不及时还会危及生命。所以医院、社会药店配备药物品种要齐全，并有一定数量储存。这就要求药品批发企业配送药品能力要强，在数量、品种上要能满足需要，遇危重抢救病人时还能及时组织稀有药品供临床使用。现在医院正进行卫生体制改革，医药分离，医院提出"零库存"的管理概念，将要求药品经营企业成为"医院的药库"，这就要求医药流通企业能做到流通的规模化，运输的合理化，仓储的自动化，装卸的机械化和批发、零售、加工、配送的一体化及信息管理的网络化，深入推进电子商务势在必行。

（2）药品价格因素 消费者关注商品价格，病人关注药品价格，医院药房进货关注药品价格，零售药店购货也关注药品价格。国家对药品价格实行"双轨制"，即实行"政府定价"、"政府确定指导价"和"市场调节价"两种管理形式。药品购销双方都希望在交易过程中获得理想的利益。药品流通企业让利给需方的空间控制，是营销企业争取市场的有效手段之一。

我国药品批发企业、药品零售企业，与国外的批发、零售企业相比，费用偏高、效率低。目前，我国医药流通企业平均费用率为 12.6%，而美国企业只有 2.95%。我国药品经营企业若要向需方让利，只有降低药品流通企业的费用率。药品流通企业必须建立先进的物流管理体系，搞规模化经营，推行计算机管理技术，降低物耗，降低费用率，提高市场竞争力。

（3）广告宣传因素 由于药品的特殊性，在消费时被称为"指导商品"，药品广告在药品销售中具有举足轻重的地位。药品广告的作用是传递信息，指导消费，沟通产销，刺激需求，树立企业品牌形象，提高企业知名度。由于药品的专业性强，国家对药品广告专门有一套管理办法。药品广告宣传一方面对病人，但更主要是对医师，对药师等广大医务工作者，其宣传手法有别于其他商品。常用方式有：①利用媒体作文字广告宣传：非处方药可利用大众媒体，如各种商业报纸、期刊杂志、电视、广播、室外广告标牌、各种大型活动现场等都可以进行文字、图片的介绍。处方药只能在国家指定的专业性报刊、专业性期刊杂志刊登广告宣传。②在国家批准举办的药品交易会上进行实物展示和宣传：这种宣传主要是企业与企业之间传递信息。特别是制药企业与药品经营企业，药品经营企业与经营企业之间互通药品需求信息，地产中药材可以在城乡集贸市场上进行销售，销售是更直接的宣传。③利用学术社团举办专业学术研讨会介绍新药知识，建立供需桥梁：中国药学会、中华医学会在各地均设有分会，其会员主要是各地药学和医务人员，同行们经常要举办学术论文交流会，新药的生产和首营单位将要宣传的内容制成精致的小册子，事前与举办单位联系好，在会议期间向与会者散发。同时，聘请有影响的医药学专家，就新药的研制、临床、疗效编写成论文或学术报道，在会上做详细介绍，若有可能请一些有影响的专家到药品生产现场进行参观指导。

（4）药品零售营销因素 随着医疗费用中消费者自己所出费用的比重大幅度增加，以及消费者自我保健意识和综合素质的不断提高，到药店购药的人越来越多，药店的药品零售在整个药品市场所占比重亦越来越重。做好药品零售营销与做医院、诊所的临床营销不同，零售营销要做好以下几个方面工作：①零售药店布点要恰当：零售药店布点，首先要考虑的是方便消费者购买。居住人口多的地段要设点，人口流量大的地段要设点，车站、码头要设点，医院、诊所附近也要设点。人们逛街顺便也会进药店看看，在等车船的间隙时间，会到药店消磨时间，看到有吸引力的广告，也会引起替家人带点保健药品的欲望。在医院销售较好的药品，会起到医院带动药店零售的效果。若药店药品价格比医院药房价格低，会产生"到医院看病，到药店拿药"的效果。②零售药店服务要周到：药店药品要分类上架摆放，便于顾客浏览，顾客进药店多是有备而来。药店要恰到好处地布置一些药品广告宣传标牌与图片，让顾客进店第一眼就能看到。药品营业员要熟悉药品知识，要主动向顾客了解其购买意向，然后主动向顾客介绍至少两种与其欲购药品适应证相符的品种。药店要配执业药师，当顾客拿不定主意，不能决定时，由执业药师做进一步介绍。药店应做到 24 小时服务，让顾客感到药店是身边的保健医院。

3. 商品本身的因素　药品销售要从药品本身做文章，要从市场调查入手，了解消费者对药品的新的需求，包括对老药的疗效、不良反应、用药方式、质量稳定性等等，对其进行研究、改造，根据人们对疾病发病机制的新的认识，研制、筛选新的产品。不断改进与创新是提高药品市场营销的关键。对药品经营企业来说，就是不断推出新药，开发新药市场，不能经常出新，药品市场就呈自然衰退现象。

4. 国家政策因素　国家制定的有关卫生保健计划将对药品市场营销产生影响。国家的人口政策、医疗保障制度、妇女儿童保障条例、国家基本药物品种目录管理制度和推行城镇职工基本医疗保险用药范围管理办法，城镇职工基本医疗保险定点医疗机构管理办法和基本医疗保险定点零售药店管理办法等，将决定就医条件，决定哪些药可以报销，可到哪个药店购药，这些势必影响到药品市场营销的药品品种结构和销售总量。

第三节　药品经营企业的管理

国家对药品经营企业的管理，主要体现在其法律性方面，下面我们对国家在药品经营方面的有关法规要求进行介绍。

一、药品经营准入制度（一）——"许可证"规定

开办药品经营企业进行药品的营销工作首先要取得《药品经营许可证》，所以说《药品经营许可证》是药品经营企业的最重要证件之一。下面我们将介绍《药品经营许可证管理办法》的主要内容，使我们对如何取得《药品经营许可证》有一个基本了解。《药品经营许可证》共分六章 34 条，对证照管理的意义、取证条件、取证程序、变更与监督检查等方面进行了规定。

（一）药品经营许可工作的监督管理部门及职能

国家食品药品监督管理局主管全国药品经营许可的监督管理工作。

省、自治区、直辖市药品监督管理部门负责本辖区内药品批发企业《药品经营许可证》发证、换证、变更和日常监督管理工作，并指导和监督下级药品监督管理机构开展《药品经营许可证》的监督管理工作。

设区的市级药品监督管理机构或省、自治区、直辖市药品监督管理部门直接设置的县级药品监督管理机构负责本辖区内药品零售企业《药品经营许可证》发证、换证、变更和日常监督管理等工作。

（二）申领《药品经营许可证》的条件

1. 开办药品批发企业　按药品经营企业有关管理文件精神，开办药品批发企业有以下要求：（1）按照《药品管理法》第 14 条规定，开办药品批发企业，应符合省、自治区、直辖市药品批发企业合理布局的要求，并符合以下设置标准：①具有保证所经营药品质量的规章制度；②企业、企业法定代表人或企业负责人、质量管理负责人无《药品管理法》第 76 条、第 83 条规定的情形；③具有与经营规模相适应的一定数量的执业药师。质量管理负责人具有大学以上学历，且必须是执业药师；④具有能够保证药品储存质量要求的、与其经营品种和规模相适应的常温库、阴凉库、冷库。仓库中具有适合药品储存的专用货架和实现药品入库、传送、分检、上架、出库现代物流系统的装置和设备；⑤具有独立的计算机管理信息系统，能覆盖企业内药品的购进、储存、销售以及经营和质量控制的全过程；能全面记录企业经营管理及实施《药品经营质量管理规范》方面的信息；符合《药品经营质量管理规范》对药品经营各环节的要求，并具有可以实现接受当地药品监管部门监管的条件；⑥具有符合《药品经营质量管理规范》对药品营业场所及辅助、办公用房以及仓库管理、仓库内药品质量安全保障和进出库、在库储存与养护方面的条件。开办药品批发企业，必须设置仓库，其条件应符合《药品经营许可证管理办法》和《药品经营质量管理规范》的相关规定。开办药品零售企业，属零售连锁经营模式的，其药品配送中心应设置仓库。其条件应符合《药品经营许可证管理办法》和《药品经营质量管理规范》的有关规定。零售连锁属下的药品零售门店，可不设置仓库。⑦国家对经营麻醉药品、精神药品、医疗用毒性药品、预防性生物制品另有规定，要服从其规定。

2. 开办药品零售企业　开办药品零售企业，应符合当地常住人口数量、地域、交通状况和实际需要的要求，符合方便群众购药的原则，并符合以下设置规定：①具有保证所经营药品质量的规章制度；②具有依法经过资格认定的药学技术人员。经营处方药、甲类非处方药的药品零售企业，必须配有执业药师或者其他依法经过资格认定的药学技术人员。质量负责人应有一年以上（含一年）药品经营质量管理工作经验。经营乙类非处方药的药品零售企业，以及农村乡镇以下地区设立药品零售企业的，应当按照《药品管理法实施条例》第 15 条的规定配备业务人员，有条件的应当配备执业药师。企业营业时间，以上人员应当在岗。③企业、企业法定代表人、企业负责人、质量负责人无《药品管理法》第 76 条、第 83 条规定情形的；④具有与所经营药品相适应的营业场所、设备、仓储设施以及卫生环境。在超市等其他商业企业内设立零售药店的，必须具有独立的区域；⑤具有能够配备满足当地消费者所需药品的能力，并能保证 24 小时供应。所谓"能保证 24 小时供应"是指在有 24 小时需求时，有提供这种服务的能力。24 小时供应和 24 小时营业是有所区别的。药品零售企业可以通过 24 小时营业实现 24 小时供应，也可以采用其他合理合法的方式，在市场有需求时保证 24 小时供应。药品零售企业要求备有的国家基本药物品种数量由各省、自治区、直辖市药品监督管理部门结合当地具体情况确定。⑥国家对经营麻醉药品、精神药品、医疗用毒性药品、预防性生物制品另有规定，要服从其规定。

3. 药品经营企业合理布局的意义　药品监督管理部门批准开办药品经营企业遵循的合理布局原则，是《药品管理法实施条例》中明确规定，是药品监督管理部门依法行政的具体体现。

当前，我国药品经营企业数量多、规模小、结构不合理，这是我国医药经济健康发展面临的主要问题之一，同时也影响着药品市场秩序的整治和药品市场监管的加强。因此，遵循合理布局的原则审批开办药品经营企业有着十分重要的意义。药品监督管理部门在把握合理布局的原则前提下，结合辖区内药品供应和药品经营协调发展的长远考虑，按照有利于促进药品经营企业规模化、集约化发展的需要，有利于城市和农村广大人民购药方便的需要，结合现状与动态，从实际出发考虑本辖区药品经营企业的合理布局问题，把合理布局的形成机制建立在市场经济机制的基础上。

4. 药品经营企业验收标准　开办药品批发企业验收实施标准由国家食品药品监督管理局制定。开办药品零售企业验收实施标准，由各省、自治区、直辖市药品监督管理部门依据本办法和《药品经营质量管理规范》的有关内容组织制定，并报国家食品药品监督管理局备案。

5. 药品经营企业经营范围的核定　药品经营企业经营范围：麻醉药品、精神药品、医疗用毒性药品；生物制品；中药材、中药饮片、中成药、化学原料药及其制剂、抗生素原料药及其制剂、生化药品。

从事药品零售的，应先核定经营类别，确定申办人经营处方药或非处方药、乙类非处方药的资格，并在经营范围中予以明确，再核定具体经营范围。

医疗用毒性药品、麻醉药品、精神药品、放射性药品和预防性生物制品的核定按照国家特殊药品管理和预防性生物制品管理的有关规定执行。

（三）申领《药品经营许可证》的程序

1. 开办药品批发企业

（1）申办人向拟办企业所在地的省、自治区、直辖市药品监督管理部门提出筹建申请，并提交规定的材料。

（2）药品监督管理部门对申办人提出的申请，根据情况分别作出是否接受申请处理。

（3）药品监督管理部门自受理申请之日起30个工作日内，依据《药品经营许可证管理办法》第四条规定对申报材料进行审查，作出是否同意筹建的决定，并书面通知申办人。不同意筹建的，应当说明理由，并告知申办人享有依法申请行政复议或者提起行政诉讼的权利。

（4）申办人完成筹建后，向受理申请的药品监督管理部门提出验收申请，并提交规定的材料。

（5）受理申请的药品监督管理部门在收到验收申请之日起30个工作日内，依据"开办药品批发企业验收实施标准"组织验收，作出是否发给《药品经营许可证》的决定。符合条件的，发给《药品经营许可证》；不符合条件的，应当书面通知申办人并说明理由，同时告知申办人享有依法申请行政复议或提起行政诉讼的权利。

2. 开办药品零售企业

（1）申办人向拟办企业所在地设区的市级药品监督管理机构或省、自治区、直辖市药品监督管理部门直接设置的县级（食品）药品监督管理机构提出筹建申请，并提交规定的材料。

（2）药品监督管理机构对申办人提出的申请，应当根据情况作出是否接受申请的处理。

（3）药品监督管理机构自受理申请之日起30个工作日内，依据《药品经营许可证管理办法》第五条规定对申报材料进行审查，作出是否同意筹建的决定，并书面通知申办人。不同意筹建的，应当说明理由，并告知申办人依法享有申请行政复议或者提起行政诉讼的权利。

（4）申办人完成筹建后，向受理申请的药品监督管理机构提出验收申请，并提交规定的材料。

（5）受理申请的药品监督管理机构在收到验收申请之日起15个工作日内，依据"开办药品零售企业验收实施标准"组织验收，作出是否发给《药品经营许可证》的决定。不符合条件的，应当书面通知申办人并说明理由，同时，告知申办人享有依法申请行政复议或提起行政诉讼的权利。

（四）《药品经营许可证》的变更与换发管理

1. 变更管理 《药品经营许可证》变更分为许可事项变更和登记事项变更。许可事项变更是指经营方式、经营范围、注册地址、仓库地址（包括增减仓库）、企业法定代表人或负责人以及质量负责人的变更。登记事项变更是指上述事项以外的其他事项的变更。

药品经营企业设置仓库，可以按照药品经营许可事项的变更方式进行所在地址的变更，也可申请增设新库。变更地址的仓库和申请增设的仓库，应符合《药品经营许可证管理办法》和《药品经营质量管理规范》规定的条件并经 GSP 认证。药品监督管理部门应严格按照《药品经营许可证管理办法》的规定对变更地址和增设的仓库予以核准并标示在《药品经营许可证》中。

2. 换发管理 《药品经营许可证》有效期为 5 年。有效期届满，需要继续经营药品的，持证企业应在有效期届满前 6 个月内，向原发证机关申请换发《药品经营许可证》。原发证机关按本办法规定的申办条件进行审查，符合条件的，收回原证，换发新证。不符合条件的，可限期 3 个月进行整改，整改后仍不符合条件的，注销原《药品经营许可证》。药品监督管理部门根据药品经营企业的申请，应当在《药品经营许可证》有效期届满前作出是否准予其换证的决定。逾期未作出决定的，视为准予换证。

（五）监督检查

1. 监督检查的主要内容

（1）企业名称、经营地址、仓库地址、企业法定代表人（企业负责人）、质量负责人、经营方式、经营范围、分支机构等重要事项的执行和变动情况。《药品经营许可证》的正本应置于企业经营场所的醒目位置。

（2）企业经营设施设备及仓储条件变动情况，如药品经营企业以租赁形式设置的仓库，必须符合《药品经营许可证管理办法》和《药品经营质量管理规范》规定的条件并经 GSP 认证，其仓库要标示在《药品经营许可证》中。企业应按照《药品经营许可证管理办法》和《药品经营质量管理规范》的有关规定，对所租赁的仓库进行管理并承担管理责任，对假借迁址、增减、租赁仓库之名从事违法经营活动的，必须依法予以查处。

（3）企业实施《药品经营质量管理规范》情况。

（4）发证机关需要审查的其他有关事项。

2. 检查方式 监督检查可以采取书面检查、现场检查或者书面与现场检查相结合的方式。

（六）许可证内容管理

《药品经营许可证》应当载明企业名称、法定代表人或企业负责人姓名、经营方式、经营范围、注册地址、仓库地址、《药品经营许可证》证号、流水号、发证机关、发证日期、有效期限等项目。

《药品经营许可证》正本、副本式样、编号方法，由国家食品药品监督管理局统一制定。

二、药品经营准入制度（二）——GSP 认证规定

有关内容在下一节（药品经营企业 GSP 认证）中详细论述。

三、药品经营中的禁止性规定

（一）严格禁止无证经营

药品经营企业必须通过合法的审批程序，取得经营许可证，并到工商管理部门登记后方可经营药品，对药品批发企业同时还要求与之交易的对方单位也必须持有合法证件，双方才能进行药品贸易。具体规定有：

（1）未取得《药品经营许可证》的药品经营企业不得进行药品营销活动；不得向未取得《药品生产许可证》的生产企业采购药品；不得向医疗机构制剂室购进其配制的药品；不得向无《药品经营许可证》的药品经营企业，包括许可证超过有效期的企业购、销药品；不得向无《医疗机构执业许可证》的单位或个人以及城镇中的个体行医人员、个体诊所进行药品购、销活动。

（2）药品经营企业不得伪造、变造、出卖、出租、出借"许可证"，也不允许外单位到药品经营企业"挂靠"经营，不得向任何单位和个人提供经营柜台、摊位、发票、纳税及证、照等。

（3）药品经营企业不得向无《药品生产许可证》、《药品经营许可证》或无《医疗机构执业许可证》的单位以偿还债务、货款的方式为其营业提供药品。

（4）医疗机构持有《医疗机构制剂许可证》配制的制剂，不得在市场销售，也不得销售给持有《药品经营许可证》的药品经营企业，不得销售给其他医疗机构和个人诊所。医疗机构向合法经营企业购进的药品，用于本医疗机构的临床治疗，不得进行经营性销售。乡镇卫生院经过批准代乡村个体行医人员和诊所采购药品，除必要的合理费用外，不得进行经营性销售。

（二）有证经营中的禁止规定

（1）持有《药品生产许可证》的生产企业，只能销售本企业生产的药品，不得经营外单位的药品。生产企业设立的驻外办事机构不得进行药品现货销售活动。

（2）药品经营企业，不得超越《药品经营许可证》上批注的经营范围、经营方式经营药品。

（3）药品经营企业不得经营假药、劣药。不得经营无《进口药品注册证书》的进口药品。

（4）药品经营企业经营药品，不得编造虚假的购销记录，购销记录不得随意修改和销毁。销售药品应按方配剂，不得擅自更改或用其他药品代用。不得调配有配伍禁忌或超剂量的处方，无医师处方不得向消费者出售处方药。

（5）药品经营企业不得在城乡集市贸易市场上出售中药材以外的药品，不得参与非法药品市场的药品贸易。

（6）法律、法规禁止的其他经营行为，见有关的法律、法规。

（三）其他禁止的药品经营行为

（1）药品经营企业应遵守国家有关药品定价管理规定，制定、标明药品零售价格，禁止暴力和损害用药者利益的价格欺诈行为。

（2）禁止药品的生产企业、经营企业和医疗机构在药品购销中帐外暗中给予、收受回扣，或者其他利益。违者依法给予处分、罚款，没收违法所得，对情节严重的直接责任人，吊销其执业证件，构成犯罪的，依法追究刑事责任。

（3）药品生产、经营企业或其委派的药品销售人员，不得在没有签订药品购销合同的情况下，带药品现货销售。企业派出的医药代表也不得现货销售药品。以上违法行为按无证经营处理。

（4）药品经营企业的药品宣传广告，未取得药品广告批准证明文号的，不得发布。有关内容详见药品广告管理的有关章节。

四、药品零售连锁企业的管理

药品零售连锁企业是指经营同类药品，使用统一商号的若干个门店，在同一总部的管理下，采取统一采购配送、统一质量标准、采购与销售分离，实现规模化管理经营的组织方式。

1. 组织管理

（1）药品零售连锁企业由总部、配送中心和若干个门店构成。

药品零售连锁企业是企业法人，门店不具有法人资格。跨地域开办时设立的分部也不具法人资格。企业的主要负责人对企业经营药品的质量负领导责任。

（2）药品零售连锁企业应按 GSP 中药品批发企业的质量管理规范组织经营，即按程序通过省级药品监督管理部门审查并取得《药品经营许可证》。药品零售连锁企业各门店要求按 GSP 中药品零售企业的质量管理规范进行经营管理，按程序通过地市级药品监督管理部门审查，并取得《药品经营许可证》。具体要求有：①总部是连锁企业经营管理的核心，具有采购配送、财务管理、质量管理、教育培训等职能，不具有销售的职能。②配送中心是连锁企业的物流机构，具有进货、验收、储存、养护、出库复核、运输、送货等职能，不具有采购与销售的职能。③门店是连锁企业的基础，按照总部的制度、规范要求，接收配送中心统一配送的药品，承担日常药品零售业务，不具有采购职能。

2. 质量管理

（1）总部质量管理人员及机构要求符合药品批发同规模企业标准。

（2）配送中心的质量管理人员、机构及设施设备条件应符合药品批发同规模企业标准。

（3）门店的质量管理人员应符合同规模零售药店质量管理人员标准。

3. 经营管理

（1）药品零售连锁企业配送中心是该连锁企业的服务机构，只准向本企业连锁范围内的门店进行配送，不得对本企业外部进行批发、零售业务；连锁企业各门店不得自行采购药品，违者按无证经营论处。

（2）药品零售连锁企业在其他商业企业或宾馆、机场等服务场所设立的柜台，只能销售乙类非处方药。

（3）通过 GSP 认证的药品零售连锁企业可跨地域开办药品零售连锁分部或门店。具体要求是：①跨地域开办的药品零售连锁分部，由配送中心和若干个门店构成。②药品零售连锁企业的配送中心能够跨地域配送的，该企业可以跨地域设门店。③跨地域开办的药品零售连锁企业，由所跨地域的上一级药品监督管理部门在开办地药品监督管理部门审查的基础上审核，同意后通知开办地发给《药品经营许可证》。

4. 药品零售连锁企业的发展

药品零售连锁企业的发展，促进了医药企业的发展与联合，是规范药品生产、经营行为，净化药品流通市场环境的一项有力措施，有效简化了药品监督管理工作，得到了国务院有关部委的肯定和积极支持。SFDA 于 2000 年发布了《药品零售连锁企业有关规定》和《药品零售跨省连锁企业条件》文件，国务院六部委办在《关于整改和规范药品市场的意见》中提出要坚决打破阻碍公平竞争的部门或地方垄断、限制和行政保护，要发挥市场机构的作用，优化医药产业结构，要创造公平竞争的环境，支持优势医药企业通过收购、兼并等方式扩大经营规模，促进药品代理配送、连锁经营等营销方式的发展，形成一批跨地区、上规模、集约化、高水平的医药企业集团，在药品流通中发挥骨干作用。

为继续推进药品零售业的连锁化进程，须注意做好以下几点：

（1）发挥连锁经营的规模化、集约化、规范化的优势，降低经营成本。搞连锁要在规模经营、统一配送上下功夫。由企业总部统一采购、统一配送，才能保证所经营药品的质量。

（2）打破地方保护主义的束缚，加快跨省经营的步伐，创造一个公平、公正的竞争环境，把整顿和规范药品市场的措施落到实处。

（3）连锁企业必须采用先进的经营和管理技术手段，特别是以计算机网络技术为代表的电子商务技术，实现商品流、物资流、资金流、信息流等的高效结合，促进企业管理的升级。

第四节　药品经营的质量管理

药品从生产出来到使用之前，始终处在储存和运输这种流通状态。在此过程中具有药品的储存时间长，储存、运输品种多、规格多、数量大、流动性大的特点。在流通状态的药品会受到环境的变化影响，使药品质量下降或发生品种规格的混淆及药品污染等事故。因此，为保证药品在流通环节不受或少受不良因素的影响，防止差错事故的出现，我国药品监督管理部门对药品经营企业实施 GSP 认证管理。

我国的第一部 GSP 是 1984 年 6 月由中国医药公司发布的《医药商品质量管理规范》，经过若干年试行后进行了系统修改，于 1992 年 3 月由国家医药管理局再次发布，成为我国的第二部 GSP。我国现行 GSP 是 2000 年 4 月 30 日由国家药品监督管理局发布的，自 2000 年 7 月 1 日起施行。

一、实施 GSP 的意义

1. 实施 GSP 是贯彻执行国家有关法律法规的需要　GSP 作为我国药品经营质量管理工作基本准则，收录了先行质量管理法规中对药品商业企业的要求内容，如进货管理、验收管理、储存与养护管理、销售与售后服务管理等。所以说，实施 GSP 将会更好地促进药品经营企业做到依法经营和依法管理，以保证经销药品质量，保护用户、消费者的合法权益和人民用药安全有效。

2. 实施 GSP 是药品经营企业参与市场竞争的需要　质量是企业的生命，市场竞争关键是人才和质量的竞争，我国的 GSP 作为当前药品经营企业质量工作的基础规范，对药品经营质量管理及质量保证措施作了具体统一的规定，这就为药品经营企业提供了平等竞争的条件，国家在强化这一规程的实施中必将采取相应的政策和措施，促使企业定期达到 GSP 的规定，对于不能定期达 GSP 认证的企业予以取缔。

3. 实施 GSP 是应对入世挑战的需要　实施 GSP，努力实现我国医药商业质量管理与质量保证标准国际化，就能早日使我国药品步入世界市场，促进国际医药交流，提高企业的经济效益，使药品经营企业得到长足的发展。

4. 实施 GSP 是提高药品经营企业质量管理水平的需要　GSP 作为一个思想体系最重要的

一条是"质量第一",这就要求企业进行任何经营活动都必须以质量为首要问题,确保药品质量,同时,企业实施 GSP 也将有利于企业的发展,促进企业经营思想和经营组织结构的变化,促进企业运用先进的科学技术保证药品的安全可靠。

5. 实施 GSP 是整顿和规范我国医药市场混乱局面的需要 实施 GSP 是为了进一步加快我国医药产业结构的调整,做大、做强一批药品经营企业,提高医药行业市场准入的门槛,提高企业的集约化、规模水平和综合竞争力,以适应我国加入 WTO 之后的形势发展要求而作出的重大决策,也是我国药品流通领域改革的必由之路。

二、GSP 质量管理的内涵

1."全过程"的质量管理 药品经营企业的经营活动可分为售前、售中、售后工作三个过程,再细可分为市场调研、计划、采购、运输、验收、储存养护、洽谈业务、介绍药品、用药指导、包扎或装箱送货、质量查询、药品退调等。这些工作是环环相连紧密相关的,药品质量综合反映了所有这些工作环节质量管理的状况和效果。质量管理要渗透到经营活动的每一个环节中去,形成全过程的质量管理。

2."全员参与"的质量管理 质量管理工作要靠人来做,企业全体员工的工作都和质量管理有关,从企业经理到销售代表,从化验员到仓库保养员都要全体参加质量管理。只有通过全体职工的共同努力、协同配合,企业的质量管理工作才有扎实的基础。要实现全员的质量管理,必须抓好质量意识教育,同时实现规范化管理,制定各级质量责任制,明确工作程序、标准和质量要求,规定每个岗位的任务、权限,各司其职,共同配合。

3."全企业"的质量管理 企业内的质量职能各个部门,各部门的质量管理工作都是不可缺少的。因此,既要求企业各个部门都要参加质量管理,充分发挥各自的质量职能,又要相互协调一致。企业各层次都有自己的质量管理活动,上层管理侧重于质量决策,组织协调,保证实现企业的质量目标;中层管理要实现领导层的质量决策,执行各自的质量职能,进行具体的业务管理;基层管理则要求职工按规范、按规章制度进行工作或操作,完成具体的工作任务。由此组成一个完整的质量管理体系,实行全企业的质量管理。

分阶段、分步骤实施 GSP 的目标,是要建成一套质量管理程序,即这个质量管理程序是一个"闭路循环"环环相连,首尾相连,任何开口式的管理,都是不完善的。当这个程序发生中断即"开口"时,就应立即查找原因,及时协调,恢复正常功能;这个质量管理程序运作的动力来自药品用户对质量不断提高的需求,而循环本身对用户不断提高的质量需求具有很高的敏感性,并能及时调整自己的运作,以便尽可能地满足用户的要求;这个质量管理程序与业务经营活动密切联系,起着监督和保证的作用。

三、我国现行 GSP 的特点

我国现行 GSP 与前两部 GSP 具有一定的历史联系和传承关系,但是又具有自己鲜明的特点:

(1)现行 GSP 是国家食品药品监督管理局发布的一部在推行上具有强制性的行政规章,是我国第一部纳入法的范畴的 GSP。过去的 GSP 是由国有主渠道的上级管理部门或医药行业主管部门发布的,具有明显的行业管理色彩,仅仅是一部推荐性的行业管理标准。

(2)现行 GSP 管理的商品范围变为与国际接轨,与《药品管理法》管理范围完全一致的药品。在计划经济条件下由于医药商业部门存在着医药商业和药材商业两大系统,GSP 由医药行业主管部门制定，自然而然地将 GSP 的管理范围确定为药品、医疗器械、化学试剂和玻璃仪器四大类医药商品。与国际惯例相比，一方面多出了后三类非药品的医药商品，一方面在药品的范围内又不能涵盖全部药品（即不包括中药）。后来国家中医药管理局也曾制定过中药的 GSP 及其验收细则，但是几乎没有推行开来。由国家食品药品监督管理局发布的 GSP 将其管理范围变为单纯而又外延完整的药品，既与国际上 GSP 接轨，又与《药品管理法》中的药品概念完全一致。GSP 的中文名称由《医药商品质量管理规范》变为《药品经营质量管理规范》。

（3）现行 GSP 在文件结构上对药品批发和药品零售的质量要求分别设章表述，便于实际执行。以往的 GSP 对药品批发和零售没有分别要求，给实际执行带来了一些概念上的模糊和操作上的不便。

（4）现行 GSP 更充分地吸收了现代质量管理学的理论成果，特别是对药品经营企业提出了建立质量体系，并使之有效运行的基本要求。在结构上将质量体系组成要素与药品经营过程密切结合起来，行文脉络非常清晰流畅。

（5）现行 GSP 在具体管理内容上作了一些大胆的取舍，去掉了一些不切实际的要求，使之更具有实际指导意义。比如，果断删掉了原 GSP 中"综合性质量管理"（TQC）的有关内容。严格讲，TQC 的管理范围要比 GSP 大得多，且完全包含了 GSP，在 GSP 中要求推行 TQC 是不合逻辑的。同时，GSP 是一个具体的管理标准，而 TQC 是一套管理理论和方法，在具体管理标准中硬性推行一种管理理论和方法，也不十分妥当。在"舍"的同时，也新"取"了一些非常切合实际需要的要求，比如关于"药品直调"的有关要求。

（6）现行 GSP 与一些新发布的药品管理行政规章进行了较好的衔接。比如体现了"处方药与非处方药分类管理办法"、"进口药品管理办法"等行政规章的有关管理要求。

（7）现行 GSP 的监督实施主体成为药品行政执法部门，确保了 GSP 在全社会药品经营企业中全面推行。过去的 GSP 虽然要求在所有药品经营企业中推行，但由于监督实施的手段不力，只在国有药品经营企业得到了一定程度的推行，现行 GSP 由药品监督管理部门监督实施，完全可以确保其在全社会药品经营企业中全面推行。此外，推行 GSP 的方式也由过去搞 GSP 合格企业和达标企业变为实行更加科学、规范的 GSP 认证制度。

（8）现行 GSP 是药品市场准入的一道技术壁垒。为加快推行 GSP 和体现推行 GSP 的强制性，推行 GSP 将与药品经营企业的经营资格确认结合起来，GSP 已经成为衡量一个持证药品经营企业是否具有继续经营药品资格的一道硬杠杆，成为药品市场准入的一道技术壁垒。由药品监督管理部门组织开展的药品经营企业换证工作所采用的换证验收标准，实际上就是实施 GSP 的一个最低标准。

四、GSP 将带来的转变

1. 经营思想的转变　在质量与数量关系上从单纯地追求销售数量达到利润增长转变为既重视销售又重视质量，提高经济效益和社会效益的目标并重上来，使企业全员参加全过程的质量管理，提高工作质量，改善经营管理，从而达到社会效益和经济效益同步增长的目的。要实现这一转变首先是领导的观念转变，要加强质量意识教育，使全体职工树立质量第一的思想。如药品经营企业业务部门订货不仅根据医疗单位和市场的需求，还应该了解生产厂的设备条件、产品质量是否符合规定标准，在保证质量的基础上积极扩大销售。过去药品经营企业要强调服务质量，认为商品质量的好坏是生产企业的事，不重事视商业经营环节的质量保证，造成了由于储存以及养护等环节不善而变质或质量下降，使企业和用户都受到损失。有不少企业正是受到这种传统观念的影响，库存商品大量积压，过期变质，致使企业经营濒于绝境甚至倒闭。

GSP 的实行则赋予质量管理新的含义，要求在各个经营环节采取各种措施，保证商品的自然属性，保障人民用药安全，作为药品经营企业的职工，不仅要具有一般商业职业道德，还必须具有一定的文化基础和专业知识，懂得药品的性质和贮藏保管条件，过期失效霉烂变质及不合格商品不能出售，在管理方式、管理作风、管理习惯上要求文明经商，秩序井然，环境优美，符合卫生要求，建立完整的文件资料和技术档案，形成系统的管理规程，充分运用数据说话，改变少数人凭经验，主观判断的落后的管理习惯。企业部门之间相互配合，充分发挥企业的科学管理机能和效率，实现管理工作制度化、规范化、程序化，改变了那种办事无标准、无规范、不讲科学程序的主观随意习惯。

2. 企业经营组织结构的转变 质量管理是整个企业各个部门的共同任务，不只是靠质量管理部门和少数质检员完成的，它必须在企业领导的工作日程上占有重要位置。质量管理的好坏是企业经济面貌的综合反映，在企业组织结构上必须建立强有力的质量保证体系，使质量管理部门和其他部门共同协调，各个部门都要坚持质量第一，明确自己的职责，做好自己的工作，要围绕企业的经济效益，搞好质量管理，要准确地掌握市场需求动态，选择能够满足用户需求的药品，扩大供应，按照药品质量标准，保证各个经营环节的规范操作，维护药品安全，抓好质量悬案，搞好情报搜集，及时提供质量信息。在设施方面，强调必须有确保药品质量安全的仓库、检验仪器等，如生物制品储藏要有必须的冰箱和冷库，医疗用毒性药品和麻醉、精神药品等特殊药品要有专库专柜等措施。这种经营组织结构是与现代化企业管理相适应、与现代科学相结合的新型的组织机构。

3. 激励企业追求技术进步 过去长期以来，在医药商品验收中只是靠手摸、眼看、耳听、舌舔等外观鉴别方法，那种靠感官功能，凭经验，劳动强度大，工作效率低，主观因素大，准确度差，已经越来越不适应发展的需要了，GSP 强调必须用先进的测试仪器和检验装置来取而代之，强调应用科学的检验规程，尽可能避免人为因素，以确保药品的质量分析和检验正确可靠。

五、我国 GSP 管理的主要内容

我国现行的 GSP 共有 4 章 88 条。第一章为总则，共有 3 条，阐明制定 GSP 的依据、目的以及适用范围；第二章为批发企业（及连锁企业）的质量管理，共分八节 54 条，内容为药品批发企业在药品质量管理过程中的管理职责、人员与培训、设施与设备、进货、验收与检验、储存与养护、出库与运输、销售与售后服务等环节的管理标准；第三章为药品零售企业的质量管理，共分六节 27 条，内容包括零售企业在药品质量管理中的管理职责、人员与培训、设施与设备、进货与验收、陈列与储存、销售与售后服务等环节的管理标准。另外 GSP 实施细则共分四章 80 条，是对 GSP 实施内容中的进一步的补充，所述内容与 GSP 相对应。下面我们将 GSP 和 GSP 实施细则的有关内容结合进行介绍。

（一）总则

（1）制定该规范的依据是《药品管理法》；

（2）该规范的作用是药品经营质量管理的基本准则；

（3）该规范的适用范围是国内经营药品的专营或兼营企业。

（二）药品批发企业（包括连锁企业）的质量管理

1. 组织机构设置要求 企业要建立以企业主要负责人为首的质量领导组织，要设置质量管理机构，机构下设质量管理组、质量验收组。批发和零售连锁企业要按经营规模设立养护组织。大中型企业应设立药品养护组，小型企业设立药品养护组或药品养护员。养护组或养护员在业务上接受质量管理机构的监督指导。

2. 组织机构的职能

（1）质量领导组织主要职责是建立企业的质量体系，实施企业质量方针，并保证企业质量管理工作人员行使职权。质量领导组织的具体职能是：①组织并监督企业实施《药品管理法》等药品管理的法律、法规和行政规章；②组织并监督实施企业质量方针；③负责企业质量管理部门的设置，确定各部门质量管理职能；④审定企业质量管理制度；⑤研究和确定企业质量管理工作的重大问题；⑥确定企业质量奖惩措施。

（2）专门质量管理机构的职能是在企业内部对药品质量具有裁决权。质量管理机构的主要职能是：①贯彻执行有关药品质量管理的法律、法规和行政规章。②起草企业药品质量管理制度，并指导、督促制度的执行。③负责首营企业和首营品种的质量审核。④负责建立企业所经营药品并包含质量标准等内容的质量档案。⑤负责药品质量的查询和药品质量事故或质量投诉的调查、处理及报告。⑥负责药品的验收和检验，指导和监督药品保管、养护和运输中的质量工作。⑦负责质量不合格药品的审核，对不合格药品的处理过程实施监督。⑧收集和分析药品质量信息。⑨协助开展对企业职工药品质量管理方面的教育或培训。

3. 人员素质要求

（1）企业主要负责人要求具有专业技术职称，要求熟悉国家有关药品管理的法律、法规、规章和所经营药品的知识。

（2）企业质量管理负责人要求具有药学专业技术职称。大中型企业要具有主管药师（含主管药师、主管中药师）或药学相关专业（指医学、生物、化学等专业，下同）工程师（含）以上的技术职称；小型企业要具有药师（含药师、中药师）或药学相关专业助理工程师（含）以上的技术职称。跨地域连锁经营的零售连锁企业质量管理工作负责人，应是执业药师。

（3）企业质量管理机构的负责人，要求是执业药师或具有相应的药学专业技术职称，工作中能坚持原则、有实践经验，可独立解决经营过程中的质量问题。

（4）药品检验部门的负责人，要求具有相应的药学专业技术职称。

（5）企业从事质量管理和检验工作的人员，要求具有药学或相关专业的学历，具有药师（含药师、中药师）以上技术职称，经专业培训并考核合格后持证上岗。并且每年要接受省级药品监督管理部门组织的继续教育；从事验收、养护、计量等工作的人员，要求具有高中（含）以上的文化程度，要求经岗位培训和地市级（含）以上药品监督管理部门考试合格后，取得岗位合格证书方可上岗。

（6）从事验收、养护、计量、保管等工作的人员，要求具有相应的学历或一定的文化程度，经有关培训并考核合格后持证上岗，并定期接受企业组织的继续教育。

（7）在国家有就业准入规定岗位工作的人员，需通过职业技能鉴定并取得职业资格证书后方可上岗。

（8）企业每年要组织直接接触药品的人员，包括质量管理、药品检验、验收、养护、保管等直接接触药品的岗位工作的人员进行健康检查，并建立健康档案。发现患有精神病、传染病或者其他可能污染药品疾病的患者，要调离直接接触药品的岗位。

（9）企业要定期对各类人员进行药品法律、法规、规章和专业技术、药品知识、职业道德等教育或培训，并建立档案。

（10）从事质量管理、检验、验收、养护及计量等工作的专职人员数量，不少于企业职工总数的 4%（最低不应少于 3 人），零售连锁企业此类人员不少于职工总数的 2%（最低不应少于 3 人），并保持相对稳定。

4. 设施、设备要求

（1）企业应有与经营规模相适应的营业场所、辅助用房、办公用房有与经营规模相适应的仓库，其面积（指建筑面积，下同）大型企业不应低于 1500 平方米，中型企业不应低于 1000 平方米，小型企业不应低于 500 平方米。并要求根据所经营药品的储存要求，设置不同温、湿度条件的仓库。其中冷库温度为 2~10℃；阴凉库温度不高于 20℃；常温库温度为 0~30℃；各库房相对湿度要保持在 45%~75% 之间。

（2）营业场所要求明亮、整洁。库区地面平整，无积水和杂草，无污染源，并做到药品储存作业区、辅助作业区、办公生活区分开一定距离或有隔离措施，装卸作业场所有顶棚；有适宜药品分类保管和符合药品储存要求的库房，库房内墙壁、顶棚和地面光洁、平整，门窗结构严密；库区有符合规定要求的消防、安全设施。仓库要求划分待验库（区）、合格品库（区）、发货库（区）、不合格品库（区）、退货库（区）等专用场所，经营中药饮片还应划分零货称取专库（区）。以上各库（区）均要设有明显标志。

（3）仓库要求有保持药品与地面之间有一定距离的设备；有避光、通风和排水的设备；有检测和调节温、湿度的设备；有防尘、防潮、防霉、防污染以及防虫、防鼠、防鸟等设备；有符合安全用电要求的照明设备。

（4）有与企业规模相适应、符合卫生要求的验收养护室，其面积大型企业不小于 50 平方米；中型企业不小于 40 平方米；小型企业不小于 20 平方米。配备必要的验收和养护用工具及仪器设备，如所在仓库未设置药品检验室或不能与检验室共用仪器设备的，应配置千分之一天平、澄明度检测仪、标准比色液等；企业经营中药材、中药饮片的还应配置水分测定仪、紫外荧光灯、解剖镜或显微镜。

（5）药品零售连锁企业要设置单独的、便于配货活动展开的配货场所。

5. 药品购进要求 企业要把质量放在选择药品和供货单位条件的首位。购进的药品要符合以下基本条件：

（1）合法企业所生产或经营的药品。

（2）具有法定的质量标准。

（3）除国家未规定的以外，要有法定的批准文号和生产批号。

（4）包装和标识符合有关规定和储运要求。

（5）中药材应标明产地。

购进药品要按照可以保证药品质量的进货质量管理程序进行。此程序包括以下环节：

（1）确定供货企业的法定资格及质量信誉。

（2）审核所购入药品的合法性和质量可靠性。

（3）对与本企业进行业务联系的供货单位销售人员，进行合法资格的验证。

（4）对首营品种，填写"首次经营药品审批表"，并经企业质量管理机构和企业主管领导的审核批准。

（5）签订有明确质量条款的购货合同。

（6）购货合同中质量条款的执行。

企业对首营企业要进行包括资格和质量保证能力的审核以及对首营品种（含新规格、新剂型、新包装等）进行合法性和质量基本情况的审核，经审核批准后，方可从首营企业进货及经营。签订进货合同应明确质量条款，质量条款的内容是：

（1）工商间购销合同中应明确质量条款

涉及质量条款内容有：①药品质量符合质量标准和有关质量要求；②药品附产品合格证；③药品包装符合有关规定和货物运输要求。

（2）商商间购销合同中应明确质量条款

涉及质量条款内容有：①药品质量符合质量标准和有关质量要求；②药品附产品合格证；③购入进口药品，供应方应提供符合规定的证书和文件；④药品包装符合有关规定和货物运输要求。

购进药品应有合法票据，并按规定建立购进记录，做到票、账、货相符。购货记录按规定保存。

6. 药品验收、检查要求

（1）药品质量验收的要求是严格按照法定标准和合同规定的质量条款对购进药品、销后退回药品的质量进行逐批验收；验收时要求同时对药品的包装、标签、说明书以及有关要求的证明或文件进行逐一检查；验收抽取的样品要具有代表性，并按有关规定做好验收记录；验收首营品种，还要进行药品内在质量的检验；验收应要符合规定的场所进行，在规定时限内完成。药品质量验收，包括药品外观的性状检查和药品内外包装及标识的检查。包装、标识主要检查以下内容：①每件包装中，应有产品合格证。②药品包装的标签和所附说明书上，有生产企业的名称、地址，有药品的品名、规格、批准文号、产品批号、生产日期、有效期等；标签或说明书上还应有药品的成分、适应证或功能主治、用法、用量、禁忌、不良反应、注意事项以及贮藏条件等。③特殊管理药品、外用药品包装的标签或说明书上有规定的标识和警示说明。处方药和非处方药按分类管理要求，标签、说明书上有相应的警示语或忠告语；非处方药的包装有国家规定的专有标识。④进口药品，其包装的标签应以中文注明药品的名称、主要成分以及注册证号，并有中文说明书。⑤中药材和中药饮片应有包装，并附有质量合格的标志。每件包装上，中药材标明品名、产地、供货单位；中药饮片标明品名、生产企业、生产日期等。实施文号管理的中药材和中药饮片，在包装上还应标明批准文号。

（2）仓库保管员凭验收员签字或盖章收货。对货与单不符、质量异常、包装不牢或破损、标志模糊等情况，有权拒收并报告企业有关部门处理。

（3）药品质量验收和检验管理的主要内容是药品质量标准及有关规定的收集、分发和保管；抽样的原则和程序、验收和检验的操作规程；发现有问题药品的处理方法；仪器设备、计量工具的定期校准和检定，仪器的使用、保养和登记等；原始记录和药品质量档案的建立、收集、归档和保管；中药标本的收集和保管。

（4）企业要对质量不合格药品进行控制性管理，其管理重点为发现不合格药品应按规定的要求和程序上报；不合格药品的标识、存放；查明质量不合格的原因，分清质量责任，及时处理并制定预防措施；不合格药品报废、销毁的记录；不合格药品处理情况的汇总和分析。

（5）对销后退回的药品，验收人员按进货验收的规定验收，必要时要抽样送药品检验部门检验。

（6）首营品种要进行内在质量检验。某些项目如无检验能力，应向生产企业索要该批号药品的质量检验报告书，或送县以上药品检验所检验。

（7）药品抽样检验（包括自检和送检）的批数，大中型企业不应少于进货总批次数的1.5%，小型企业不应少于进货总批次数的1%。

7. 药品的储存与养护

（1）药品要求按规定的储存要求专库、分类存放。储存要遵守的要点有药品按温、湿度要求储存于相应的库中；对在库药品均应实行色标管理；搬运和堆垛要严格遵守药品外包装图式标志的要求规范操作，怕压药品应控制堆放高度，定期翻垛，药品与仓间地面、墙、顶、散热器之间应有相应的间距或隔离措施；药品要按批号集中堆放，有效期的药品应分类相对集中存放，按批号及效期远近依次或分开堆码并有明显标志，药品与非药品、内服药与外用药、处方药与非处方药之间要分开存放；易串味的药品、中药材、中药饮片以及危险品等要与其他药品分开存放；麻醉药品、一类精神药品、医疗用毒性药品、放射性药品要求专库或专柜存放，双人双锁保管，专账记录。

（2）药品储存过程具体操作要求有以下几点：①药品储存时，要求有效期标志。对近效期药品，要求按月填报效期报表。②药品与墙、屋顶（房梁）的间距不小于30厘米，与库房散热器或供暖管道的间距不小于30厘米，与地面的间距不小于10厘米。③药品储存实行色标管理的统一标准是待验药品库（区）、退货药品库（区）为黄色；合格药品库（区）、零货称取库（区）、待发药品库（区）为绿色；不合格药品库（区）为红色。④对销后退回的药品，保管员凭销售部门开具的退货凭证收货，存放于退货药品库（区），并做好退货记录。对经验收合格的退回药品，由保管人员记录后方可存入合格药品库（区）；不合格药品由保管人员记录后放入不合格药品库（区）。⑤不合格药品应存放在不合格品库（区），并有明显标志。不合格药品的确认、报告、报损、销毁要求有完善的手续和记录。⑥库存养护中如发现质量问题，要求悬挂明显标志和暂停发货，并尽快通知质量管理机构予以处理。⑦要做好库房温、湿度的监测和管理。每日上、下午各一次定时对库房温、湿度进行记录。如库房温、湿度超出规定范围，要求及时采取调控措施，并予以记录。

（3）药品养护工作的主要职责是指导保管人员对药品进行合理储存；检查在库药品的储存条件，配合保管人员进行仓间温、湿度等管理；对库存药品进行定期质量检查，并做好检查记录；对中药材和中药饮片按其特性，采取干燥、降氧、熏蒸等方法养护；对由于异常原因可能出现质量问题的药品和在库时间较长的中药材，应抽样送检；对检查中发现的问题及时通知质量管理机构复查处理；定期汇总、分析和上报养护检查、近效期或长时间储存的药品等质量信息；负责养护用仪器设备、温湿度检测和监控仪器、仓库在用计量仪器及器具等的管理工作；建立药品养护档案。

8. 出库与运输要求

（1）药品出库要求遵循的原则是"先产先出"、"近期先出"和按批号发货。

（2）药品出库要进行复核和质量检查。麻醉药品、一类精神药品、医疗用毒性药品要建立双人核对制度。为便于质量跟踪所做的复核记录，记录内容包括购货单位、品名、剂型、规格、批号、有效期、生产厂商、数量、销售日期、质量状况和复核人员等项目。

（3）药品出库时，要按发货或配送凭证对实物进行质量检查和数量、项目的核对。如发现药品包装内有异常响动和液体渗漏；外包装出现破损、封口不牢、衬垫不实、封条严重损坏等现象；包装标识模糊不清或脱落；药品已超出有效期等问题应停止发货或配送，并报有关部门处理。

（4）药品出库应做好药品质量跟踪记录。

（5）药品运输时，要针对运送药品的包装条件及道路状况，采取相应措施，防止药品的破损和混淆。运送有温度要求的药品，途中要求采取相应的保温或冷藏措施。对有温度要求的药品的运输，要求根据季节温度变化和运程采取必要的保温或冷藏措施。搬运、装卸药品应轻拿轻放，严格按照外包装图示标志要求堆放和采取防护措施。

9. 销售与售后服务要求　企业应依据有关法律、法规和规章，将药品销售给具有合法资格的单位。销售人员应正确介绍药品，不得虚假夸大和误导用户。销售应开具合法票据，并按规定建立销售记录，做到票、账、货相符。销售票据和记录应按规定保存。企业已售出的药品如发现质量问题，应向有关管理部门报告，并及时追回药品和做好记录。

药品批发和零售连锁企业要求按照国家有关药品不良反应报告制度的规定和企业相关制度，注意收集由本企业售出药品的不良反应情况。发现不良反应情况，要求按规定上报有关部门。

（三）药品零售企业的质量管理

1. 管理机构和职责　企业要求按企业规模和管理需要设置质量管理机构或专职质量管理人员，即小型零售企业如果因经营规模较小而未能设置质量管理机构的，应设置质量管理人员，具体负责企业质量管理工作。企业要根据国家有关法律、法规和本规范，并结合企业实际，制定各项质量管理制度。管理制度要定期检查和考核，并建立记录。

企业要求遵照依法批准的经营方式和经营范围从事经营活动，在营业店堂的显著位置按要求悬挂药品经营企业许可证、营业执照以及与执业人员要求相符的执业证明。连锁门店要求在门店前悬挂本连锁企业的统一商号和标志。

2. 人员素质要求

（1）企业的质量负责人应具有药学专业的技术职称。药品零售企业质量管理工作的负责人，大中型企业应具有药师（含药师和中药师）以上的技术职称；小型企业应具有药士（含药士和中药士）以上的技术职称。药品零售连锁门店要求由具有药士（含药士和中药士）以上技术职称的人员负责质量管理工作。

（2）药品零售企业从事质量管理和药品检验工作的人员，应具有药师（含药师和中药师）以上技术职称，或者具有中专（含）以上药学或相关专业的学历。

（3）药品零售中处方审核人员应是执业药师或有药师以上（含药师和中药师）的专业技术职称。企业的质量管理和药品检验人员应具有药学或相关专业的学历，或者具有药学专业的技术职称。

（4）药品零售企业从事药品验收工作的人员以及营业员应具有高中（含）以上文化程度。如为初中文化程度，须具有 5 年以上从事药品经营工作的经历。从事质量管理、药品检验和验收工作的人员以及营业员应经专业或岗位培训，并经地市级（含）以上药品监督管理部门考试合格，发给岗位合格证书后方可上岗。国家有就业准入规定的岗位，工作人员需通过职业技能鉴定并取得职业资格证书后方可上岗。

（5）企业每年应组织直接接触药品的人员进行健康检查，并建立健康档案。发现患有精神病、传染病和其他可能污染药品疾病的人员，应及时调离其工作岗位。

3. 设施、设备要求

（1）企业要有与经营规模相适应的营业场所和药品仓库，仓库应与营业场所隔离。用于药品零售的营业场所和仓库面积不应低于以下标准：①大型零售企业营业场所面积 100 平方米，仓库 30 平方米；②中型零售企业营业场所面积 50 平方米，仓库 20 平方米；③小型零售企业营业场所面积 40 平方米，仓库 20 平方米（但如果零售企业保证将所购药品全部放置到陈列柜中，就可以不设置仓库）。④零售连锁门店营业场所面积 40 平方米。

库房内地面和墙壁平整、清洁，有调节温、湿度的设备。

根据有关规定药品零售企业，不属于零售连锁模式的，如果具备可靠的药品供应渠道，售出的药品能够得到及时的补充，可以不设置仓库。但其店内的药品必须在货架上摆放或按规定冷藏存放，不得在其他地方堆放。达不到上述要求的，应按《药品经营质量管理规范》有关规定设置仓库。

营业场所应宽敞、整洁，营业用货架、柜台齐备，销售柜组标志醒目。

（2）药品零售企业营业场所和药品仓库应配置便于药品陈列展示的设备；特殊管理药品的保管设备；符合药品特性要求的常温、阴凉和冷藏保管的设备；必要的药品检验、验收、养护的设备；检验和调节温、湿度的设备；保持药品与地面之间有一定距离的设备；药品防尘、防潮、防污染和防虫、防鼠、防霉变等设备，经营中药饮片所需的调配处方和临方炮制的设备；配备完好的衡器以及清洁卫生的药品调剂工具、包装用品，并根据需要配置低温保存药品的冷藏设备。销售特殊管理药品的，应配置存放药品的专柜以及保管用设备、工具等。

（3）药品零售连锁企业应设立与经营规模相适应的配送中心，其仓储、验收、检验、养护等设施要求与同规模的批发企业相同。

4. 药品的购进与验收要求 企业购进药品应以质量为前提，从合法的企业进货。购进药品的合同应明确质量条款。购进药品应有合法票据，并按规定建立购进记录，做到票、账、货相符。

药品零售连锁门店不得独立购进药品。

对首营企业应确认其合法资格，并做好记录。购进首营品种，应进行药品质量审核，审核合格后方可经营。企业购入首营品种时，如无进行内在质量检验能力，要求向生产企业索要该批号药品的质量检验报告书，或送县以上药品检验所检验。

验收人员对购进的药品进行验收时要根据原始凭证，严格按照有关规定逐批验收并记录。必要时应抽样送检验机构检验。验收药品质量时，要求按规定同时检查包装、标签、说明书等项内容。药品零售连锁门店在接收企业配送中心药品配送时，可简化验收程序，但验收人员应按送货凭证对照实物，进行品名、规格、批号、生产厂商以及数量的核对，并在凭证上签字。

5. 陈列与储存要求 在零售店堂内陈列药品的质量和包装要求符合规定。对储存中发现的有质量疑问的药品，不得摆上柜台销售，要及时通知质量管理机构或质量管理人员进行处理。

药品应按剂型或用途以及储存要求分类陈列和储存，陈列和储存要求有：

（1）药品与非药品、内服药与外用药要求分开存放，易串味的药品与一般药品要求分开存放。

（2）药品应根据其温湿度要求，按照规定的储存条件存放。

（3）处方药与非处方药应分柜摆放。

（4）特殊管理的药品要求按照国家的有关规定存放。

（5）危险品不应陈列。如因需要必须陈列时，只能陈列代用品或空包装。危险品的储存要求按国家有关规定管理和存放。

（6）拆零药品要求集中存放于拆零专柜，并保留原包装的标签。

（7）中药饮片装斗前要求做质量复核，不得错斗、串斗，防止混药。饮片斗前要求写正名正字。

（8）陈列药品的货柜及橱窗应保持清洁和卫生，防止人为污染药品。

（9）陈列药品应按品种、规格、剂型或用途分类整齐摆放，类别标签应放置准确、字迹清晰。

（10）对陈列的药品要求按月进行检查，发现质量问题要及时处理。

对陈列和储存药品的养护工作要求是定期检查陈列与储存药品的质量并记录。近效期的药品、易霉变、易潮解的药品视情况缩短检查周期，对质量有疑问及储存日久的药品应及时抽样送检。检查药品陈列环境和储存条件是否符合规定要求。对各种养护设备进行检查。检查中发现的问题应及时向质量负责人汇报并尽快处理。

6. 销售与服务要求　销售药品要严格遵守有关法律、法规和制度，正确介绍药品的性能、用途、禁忌及注意事项。销售工作中要求做到以下几个方面：

（1）营业时间内，应有执业药师或药师在岗，并佩戴标明姓名、执业药师或其技术职称等内容的胸卡。

（2）销售药品时，应由执业药师或药师对处方进行审核并签字后，方可依据处方调配销售药品。无医师开具的处方不得销售处方药。对处方所列药品不得擅自更改或代用。对有配伍禁忌或超剂量的处方，应当拒绝调配、销售，必要时，需经原处方医生更正或重新签字方可调配和销售。审核、调配或销售人员均应在处方上签字或盖章，处方按有关规定保存备查。

（3）处方药不应采用开架自选的销售方式。

（4）非处方药可不凭处方出售。但如顾客要求，执业药师或药师应负责对药品的购买和使用进行指导。

（5）药品销售不得采用有奖销售、附赠药品或礼品销售等方式。

（6）药品拆零销售使用的工具、包装袋应清洁和卫生，出售时应在药袋上写明药品名称、规格、用法、用量、有效期等内容。

（7）销售的中药饮片应符合炮制规范，并做到计量准确。

（8）做好药品不良反应报告工作。

（9）药品零售企业和零售连锁门店要求在营业店堂明示服务公约，公布监督电话和设置顾客意见簿。对顾客反映的药品质量问题，应认真对待、详细记录、及时处理。

（四）有关术语、定义

（1）**企业主要负责人**　是指具有法人资格的企业指其法定代表人，不具有法人资格的企业指其最高管理者。

（2）**首营企业**　是指购进药品时，与本企业首次发生供需关系的药品生产或经营企业。

（3）**首营品种**　是指本企业向某一药品生产企业首次购进的药品。

（4）**药品直调**　是指将已购进但未入库的药品，从供货方直接发送到向本企业购买同一药品的需求方的操作。

（5）**处方调配**　是指销售药品时，营业人员根据医生处方调剂、配合药品的过程。

（6）批发企业　是指具有法人资格的药品批发企业，或是非专营药品的企业法人下属的药品批发企业。

（7）GSP认证中所指企业规模的含义是：

药品批发或零售连锁企业中大型企业是指年药品销售额20000万元以上的企业；中型企业是指年药品销售额5000万元～20000万元的企业；小型企业是指年药品销售额5000万元以下的企业。

药品零售企业中大型企业是指年药品销售额1000万元以上的企业；中型企业是指年药品销售额500～1000万元的企业；小型企业是指年药品销售额500万元以下的企业。

六、药品经营质量管理规范认证管理要求

1. 认证的组织机构与职能　GSP认证是药品监督管理部门依法对药品经营企业药品经营质量管理进行监督检查的一种手段，是对药品经营企业实施《药品经营质量管理规范》情况的检查、评价并决定是否发给认证证书的监督管理过程。国家食品药品监督管理局负责全国GSP认证工作的统一领导和监督管理；负责与国家认证认可监督管理部门在GSP认证方面的工作协调；负责国际间药品经营质量管理认证领域的互认工作。国家食品药品监督管理局根据认证工作的要求，依照《药品经营质量管理规范》及其实施细则和有关规定，制定《GSP认证现场检查评定标准》、《GSP认证现场检查项目》和《GSP认证现场检查工作程序》。国家食品药品监督管理局药品认证管理中心负责实施国家食品药品监督管理局组织的有关GSP认证的监督检查；负责对省、自治区、直辖市GSP认证机构进行技术指导。省、自治区、直辖市药品监督管理部门负责组织实施本地区药品经营企业的GSP认证。省、自治区、直辖市药品监督管理部门应在本地区设置GSP认证机构，承担GSP认证的实施工作。GSP认证机构，须经本地区省、自治区、直辖市药品监督管理部门授权后方可从事GSP认证工作。

2. 认证检查员的管理　GSP认证检查员是在GSP认证工作中专职或兼职从事认证现场检查的人员。GSP认证检查员应该具有大专以上学历或中级以上专业技术职称，并从事5年以上药品监督管理工作或者药品经营质量管理工作。省、自治区、直辖市药品监督管理部门负责选派本地区符合条件的人员，参加由国家食品药品监督管理局组织的培训和考试。考试合格的可列入本地区认证检查员库。国家食品药品监督管理局根据认证工作的要求，对GSP认证检查员进行继续教育。GSP认证检查员如违反有关规定，省、自治区、直辖市药品监督管理部门应将其撤出认证检查员库，违规情节严重的，不得再次列入认证检查员库。

3. 认证的申请与受理

（1）符合以下条件的企业可以申请GSP认证：①属于以下情形之一的药品经营单位：a. 具有企业法人资格的药品经营企业；b. 非专营药品的企业法人下属的药品经营企业；c. 不具有企业法人资格且无上级主管单位承担质量管理责任的药品经营实体。②具有依法领取的《药品经营许可证》和《企业法人营业执照》或《营业执照》。③企业经过内部评审，基本符合《药品经营质量管理规范》及其实施细则规定的条件和要求。④在申请认证前12个月内，企业没有因违规经营造成的经销假劣药品问题。

（2）申请GSP认证的药品经营企业按规定报送有关资料。企业不得隐瞒、谎报、漏报，否则将驳回认证申请、中止认证现场检查或判定其认证不合格。

（3）初审　药品经营企业将认证申请书及资料报所在地辖区的市级药品监督管理机构或者省、自治区、直辖市药品监督管理部门直接设置的县级药品监督管理机构（以下简称为初审

部门）进行初审。对认证申请的初审，一般仅限于对申请书及申报资料的审查。但有特殊情况的，应对申请认证企业进行现场核查，并根据核查结果对认证申请予以处理。

（4）审查及受理 初审合格的药品批发经营企业，初审部门将其认证申请书和资料移送省、自治区、直辖市药品监督管理部门审查。初审合格的药品零售企业，初审部门将其认证申请书及资料移送市级药品监督管理部门 GSP 认证办公室。对初审单位上报的资料，上级药品监督管理部门在收到认证申请书及资料之日起在规定时间内完成审查，并将是否受理的意见填入认证申请书，在 3 个工作日内以书面形式通知初审部门和申请认证企业。不同意受理的，应说明原因。

4. 现场检查 认证机构收到市级药品监督管理部门转送的企业认证申请书和资料之日起在规定时间日内，应组织对企业的现场检查。检查前，应将现场检查通知书提前 3 日发至被检查企业，同时抄送省（市）级药品监督管理部门和初审部门。

认证机构应按照预先规定的方法，从认证检查员库随机抽取 3 名（批发企业）或 2 名（零售企业）GSP 认证检查员组成现场检查组。检查组依照《GSP 认证现场检查工作程序》、《GSP 认证现场检查评定标准》和《GSP 认证现场检查项目》实施现场检查，检查结果将作为评定和审核的主要依据。

认证机构组织现场检查时，可视需要派员监督检查工作。现场检查时，有关药品监督管理部门可选派 1 名观察员协助工作。

现场检查结束后，检查组应依据检查结果对照《GSP 认证现场检查评定标准》作出检查结论并提交检查报告。如企业对检查结论产生异议，可向检查组作出说明或解释，直至提出复议。检查组应对异议内容和复议过程予以记录。如最终双方仍未达成一致，应将上述记录和检查报告等有关资料一并送交认证机构。

通过现场检查的企业，应针对检查结论中提出的缺陷项目提交整改报告，并于现场检查结束后 7 个工作日内报送认证机构。

5. 审批与发证 根据检查组现场检查报告并结合有关情况，认证机构在收到报告的 10 个工作日内提出审核意见，送交省、自治区、直辖市药品监督管理部门审批。

省、自治区、直辖市药品监督管理部门在收到审核意见之日起 15 个工作日内进行审查，作出认证是否合格或者限期整改的结论。

对通过认证现场检查的企业，省、自治区、直辖市药品监督管理部门在进行审查前应通过媒体（其中药品批发企业还应通过国家食品药品监督管理局政府网站）向社会公示。在审查的规定期间内，如果没有出现针对这一企业的投诉、举报等问题，省、自治区、直辖市药品监督管理部门即可根据审查结果作出认证结论；如果出现问题，省、自治区、直辖市药品监督管理部门必须在组织核查后，根据核查结果再作结论

对认证合格的企业，省、自治区、直辖市药品监督管理部门应向企业颁发《药品经营质量管理规范认证证书》；对认证不合格的企业，省、自治区、直辖市药品监督管理部门应书面通知企业。企业可在通知下发之日 6 个月后，重新申请 GSP 认证。

《药品经营质量管理规范认证证书》有效期为 5 年，有效期满前 3 个月内，由企业提出重新认证的申请。

6. 监督检查 各级药品监督管理部门应对认证合格的药品经营企业进行监督检查，以确认认证合格企业是否仍然符合认证标准。监督检查包括跟踪检查、日常抽查和专项检查三种形式。对监督检查中发现的不符合《药品经营质量管理规范》要求的认证合格企业，药品监

督管理部门应按照《药品管理法》的有关规定，要求限期予以纠正或者给予行政处罚。对其中严重违反或屡次违反《药品经营质量管理规范》规定的企业，其所在地省、自治区、直辖市药品监督管理部门应依法撤销其《药品经营质量管理规范认证证书》，并按有关规定予以公布。

第五节　药品流通管理

药品是用于防病治病的特殊商品，国家对药品流通实行较其他商品更严格的监督管理。在流通过程中对药品质量要求高，禁止假劣药品进入流通领域，要求药品流通过程中合格药品不得变为不合格药品。因此，为了保证药品在流通过程中的质量，保证人民用药安全，政府主管部门依法加强对药品经营企业的监督管理。本章主要对药品流通的概念、特点，药品流通的特殊性等方面，依据国家对药品流通管理的相关法规进行阐述；对药品在机场、农村等流通环节的管理也作一介绍。

一、药品流通监督管理概况

（一）药品流通的概念

流通是商品经济条件下社会再生产过程的一个环节。商品流通指以货币为媒介的商品交换，商品所有者须先把商品卖出换成货币，然后用货币购买其他商品。

我国药品管理法中的药品经营译为 handling of drugs。意指药品从生产者转移到患者的全过程，包括药品生产企业→药品批发企业→药品零售企业或者医疗机构药房→患者的过程。

（二）药品流通的特点

药品流通是一种很复杂的过程和体系，管理难度很大。与其他商品相比，主要具有以下特点：①流通过程中对药品质量要求高，最低要求是禁止假劣药品流通；流通过程中合格药品不得变为不合格药品。②药品品种、规格很多，分类复杂。③参与流通的机构人员很多，是否有依法注册的执业药师是保证药品质量的关键。④药品定价和价格控制难度大。生产经营企业期望获得高利润，患者期望质优价廉，国家能承担的补助只能是与经济水平相适应。还有一些人企图介入药品流通领域谋取非法暴利。诸多社会因素致使药品价格不能完全由市场竞争来调节。⑤药品广告宣传内容要求真实，虚假、误导的药品广告将产生影响人们生命健康的严重后果。

（三）药品流通环节销售渠道

药品生产企业生产的药品，必须通过一定的销售渠道，才能供应、销售给病人，以满足医疗保健的需要，同时制药企业也才能实现他们的营销目标。加强对药品销售渠道的管理，监督药品在流通过程中的质量，是药品市场营销的一项重要任务，也是国家对药品质量监督管理的重要环节。

1. 药品销售渠道的概念　药品销售渠道又称为药品流通渠道，是指药品从生产者手中转移到消费者手中所经过的途径。药品生产企业生产的药品，不是为了自己消费，而是为了满足医疗保健市场的需要。只有通过流通过程，通过市场，才能实现价值，保证药品生产企业再生产过程顺利进行。由于现代社会商品经济的发展，药品销售渠道已成为沟通生产者和消费者之间必不可少的纽带。

　　药品销售渠道是由一系列销售机构所组成，这一系列销售机构通过分工协作，完成各自任务，最终在满足用户需要的同时各得其所。

　　2. 药品销售渠道的类型　　药品销售渠道目前有4种类型：①是药品生产企业自己的销售体系，它们在法律上和经济上并不独立，财务和组织受企业控制，并且只能经销本企业生产的药品，不得销售其他企业的药品，不得从事药品批发业务。②是独立的销售系统。它在法律上和经济上都是独立的，具有法人资格的经济组织。必须首先以自己的资金购买药品，取得药品的所有权，然后才能出售。医药批发公司和社会药房便是这种机构。③是没有独立法人资格，经济上由医疗机构统一管理的医疗机构药房。它们以自己的资金购买药品，取得药品的所有权，然后凭医师处方分发出售给病人。例如医院药房、初级医疗卫生保健机构的药房或调配室。④是受企业约束的销售系统。它们在法律是独立，但经济上通过合同形式受企业约束，如医药代理商。

　　3. 销售渠道的构成　　药品从生产企业到消费者，企业可以有多种选择。但是随着法律、医疗保障制度以及药品的类型、购买对象的不同，药品销售的构成有特点也有差别。药品销售渠道中最基础的构成有两种形式，即直接销售和间接销售。①直接销售是指药品生产企业不经流通领域的中间环节，直接销售给消费者—病人。法律规定可以直接销售的药品仅限于中药材。即在城乡集贸市场上可能直接销售中药材。通过直接销售形式销售的药品数量很少。②间接销售是指生产企业通过流通领域的中间环节（药品批发商和零售商），把药品销售给消费者——病人。间接销售是药品销售中普遍采用的形式。

　　4. 处方药与非处方药销售渠道的特点　　根据药事法规的规定，处方药只能凭执业医师处方，由药师调剂配分发销售给病人；非处方药，除中药材外，均需由持有《药品经营许可证》的销售机构才能卖给病人。另外，各国医疗保障制度中均规定了部分药品可以报销的制度、办法和程序。这对药品的销售渠道影响也很大。药品销售法律控制严格是其重要特点。

　　从销售渠道构成来看，药品销售渠道较长，中间环节多，处方药销售还必须经过医师这一环节，并广泛和大量采用的批发商和零售商。药品销售渠道较其他商品复杂得多，这是显著特点。

　　从药品生产企业与中间商（批发商和零售商）的关系来看，较其他消费商品要密切得多，因为药品销售过程是药品服务具体化过程，药品信息与药品密不可分，而药品信息流通是双向的，为此密切了企业与中间商的关系。这是药品销售渠道的又一特点。

　　（四）药品批发商

　　1. 药品批发商的定义　　批发商是指"用自己的资金从生产者处购买药品，并将这些药品销售给零售商或其他批发商；拥有一个或多个仓库，将获得所有权的药品储于仓库，以后运往别处。"批发商经营的特点是成批购进和成批出售，它们并不直接服务于最终消费者。

　　药品批发商是药品销售渠道中不可缺少的机构，在沟通药品生产与销售的过程中，发挥了重要作用。无论是处方药或非处方药，大部分或绝大部分都经由批发商转售给医院药房或社会药房。这是因为药品零售商——社会药房、医疗机构药房数量庞大、规模小、经营品种多，并分布于城乡各处，非常分散。另一方面，药品生产企业相对数目较少，比较集中，每家企业生产的药品品种较少甚至仅数种。药品的最终消费者—病人，更是分散，治疗需求药品必须及时。药品市场供销之间的空间、时间、品种、数量、拥有权等方面的空隙，须由药品发商涉足其内，促使药品流动、所有权和管理权转移、信息和资金流动，使药品市场具体化，完成药品营销功能，实现药品为人们健康服务的目的。

药品批发使药品和服务增值，是通过批发商不断改进经营管理，维持药品质量，提高服务水平和工作效率，降低成本和批发价来实现的。现代计算机技术的应用使增值更明显。

2. 药品批发商的功能作用 （1）降低药品销售中交易次数这是指药品销售时，若由生产企业直接销售给零售商，其交易次数大大高于通过批发商再售给零售商的交易次数。可以通过以下计算说明。1000 家药厂向 5 万家药房销售药品，每月交易一次，则交易次数为5000万次，每年为 6 亿次。若每天交易一次，则每年为 130 亿笔交易，这显然是办不到的。若改变为通过 250 家药品批发公司各与 200 家药房进行交易，1000 家药厂每周与 250 家药品批发公司交易一次，每家药品批发公司每日与 200 家药房交易一次，每年折为 50 周、206 个工作日，则交易次数为 2600 万次交易。可用公式表示为：

100（生产者）×250（批发商）×50（周）+250（批发商）×200（药房）×260（工作日）＝26000000（年交易次数）

因为每一次交易都有费用及一系列活动，减少交易次数就可以减少费用和人力物力的投入，并可降低差错发生率。由此可见通过药品批发商销售药品所产生的经济效益。

（2）集中与分散功能 药品批发商在沟通产销的过程中，从各生产企业调集各种药品，又按照需要的品种、数量分散给药房，担任着繁重的集散各地各种药品的任务，起着调节供求的蓄水池作用。它们为药品生产企业服务，大批量购进药品，减少生产企业的库存，同时也为社会药房、医疗机构药房服务，使它们能就近、及时买到药品，并减少了药房库存费用。一般来说，药房三分之二的资金受到购买和库存再销售的限制，库存周转率对药房经营影响很大。药房从较近的药品批发商处购买药品，使提高库存周转率得以保证。药品批发商的集中与分散（又被称为调配）的功能，是使药品价格增值的重要因素。

目前一些国家的药品批发商，应用计算机信息管理系，与购货的药房建立信息网络，提供自动化订货服务，使药房节约了很多费用。另外还为药房提供多种服务，改善药房的经营条件和方式计法。药品批发商与药房之间，已不是以前那种传统的买卖关系，而是越来越明显地以服务促销售，促进药房发展，使价值增值的关系。药品批发商的功能作用日益明显。

（五）药品零售机构

零售是指"将小量产品直接销售给最终消费者"。零售商和批发商都是商品流通渠道的中间商，批发商是流通领域的起点或中间环节，零售商是流通环节的终端。二者根本不同之处是，批发商的销售对象是零售商或另一批发商，而零售商的销售对象是最终消费者。美国零售贸易给零售商下的定义是："从事销售个人或家庭消费品和为销售商品提供服务的机构。"

1. 药品零售机构的定义 药品零售机构是指从药品生产企业或药品批发经营企业购进药品，直接销售给最终消费者—病人，用以防治疾病的机构。

广义的药品零售机构，包括药品零售经营企业、医疗机构药房、诊所药房以及各种保健组织的药房。社会药房和医疗机构药房不同之处是，前者为企业性质，要承担投资风险；后者是医疗机构的组成部分，不具法人资格，不承担投资风险。本章讨论的是社会药房。

各国对药品零售机构一般统称为药房，但在药事法中的定义不完全相同。相同之处在于两者均必须按法定程序，经法定部门审定必须具备的基础条件，准予注册取得许可证，然后才能开始经营活动。至于申报程序、必须具备的基本条件、审批机构、许可证名称等，各国大同小异。所不相同的是药房经营的基本业务，有的国家主要是人用药品（如中国），而相当一些国家除人用药品外，还包括医用器具、畜用药品、保健用品、化妆品等（如美国、日本等）。

2. 社会药房 社会药房的分类办法很多，形成了各种类型的药房，首先是按药房销售的药品类型分类，有处方药房和 OTC 药房等。也可按法定组织形式、所有制、规模、地理位置等分类，但各国有所不同。

我国的社会药房法定名称为"药品经营（零售）企业"，习称零售药房。零售药房以是否销售中药饮片并"配方捡药"习惯上分为中药房和西药房，以经营方式分为独立药房、连锁药房、医保定点药店、超市药品柜等多种。

日本的社会药房根据日本的药事法，社会药房主要按照能否销售处方药分类，分为以下几种：

（1）药局 可销售处方药和非处方药，可调配处方，必须配备执业药师。

（2）一般销售业药店 可以销售处方药和非处方药，不能调剂，必须配备执业药师。

（3）药种商药店 只能销售非处方药，可以不配备执业药师，但需配备经都道府县培训、认可的药学技术人员。以上 3 类社会药房均必须有固定的营业场所。

（4）配制销售药商 只能销售经批准的部分非处方药，不要求固定的营业场所及执业药师。

（5）特例销售药商 指经批准在车站、商店开设销售经批准的部分非处方药的柜台。

（6）保险药局 与药局要求相同，主要任务是调配医疗保险可报销的处方，执业药师人数多。日本各类社会药房均由所在地的都道府县批准，其分类是法定的，不得随意改变性质、名称。各类社会药房均有相应的行会、协会组织，协助政府进行行业管理。

美国的社会药房按所销售的处方药比例，大体分为 3 类：第一类是处方药房（apothecary shop），处方药销售额在 50% 以上，药房面积小于 1200 平方英尺。第二类是传统药房，处方药销售额占总销售额的 30% ~ 60%，面积在 3000 ~ 5000 平方英尺。第三类是超药房，处方药销售占总销售额比例很小，但调配的处方数很多。这些药房都配备有执业药师，并按照各州《药房法》规定注册。没有配备执业药师的便不是药房，非处方药可以各种商店出售。另外，还有专门从事邮购处方药的机构，例如堪萨斯城药品服务部，每年邮出 20 多万张处方的药品。还有贴现商店销售处方药和非处方药。

社会药房的重要性是社会药房直接向病人提供其所需之药品和保健服务的机构。数量很多，星罗棋布，遍及城乡。众多的社会药房发挥了中间商扩散商品的功能。它与批发公司集中的功能衔接，将成批的多品种药品拆零，供应给附近的病人，使病人可以很方便地买到所需的各种药品，保证了医疗卫生事业社会目标的实现。另一方面，社会药房销售药品时，为病人提供的服务，与食品、化妆品、服装等其他消费品有很大的不同：从药房的橱窗布置、宣传物内容，到答复病人购药询问，指导选购药品、记录病人购药历史卡等服务活动来看，不仅专业技术性很强，而且对病人防病治病有很重要的作用。因此社会药房与一般消费品零售商不相同，是医疗保健系统的重要组成部分。从 15 世纪欧洲开始至 20 世纪，世界大多数国家均立法颁布了《药房法》、《药师法》，其内容主要是对零售药房的法律管理，充分说明药品零售机构的重要社会地位。

3. 社会药房的特点 社会药房与医院药房相比，具有以下特点。

（1）数量众多、分布很广 我国的药品零售经营企业有 11.5 万家，美国调配处方的社会药房 5 万多家，日本的药局及各类持许可证可销售药品的店共 10 万家左右。而各国的医院药房相对要少许多。社会药房出于经营目的，选址时很注意潜在市场，与其他药房有一定距。加之各种商店里设非处方药销售柜台，城乡到处都有药房、药铺、售药柜，使药品成人们防治疾病最容易得到的物品。

（2）具有企业性质 一般来说，社会药房是从事流通活动，给社会提供药品，为盈利而进行自主经营的法人资格的经济组织。当然，由于它给社会提供的是特殊商品—药品，因而必须将社会效益放在第一位。但并不因此而可不承担投资风险，或改变企业性质。这种医疗机构药房的性质不相同。

（3）经营的品种较多 社会药房较医院药房经营的品种多，除处方药、非处方药外，还销售保健用品。我国药品管理法规定，药品经营企业分为专营企业和兼营企业。专营药品经营企业以销售药品为主，兼营少量卫生保健用品；兼营药品经营企业经营的商品中，药品销售占很小比例。美国的社会药房普遍销售多种小商品，计有洗涤用品、化妆品、文具纸张、糖果、香烟、家庭用品、玩具、胶片、杂志书刊、小食品等多种。据统计，在连锁药房里，这些非药品的小商品占总销售额的 65% 左右。

（五）国外药品流通监督管理的概况

1. 国外药品流通监督管理的概况 自从磺胺、青霉素问世，化学药物治疗发展，大批新化学药品研制成功，制药工业飞速发展以来，各国先后都曾面临过药品流通秩序混乱的问题。各国政府通过制定修订法律、法规，加强行业管理，以及政府行政协委员干预等多种办法加强药品流通过程及体系的监督管理。目前医药工业发达国家，药品流通秩序已建立，进入有序状态。他们的主要措施有以下几方面。

（1）严格控制经营销售药品的准入 日本、英国等在药事法、药品法中，明确规定了开办药品批发业、零售业的法定程序和许可证制度。美国以各州制定药房法，州药房法以全美标准州药房法为蓝本。各州药房法明确规定，所以从事药品销售的（包括医疗机构药房）都要在州卫生行政部门的药房理事会审批、注册登记，并定期审核，小药房 1 年审核 1 次，大药房 3 年审核 1 次。日本针对药品零售业的复杂性，将其分为 5 种许可证，各种经营企业不得违法超出经营范围。

（2）制定实施药师法 世界上药师法是药事法律法规中历史最悠久的，目前大多数国家都制定有药师法。药师法中所规定的药师主要是社会药房和医院药房药师。没有依法注册取得执照的执业药师，就不能调配、销售处方药，就不能开设销售处方药的药房、药柜，这已是国际惯例。美国有 16 万多执业药师在 5 万多个社会药房执业，控制配方、销售药品的质量和提供药学服务。依靠执业药师维护药品流通秩序，保证药品和药学服务质量，这是数百年来行之有效的监督管理措施。

（3）发挥行业组织作用 国外药品生产、经营及医疗机构的药师均有登记注册的各类药师行业组织，例如零售药师协会、医院药师协会、制药工业协会、药师工会等。法律或行政机关授权药师行业协会，制定药品流通的行为规范，组织实施，并有权处理违反时。例如欧盟国家药学会制定的 Good Distribution Practice（GDP），国际药学会制定的 Good Pharmacy Practice（GPP），日本药联批发商协会制定的 Good Supply Practice（GSP）。美国零售药师协会（NARD）和医院药师协会（ASHP）均制定有多种社会药房和医院药房的工作规范。这些行业药师协会历史悠久，权威性高，制定的行业行为规范种类齐全、内容详尽，定期检查、评定并公布结果，同行专家（技术和管理）实施。药师行业协会在药品流通管理中做出了很大贡献。

（4）药品价格控制在比较成熟的药品市场 药品价格是在市场竞争中形成并较稳定，新药（主要是创新药）价格昂贵，仿制药品价格稳中有降。药品费用占医疗费用之比率各国不相同，例如美国仅占13%，日本占21%。但是每年药品的价格普遍比我国贵许多。控制药品价格上涨的办法，日本、欧洲国家实行医疗保障报销药品由有关部门定价，主要是处方药。美国的医疗保险报销药品很少，医疗照顾项目不报销药品，这样就限制了药品费用快速上涨。

二、药品流通监督管理的主要内容

（一）加强流通领域处方药与非处方药分类管理工作

药品流通领域要在处方药与非处方药分类前提下，加大药品分类管理推进力度，进一步加强流通领域处方药与非处方药分类管理工作，要求提高各级药品监督管理人员和药品零售企业，对实施药品分类管理工作必要性、重要性和紧迫性的认识；在地市以上城市药品零售企业基本达到药品分类管理要求的基础上，到2005年底之前，使县级及县级以上城市的药品零售企业要达到药品分类管理的要求；达不到要求的，要依法重新核定其经营范围。

对药品零售企业落实处方药与非处方药分类管理各项规定的监督和指导工作；实施全国零售药店抗菌药物、抗结核药物、磺胺类药物、奎诺酮类药物等必须凭执业医师处方销售的规定，药品零售企业销售处方药，必须配备执业药师或依法经过资格认定的药学技术人员，并严格执行处方审核签字制度。对已经明确必须凭处方销售的药品，对目前尚未明确必须凭医师处方销售的"双轨制"处方药，应该向顾客索要医师处方，凭医师处方销售。不能出具医师处方的，必须经过执业药师或从业药师充分咨询，问明既往用药情况，并做好详细记录后销售。

（二）公共场所药品流通管理要求

为依法加强药品经营许可的监管，切实保证人民群众用药安全，国家食品药品监督管理局对在机场、车站、码头、宾馆和饭店等公共场所销售药品的经营许可监督管理作出有关要求。

（1）根据《药品管理法》的规定，在上述公共场所销售药品的，必须符合《药品管理法》等法规规定的条件和要求，按法定程序依法取得《药品经营许可证》，并严格按照《药品经营质量管理规范》的要求和药品分类管理的要求销售药品。

（2）凡经营处方药和甲类非处方药的，要配备执业药师或者其他依法经过资格认定的药学技术人员。经营乙类非处方药的，要配备经设区的市级药品监督管理机构或者省（区、市）药品监督管理部门直接设置的县级药品监督管理机构组织考核合格的业务人员。

（3）各级药品监督管理部门要按照法律、法规的规定，部署开展清查整治，依法加强对在上述公共场所销售药品经营许可的监督检查工作。

（三）加强农村药品监督和管理工作

建立新型农村合作医疗制度，是维护广大农民身体健康的一项重要措施，是我国整体实现小康社会的重要方面。加强农村药品监督，规范农村药品供应，保证农村药品质量，是建立新型农村合作医疗制度的重要基础。进一步加强农村药品质量的监督，规范农村药品供应网络的管理，采取多种形式保证农民用药安全、有效、经济和方便。

1. 依法做好农村药品的监管　农村是我国药品监督管理工作的重点地区，依法加强农村药品监管是建立新型农村合作医疗制度的重要保证条件。在建立新型农村合作医疗制度、加强农村药品监管工作中，各有关部门要按照《药品管理法》、《价格法》、《反不正当竞争法》、《广告法》、《执业医师法》、《医疗器械监督管理条例》和《乡村医生从业管理条例》等有关法律、法规的规定，加强对农村药品的监管，依法行政，严格农村药品经营的准入条件，规范农村药品销售行为，依法打击农村中非法药品经营活动，确保农村药品的购销行为与渠道规范，确保农村药品质量，严格控制农村药品价格。

2. 多种形式建设农村药品供应网络　农村药品供应必须注重市场对资源配置的基础性作用，必须遵照法律规定，规范药品供应网络的建设，确保农村药品质量可靠和价格合理，保证农民健康，让农民得到实惠。逐步推行农村卫生医疗机构药品集中采购，规范农村卫生医疗机构药品采购渠道。可由乡（镇）卫生院为村卫生机构代购药品，但代购方不得以营利为目的。开展新型农村合作医疗试点的乡（镇）、村卫生医疗机构，也可采取跟标等方式参加县级医疗机构的药品招标采购。加强对农村卫生医疗机构药品储存条件建设的管理。购进药品要严格执行进货检查验收制度，不符合规定的不得购进。储藏药品要符合条件，保证储运过程中的药品质量。购销药品必须要有真实、完整的购销记录，确保农村卫生医疗机构采购药品行为规范、渠道合法。

鼓励药品连锁企业向农村发展和延伸，对乡、村卫生医疗机构和药店实行集中配送。要在试点的基础上，逐步建立面向农村的区域性药品配送中心。

3. 进一步规范农村用药　规范农村药用，是实现农民在新型农村合作医疗制度中用药安全、有效、经济和方便的重要保障。要把规范农村用药与实现新型农村合作医疗制度可持续发展的目标结合起来，切实规范农村卫生医疗机构的用药行为。要按照《药品管理法实施条例》的规定，由省级卫生行政部门会同药品监管部门制定个人设置的门诊部、诊所等医疗机构配备的常用药品和急救药品目录。按照《乡村医生从业管理条例》的规定，由省级卫生行政部门制定乡村医生基本用药目录。

乡村医疗机构开具处方必须使用药品的法定名称，并严格按处方管理制度验、配。要积极利用现有农村卫生服务网络，发挥农村县、乡、村医疗卫生机构在农村药品供应中的作用。有条件的地区也可以通过试点探索农民持定点医疗机构开具的处方外配药品的做法，保证农民能够方便得到质优、价廉的药品。

4. 规范农村药品市场秩序　药品监管部门要调动社会积极性，健全农村药品质量监督体系，认真总结推广试点地区设立药品质量监督乡协管员、村信息员形成乡村药品质量监督网络的经验，在新型农村合作医疗试点地区同步实现药品监督网络在农村覆盖到位。

药品监管部门要在推行药品快速鉴别方法应用的基础上，进一步加强对农村药品的质量抽验；要加强对农村药品经营环节的监督检查，对没有依法获得药品经营许可从事药品销售活动的，要坚决打击；加强对农村药品经营、使用单位药品储存条件和储存情况的检查，继续加强对过期失效药品、兽药当人药使用清查的力度；要加强对农村药品经营企业和使用单位药品购销渠道的日常检查，确保农村药品购销渠道规范合法；要严厉打击农村中制售假劣药品行为，加强对农村集贸市场销售中药材的管理，严禁在农村集贸市场销售中药材以外的药品；严禁将受国家保护的濒危动、植物品种作为中药材进入集贸市场销售；取缔各种非法的药品集贸市场，规范农村药品市场秩序。

5. 促进农村药品供应网络建设　加强农村药品监督网络建设、促进农村药品供应网络建设（以下简称"两网"建设）。"两网"建设，直接涉及广大农民群众的切身利益，是我国整体实现小康社会的重要方面，对我们全面履行药品监督职责，具有重要的意义。

要结合实施食品、药品放心工程的要求，认真开展对农村药品购销渠道的清理和检查，依法查处违法购销行为，确保农村药品购销渠道规范合法和明晰；要继续加强对过期失效药品、兽药当人药使用清查的力度；要严厉打击农村中制售假劣药品行为，取缔游医药贩兜售药品活动；要加强对农村集贸市场销售中药材的管理，严禁在农村集贸市场销售中药材以外的药品；取缔各种非法的药品集贸市场，净化农村药品市场秩序。

采取有效措施，鼓励药品连锁、配送向农村发展和延伸，促进农村药品供应网络的建设鼓励药品连锁和集中配送向农村延伸和发展。以连锁和集中配送手段来统一和规范农村药品的购进渠道。对县、乡和镇一级，要实现药品连锁进县到乡的工作目标。

第六节　药品交易中的电子商务

随着电子商务应用技术的飞速发展，电子商务在商业活动中的普遍使用，电子网络的建立及快速覆盖，在一些管理较为先进的行业中，利用电子网络开展交易活动，已成为"快捷"、"高效"的代名词。

我国政府支持信息技术产业的发展，积极推进医药商品交易电子化、信息化、网络化。推行医药商品交易电子化，不仅能给医药经济带来快捷、高效发展，还能起到规范药品市场秩序的作用。国家食品药品监督管理局在 2000 年 6 月为规范药品电子商务操作，加强药品监督管理，制定了《药品电子商务试点监督管理办法》，以后又制定了《互联网药品信息服务管理办法》，为药品电子商务的操作提出了法规性依据。下面我们简要介绍有关内容。

一、药品电子商务的含义

电子商务，是指商品生产者、经营者或使用者，通过信息网络系统以电子数据信息交换的方式进行并完成各种商务活动和相关的服务活动。通过这种方式，人们可以对带有经济价值的产品和服务进行宣传、购买和结算，这种交易的方式不受理地理位置、现金多少或零售渠道的所有权影响，公有和私有企业、公司、政府组织、各社会团体、一般公民、企业家都能自由参加广泛的经济活动，其中包括各个行业和政府的服务业。电子商务能使产品在世界范围内交易并向消费者提供多种选择。

药品电子商务，是指药品生产者、经营者或使用者，通过信息网络系统以电子数据信息交换的方式进行并完成各种商务活动和相关的服务活动。

在有关电子商务的药品概念中，一般情况下除了指《药品管理法》中的药品概念外，药品概念还包括医疗器械和直接接触药品的包装材料和药用辅料，这一点我们应该注意。

二、电子商务的类型

当前的国际药品电子商务系统可以提供网上信息共享、网上广告、人才招聘、药品交易的支付结算等多种服务。

在信息服务方面，互联网药品信息服务分为经营性和非经营性两类，互联网药品信息服务是指通过互联网向上网用户提供药品（含医疗器械，以下同）信息的服务活动。经营性互联网药品信息服务是指通过互联网向上网用户有偿提供药品信息等服务的活动。非经营性互联网药品信息服务是指通过互联网向上网用户无偿提供公开的、共享性药品信息等服务的活动。

三、电子商务的作用

1. 网络是最好的宣传载体　因为网络信息具有交互性、即时性、大容量的特点，使网络成为所有媒体中载量最大、覆盖面最宽、传播速度最快、使用费最低廉的宣传载体。网络给企业提供了进行产品宣传、广告促销、全面介绍企业、全面接触市场的最大的空间。精心设计的整体的宣传资料在几分钟内就可以发布出去。网络宣传还可进行动态管理，可以随时修正、补充你的创意。在网上召开一个新产品发布会，只需要几分钟就可以完成。

2. 改变了交易形式　电子贸易改变了旧的买卖形式，缩短了供需方的距离，在短时间内双方经过准确及时的信息交流，完成询问、订货、签约、成交、下达发货指令等一系列商务活动。通过电子信息传递，售后服务可以做得更周到；通过网络，企业及时收集用户对药品质量信息的反馈，特别是新药的使用；通过电子信息传递及时提供技术指导。

3. 提高企业的竞争力　网络世界即是信息世界。能否创造企业在网络环境下的竞争优势，决定于企业能否建立企业的信息优势。信息优势是指企业拥有的宣传商品信息和获取市场分析、经营状况、决策支持以及新产品开发信息的能力。信息的高速处理、应用与创新能力成为决定企业在网络环境中竞争能力的基础，是企业在未来市场竞争中生存和立足之本。

企业可以利用网络信息做最低成本、最大范围的市场调查，收集市场最新时态的信息，同时及时获取政府最新法规和经济政策，及时规范和调整企业的商务活动，在市场竞争中占主动位置。

四、发展药品电子商务对经营企业的要求

目前，我国药品电子商务系统正在逐步的建立，规模不是很大，存在的问题也不少。但是，由于推行电子商务能有助于净化药品市场，能给企业带来无限机遇，能给企业带来经济效益，所以发展药品电子商务是势在必行。现在大型药品经营企业呼吁电子商务，大型药品零售连锁企业盼望电子商务。医疗体制改革、医药实行分开核算，医院提出医院药房实现零库存的管理理念，不搞电子商务难以实现。为了迎接我国药品电子商务时代的到来。药品经营企业要在信息、管理、规模、仓储、装卸、运输等方面不断扩大自己的能力，提高管理水平，积累经验，培训人员，提高企业的竞争力。药品电子商务的发展要求企业做好以下几个方面的工作。

1. 信息网络化　药品经营企业要建立企业自己内部信息网络，采用计算机网络管理和条码数据传输，把企业所经营药品的进货品种、规格、数量、存储仓区、质量状况、养护条件、有效期、质量抽检情况等信息详尽输入企业网络、再与采购信息、销售信息进行连接，使企业的经营和管理全部信息做到"一网了然"。

2. 流通规模化　药品经营企业要力求拥有能覆盖主要终端用户，即医疗单位常用药物品种和数量的能力。医院药房将走上社会，药品批发企业将承担起医院药房的角色，医院需要什么药，药品批发商就应有什么药，而且，要做到能在第一时间里获取信息，并及时送货。

3. 仓储自动化　仓储管理的自动化，是对药品质量保证的物质基础，也是保证快捷有效服务的基本条件。

4. 装卸机械化　装卸机械化也是降低物耗、减少成本、提高企业经济效益的有力措施。

5. 运输合理化　运输条件的合理配置，既是对商品质量的保证，也是对用户服务的一种需要。

6. 管理现代化　药品经营企业要具有先进的管理理念，要把企业建立成为现代医药物流配送中心。要形成规模、集约化的经营组织形式，加强对人力资源、物资资源的全面计划管理，组织实施业务流程管理，努力实现信息流、物流、资金流的高效结合，使企业在未来的

医药商品电子交易网络上能游刃自如。

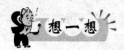

想一想

1. 药品经营活动的特点。

2. 药品市场的特点。

3. 药品经营活动中禁止性规定。

4. 实施 GSP 的意义。

5. 我国现行 GSP 的特点。

6. 药品批发企业在 GSP 管理中对人员素质的要求。

7. GSP 对药品购进的要求。

8. GSP 对药品及验收的要求。

9. GSP 对药品储存与养护的要求。

10. GSP 对药品出库、运输的要求。

11. GSP 对药品零售企业的药品陈列与储存的要求。

12. 药品流通的特点。

（张琦岩）

第九章　药品使用管理

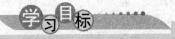

掌握：1. 调剂的概念、基本程序及调剂工作管理的规定。
　　　2. 处方的定义及标准、处方的书写和权限等有关内容。
　　　3. 静脉药物配制的概念和要求。
　　　4. 医疗机构制剂的概念和特点，以及医疗机构制剂配制管理。
熟悉：1. 医疗机构药学部（药剂科）的机构设置、人员配置以及药学部（药剂科）各级人员的管理。
　　　2. 医疗机构药事管理与药物治疗委员会的组成、任务、作用。
　　　3. 医疗机构药品管理的概念、目标及方法。
　　　4. 药品的采购、入库、储存与养护的管理原则和方法。
了解：1. 临床药学及药学保健的概念。
　　　2. 临床药学及药学保健的区别。

第一节　医疗机构药学部（药剂科）的组织机构

2011 年 3 月 30 日卫生部、国家中医药管理局和总后勤部卫生部联合发布的《医疗机构药事管理规定》第四条规定"医疗机构药事管理和药学工作是医疗工作的重要组成部分。医疗机构应当根据本规定设置药事管理组织和药学部门"。

一、药学部（药剂科）的机构设置

根据《医疗机构药事管理规定》，为完成国家药品监督管理部门和卫生行政管理部门对医疗机构规定的各项药事管理工作任务，以及适应医院药学发展的需要，医疗机构的药事管理组织机构设置如下：

（1）二级以上医院设立药事管理与药物治疗学委员会；其他医疗机构应成立药事管理与药物治疗学组。

（2）三级医院设置药学部，并可设置二级科室；二级医院设置药剂科；其他医疗机构设置药房。

（3）药学部下设二级科室，主要包括：

①药品科：负责药品采购、验收、养护、库存管理、药品价格管理以及医疗机构药品网

络信息管理工作。

②调剂科：下设门诊药房（中药房、西药房、急诊药房）和住院药房，负责门诊患者、住院患者的用药调配工作，提供药学咨询和其他药学技术服务。

③制剂科：下设制剂室、药品检验室、制剂研发室、全肠外营养配置室，负责本医疗机构制剂的生产、检验、质量监督、制剂研究工作，以及肠外营养配置工作。

④临床药学科（室）承担新药Ⅰ期临床药代动力学研究和临床药学工作，协助临床科室开展治疗药物监测、临床用药评价、新药试用和疗效评价工作，开展药物不良反应监测、药学信息咨询、药讯编辑工作，承担实习生及进修人员的教学指导工作。

⑤办公：负责贯彻执行国家药事管理法律法规、规章制度、工作计划，并监督其实施、执行；协调药学部（药剂科）所属各个部门工作及与医院其他各部门的工作；对药学部（药剂科）人员进行绩效考评、人员培训；并负责所属各部门的设备维修、请领办公用品等后勤保障工作。

二、药学部（药剂科）的人员配置及要求

2001 年修订并施行的《中华人民共和国药品管理法》第二十二条明确规定："医疗机构必须配备依法经过资格认定的药学技术人员。非药学技术人员不得直接从事药剂技术工作。"根据《药品管理法》和《医疗机构药事管理规定》的规定，对药学部各级各类人员的配置和要求具体规定如下。

1. 医疗机构药事管理与药物治疗学委员会的人员要求

（1）二级以上医院药事管理与药物治疗学委员会由具有高级技术职务任职资格的药学、临床医学、护理和医院感染管理、医疗行政管理等人员组成。

（2）医疗机构药事管理与药物治疗学组由药学、医务、护理、医院感染、临床科室等部门负责人和具有药师、医师以上专业技术职务任职资格人员组成。

（3）医疗机构负责人任药事管理与药物治疗学委员会（组）主任委员，药学和医务部门负责人任药事管理与药物治疗学委员会（组）副主任委员。

2. 医疗机构药学部门负责人的职称与学历要求

（1）二级以上医院药学部门负责人应当具有高等学校药学专业或者临床药学专业本科以上学历，及本专业高级技术职务任职资格；

（2）除诊所、卫生所、医务室、卫生保健所、卫生站以外的其他医疗机构药学部门负责人应当具有高等学校药学专业专科以上或者中等学校药学专业毕业学历，及药师以上专业技术职务任职资格。

3. 医疗机构药学专业技术人员的配置与要求

（1）医疗机构药学专业技术人员应按照有关规定取得相应的药学专业技术职务任职资格。

（2）医疗机构药学专业技术人员不得少于本机构卫生专业技术人员的8%。建立静脉用药调配中心（室）的，医疗机构应当根据实际需要另行增加药学专业技术人员数量。

（3）医疗机构应当根据本机构性质、任务、规模配备适当数量临床药师，三级医院临床药师不少于5名，二级医院临床药师不少于3名。

临床药师应当具有高等学校临床药学专业或者药学专业本科毕业以上学历，并应当经过规范化培训。

（4）医疗机构应当加强对药学专业技术人员的培养、考核和管理，制订培训计划，组织

药学专业技术人员参加毕业后规范化培训和继续医学教育，将完成培训及取得继续医学教育学分情况，作为药学专业技术人员考核、晋升专业技术职务任职资格和专业岗位聘任的条件之一。

（5）医疗机构直接接触药品的药学人员，应当每年进行健康检查。患有传染病或者其他可能污染药品的疾病的，不得从事直接接触药品的工作。

三、药事管理与药物治疗学委员会（组）的职责

依据《医疗机构药事管理规定》的规定，药事管理与药物治疗学委员会（组）的职责主要有：

（1）贯彻执行医疗卫生及药事管理等有关法律、法规、规章，审核制定本机构药事管理和药学工作规章制度，并监督实施。

（2）制定本机构药品处方集和基本用药供应目录。

（3）推动药物治疗相关临床诊疗指南和药物临床应用指导原则的制定与实施，监测、评估本机构药物使用情况，提出干预和改进措施，指导临床合理用药。

（4）分析、评估用药风险和药品不良反应、药品损害事件，并提供咨询与指导。

（5）建立药品遴选制度，审核本机构临床科室申请的新购入药品、调整药品品种或者供应企业和申报医院制剂等事宜。

（6）监督、指导麻醉药品、精神药品、医疗用毒性药品及放射性药品的临床使用与规范化管理。

（7）对医务人员进行有关药事管理法律法规、规章制度和合理用药知识教育培训，向公众宣传安全用药知识。

四、药学部（药剂科）专业技术人员职责

（一）《医疗机构药事管理规定》对医疗机构药师工作职责的规定

（1）负责药品采购供应、处方或者用药医嘱审核、药品调剂、静脉用药集中调配和医院制剂配制，指导病房（区）护士请领、使用与管理药品。

（2）参与临床药物治疗，进行个体化药物治疗方案的设计与实施，开展药学查房，为患者提供药学专业技术服务。

（3）参加查房、会诊、病例讨论和疑难、危重患者的医疗救治，协同医师做好药物使用遴选，对临床药物治疗提出意见或调整建议，与医师共同对药物治疗负责。

（4）开展抗菌药物临床应用监测，实施处方点评与超常预警，促进药物合理使用。

（5）开展药品质量监测，药品严重不良反应和药品损害的收集、整理、报告等工作。

（6）掌握与临床用药相关的药物信息，提供用药信息与药学咨询服务，向公众宣传合理用药知识。

（7）结合临床药物治疗实践，进行药学临床应用研究；开展药物利用评价和药物临床应用研究；参与新药临床试验和新药上市后安全性与有效性监测。

（8）其他与医院药学相关的专业技术工作。

（二）药学部（药剂科）各级专业技术人员的工作职责

医疗机构药学专业技术人员按技术职称可以划分为五个层次，即主任药师、副主任药师、

主管药师、药师和药士。各级专业技术人员的具体工作职责如下：

1. 主任药师职责

（1）在药学部（药剂科）负责人的领导下，负责指导具体的调剂、制剂、药检、临床药学、药物信息、科研、教学等业务工作。

（2）指导下级药师做好各项工作，解决业务工作中的难题，指导复杂的药剂调配、制剂、药检、药物信息咨询等工作，保证用药的安全性和有效性。

（3）参与临床药物治疗工作，参加临床查房、会诊及病例讨论，研究落实安全、有效、经济的用药方案，征求用药意见，推介新药。

（4）指导并参加临床药学研究工作，开展临床药学治疗药物监测、药学信息服务工作。进行新制剂、新剂型的研究以及引进并推广国内外的新理论、新知识、新技术和新方法。

（5）监督检查麻醉药品、精神药品、医疗毒性药品和贵重药品的使用和管理。

（6）指导研究生、进修生及实习学生的技术培训工作，负责药学部（药剂科）技术人员的业务培训和继续教育工作。

2. 副主任药师的职责　在药学部（药剂科）负责人的领导下，协助主任药师指导本部门各项业务技术工作及其他工作。具体工作职责与主任药师基本一致。

3. 主管药师职责

（1）在药学部（药剂科）负责人的领导和主任药师、副主任药师的指导下，负责本科室规定范围内的工作，组织、指导并亲自参加药品的调剂配发、制剂、药品质量检验和质量控制工作，保证药品质量。

（2）学习并贯彻执行国家关于药事管理的法律法规的有关规定。组织、带领下级药学技术人员认真执行各项规章制度、岗位责任制度、技术操作规程，执行国家关于麻醉药品、精神药品、医疗毒性药品的使用和管理规定。

（3）熟练掌握本学科的基础理论、基本知识和基本技能，参与临床药物治疗，提供药物信息与治疗意见、推介新药、收集药物安全信息、了解药物使用情况和保管情况，发现问题及时解决。

（4）积极参加临床药学、合理用药的相关工作，以及新制剂、新剂型的研究工作，不断吸取和应用国内外的新理论、新知识、新技术和新方法。

（5）担任进修、实习人员的具体培训带教工作，组织本科（室）药学技术人员的业务学习，定期考核，作好记录。

4. 药师职责

（1）在药学部（药剂科）负责人的领导和上级药师指导下，参加临床药学、药物信息、药品采购及管理、药品调剂配发、药物制剂、药品检验等日常业务工作。

（2）认真执行有关规章制度、岗位责任制度和各项技术操作规程，保证药品、制剂质量，严防差错事故。做好各项工作的登记和统计，严格执行值班和交接班制度。

（3）做好药品管理工作，防止药品变质、过期失效，检查麻醉药品、精神药品、医疗毒性药品和贵重药品的使用管理情况，发现问题及时解决，并向上级报告。

（4）深入病房或门诊各科室，了解药物使用情况，收集药物安全信息，做好对患者的用药指导和药学服务工作。

（5）认真学习业务知识，掌握本学科的基础理论、基本知识和基本技能，初步掌握药学专业科研工作的基本思路、方法与技能。

（6）担任进修、实习人员的带教工作，指导药士日常工作和业务学习。

（7）做好仪器设备的保养和使用登记工作。

5. 药士职责

（1）在药学部（药剂科）负责人领导和上级药师指导下，按照分工，负责药品的请领、分发、保管、采购、登记、统计以及处方调配和药物制剂等具体工作。

（2）主动征求病人与临床科室对用药和药学服务的意见，改善药学服务质量。经常检查本室（组）药品的使用、保管情况，发现问题及时处理，并向上级报告。

（3）认真执行各项规章制度、岗位责任制度和技术操作规程，学习并掌握本学科的基础理论、基本知识和基本技能，提高工作水平和服务质量。

（4）做好仪器设备的维护保养工作。

五、药学部（药剂科）各级行政管理人员职责

1. 药学部（药剂科）主任主要职责　　药学部（药剂科）是医院的一级科室。二级及其以上医院的主任应是主任药师或副主任药师，不但要有较高的业务技术水平，而且要有较强的组织管理能力，应具有专家和管理干部的双重素质。药学部（药剂科）主任的主要职责是：

（1）在院长领导下，以病人为中心，遵照《医疗机构药事管理规定》等有关规定，全面管理、领导药学部（药剂科）各部门的工作。制定药学部（药剂科）工作计划并组织实施，督促检查各部门工作，定期总结汇报。

（2）协助院长做好医疗机构药事管理与药物治疗学委员会（组）的日常工作，认真贯彻执行《药品管理法》及有关法律法规，定期组织检查全院各科麻醉药品、精神药品、医疗用毒性药品的使用和管理。

（3）探索药学服务工作模式，为病人提供全方位优质药学技术服务。

（4）组织临床药师下病房，与医师共同探讨药物的合理使用，提高药物治疗水平；负责临床药学研究和科研工作的开展及水平的提高。

（5）负责人才培养和教学工作，对本部门药学技术人员进行规范化培训和继续教育工作，提高药学技术人员的整体技术水平。

（6）负责本部门的精神文明与药学职业道德建设，提高药学技术人员的药学服务质量。

（7）定期召开药学部（药剂科）部门会议，讨论决定药学部（药剂科）重大问题。检查所属各科室工作任务的完成情况。充分调动药学技术人员的积极性，不断提高社会效益和经济效益。

（8）负责对药学部（药剂科）全体人员的考核、奖惩、调动和晋升等评价工作，供上级有关部门决策参考。

2. 二级科（室）主任主要职责　　二级科室主任在药学部（药剂科）主任领导下进行工作，负责领导本科室各项工作，定期制定工作计划和做好工作总结。各科室应制定具体规章制度、操作规程并负责实施，组织本科室人员认真完成各项工作任务，并经常督促检查，确保安全，严防差错事故发生。

各二级科（室）主任具体工作职责：

（1）药品科（药库）主任要及时组织制定和实施药品预算、采购计划，加强药库管理和做好药品供应工作，保证质量，满足患者对药物治疗的需要。

（2）调剂科（室）主任应组织全科（室）人员认真按照调剂操作规程和岗位责任制度，

作好门诊药房药品调剂配发和住院部药房的药品摆发工作；调查分析用药状况，评估药物利用与合理用药情况，根据临床需要逐步建立全肠道外营养和肿瘤化疗药物等静脉液体配制中心（室），实行集中配制和供应；组织人员深入临床科室，了解临床需要，征求意见，指导临床各科药品的请领、管理和使用；督促和检查麻醉药品、精神药品、医疗毒性药品和贵重药品的使用管理情况。

（3）制剂科（室）主任要组织全科（室）人员认真贯彻执行《医疗机构制剂配制质量管理规范》，保证配制制剂的质量，及时供应，满足需要，并研究开发新剂型。所属质量检验室要组织人员对自配制剂半成品、成品进行全部质量检查，严格执行有关质量标准，并对全院药品进行质量监控和抽查，以保证药品安全有效。

（4）临床药学科（室）主任要组织本科（室）药学技术人员积极参与临床药物治疗，开展药物信息咨询服务、药物利用评价等工作，参加临床合理用药研究和新药开发。参加危重患者的抢救工作。

3. 组长主要职责

（1）在二级科（室）主任领导下，负责全组日常行政管理和业务技术工作。组织考勤、安排值班和休假，保证本组工作的正常运转。

（2）组织全组人员认真学习并具体负责实施各项规章制度、操作规程和岗位责任制度。保证药品质量，严防差错事故发生。

（3）负责向临床各科室通报药品信息，搞好药品供应。组织人员深入临床各科室，了解用药情况，征求用药意见，改进工作态度。

（4）督促本组人员业务技术学习，学习新理论、新知识、新技术和新方法，提高业务水平和工作效率。

（5）负责安排进修、实习人员的学习和工作。

（6）定期组织本组人员会议，布置工作和提高药学服务质量。

第二节 医疗机构药品管理

一、药品管理概述

（一）医疗机构药品管理概念

医疗机构药品管理，是指为了保证药品供应，满足医疗、教学和科研的需要，对医疗机构医疗、科研所需药品的采购、储存、分配、使用进行管理。

（二）医疗机构药品管理目标

（1）贯彻执行药品管理相关的法律法规，保证所供应的药品质量合格、疗效确切。

（2）保证医疗、科研所需药品的及时、准确供应。

（3）执行医疗机构经济、财务管理政策和医疗卫生改革制度。

（4）注重社会效益和经济效益相结合。

（5）医疗机构不得将药品购销、使用情况作为医务人员或者部门、科室经济分配的依据。医疗机构及医务人员不得在药品购销、使用中牟取不正当经济利益。

（三）医疗机构药品管理方法

根据药品的特点，一般医疗机构对药品实行三级管理。

1. 一级管理

（1）管理范围 麻醉药品、医疗毒性药品。

（2）管理方法 处方单独存放，每日清点，账物相符。如发生药品缺少，要及时追查原因，并报上级领导。

2. 二级管理

（1）管理范围 精神药品、贵重药品。

（2）管理方法 专柜存放、专柜登记，贵重药品每日清点、精神药品定期清点。

3. 三级管理

（1）管理范围 普通药品。

（2）管理方法 金额管理、季度盘点、以存定销。

二、药品采购管理

《医疗机构药事管理规定》第二十三条规定："医疗机构应当根据《国家基本药物目录》、《处方管理办法》、《国家处方集》、《药品采购供应质量管理规范》等制订本机构《药品处方集》和《基本用药供应目录》，编制药品采购计划，按规定购入药品"。第二十四条规定："医疗机构应当制订本机构药品采购工作流程；建立健全药品成本核算和账务管理制度；严格执行药品购入检查、验收制度；不得购入和使用不符合规定的药品"。医疗机构药品采购工作的特点是品种多、专业性强、经济性强。因此加强药品采购管理，保证药品供应，满足医、教、研、保健的需要是医疗机构药学部门最基本的工作，也是医疗机构经济工作的重要组成部分。

（一）药品采购计划的编制

制定一个好的药品采购计划是做好药品供应的基本保证。医院除固定资产外，药学部（药剂科）掌握着全院流动基金的约40%，药品采购量过大，会造成药品积压；采购量过小，会影响药品正常供应。药品采购计划的编制应以国家基本用药目录为依据，并经药事管理与药物治疗学委员会审定，医院领导批准后再组织实施。药品计划的编制必须遵守以下原则：

1. 量入为出，精打细算 药品采购计划的编制，一般依据上年度医疗收入情况、医院给予药学部的预算、上年度药品消耗数和消耗趋势、库存情况等等，编制需要的品种和数量，同时留存一定机动经费，以应付特殊需要。

2. 统筹兼顾，保证重点 药品采购计划的编制，应处理好各类药品在计划中的比例关系。常见病、多发病的常用药品保证供应，国家基本用药目录优先供应，急救药品满足供应，贵重药品、新药限制供应。

3. 编制及时，数量准确 编制药品计划应准确及时，在收集大量资料的基础上，运用预测技术，提高预算的准确性，并严格核对，防止差错。

4. 未雨绸缪，有备无患 编制药品计划还应注意当地常见病、多发病的发病率和季节性用药问题。如春夏季流行病、传染病发生多，冬季是呼吸道疾病高发季节等等，作预算时要考虑到这些因素，做到未雨绸缪，有备无患。

（二）药品采购计划的审批

药品采购供应计划是一项预测性较强的工作，计划合理可以减少浪费。药品采购计划一般可以分为年度计划、季度计划、月计划和临时计划。编制的药品采购计划须经过相关程序审批后方可实施。

1. 年度计划　年度计划于上一年的 12 月份制定，年度计划由药学部（药剂科）制订，医疗机构药事管理与药物治疗学委员审核，经院长或分管院长批准。

2. 季度计划　在全年计划的基础上，根据不同季节的疾病发生率及本医疗机构的用药习惯，制定季度计划，季度计划由药品科（药库）负责人编制，经药学部（药剂科）主任审批。

3. 月计划　月计划是季度计划的逐月执行计划，月计划由药品科（药库）工作人员制订，药品科（药库）负责人审批，报药学部（药剂科）主任处备案。

4. 临时计划　临时计划是根据临床治疗需求提出的临时性药品请购计划，临时计划一般计划急、用量少。临时计划由药品科（药库）负责人审核，报药学部（药剂科）主任批准执行。

（三）药品采购的原则

《药品管理法》第三十四条规定："药品生产企业、药品经营企业、医疗机构必须从具有药品生产、经营资格的企业购进药品；但是，购进没有实施批准文号管理的中药材除外"。《医疗机构药事管理规定》第二十五条规定："医疗机构临床使用的药品应当由药学部门统一采购供应。经药事管理与药物治疗学委员会（组）审核同意，核医学科可以购用、调剂本专业所需的放射性药品。其他科室或者部门不得从事药品的采购、调剂活动，不得在临床使用非药学部门采购供应的药品"。医疗机构药品采购应遵循以下原则：

1. 质量第一原则　药品是特殊商品，其质量的优劣直接关系到人民生命安全。药品的质量优劣取决于药品生产、经营、使用各环节对药品的管理。药品在采购过程中必须坚持质量第一的原则，采购符合国家药品标准的合格药品。

2. 价格合理原则　根据我国对药品价格控制政策，药品价格有政府定价、政府指导价以及自由定价，政府定价和政府指导价的药品要严格按照国家制定的价格采购；同时医疗机构可以通过招标、议价等各种方式获得较为合理的采购价格。

3. 供应商资质审核原则　《药品管理法》要求医疗机构使用的药品的供货商是具有合法资格的药品生产企业或药品经营企业（批发企业），医疗机构在采购药品前要对其药品供应商进行资格审核，通过审核的药品供应商，在与医疗机构药品管理部门签订合同后方可供应药品。医疗机构与药品供应商签订的药品购销合同中除具有经济条款外，要求具有药品质量保证条款。

（四）药品采购的方式

药品采购通常采用集中采购方式。药品集中采购是指数家医疗机构联合组织的药品招标采购，以及共同委托招标代理机构组织的药品招标采购。为了规范这项工作，2010 年卫生部等多部委联合印发了《医疗机构药品集中采购工作规范》，对医疗机构药品集中采购工作做出了具体规定。规范指出："县级及县级以上人民政府、国有企业（含国有控股企业）等举办的非营利性医疗机构必须参加医疗机构药品集中采购工作。鼓励其他医疗机构参加药品集中采购活动"。"实行以政府主导、以省（区、市）为单位的医疗机构网上药品集中采购工作。医疗机构和药品生产经营企业购销药品必须通过各省（区、市）政府建立的非营利性药品集中采购平台开展采购，实行统一组织、统一平台和统一监管"。

1. 药品集中采购目录和采购方式

（1）各省（区、市）集中采购管理机构负责编制本行政区域内医疗机构药品集中采购目录。纳入目录的药品均使用通用名，并应当包括该通用名下的相关剂型、规格。

（2）国家实行特殊管理的麻醉药品和第一类精神药品不纳入药品集中采购目录。第二类精神药品、医疗放射药品、医疗毒性药品、原料药、中药材和中药饮片等药品可不纳入药品集中采购目录。医疗机构使用上述药品以外的其他药品必须全部纳入集中采购目录。

（3）对纳入集中采购目录的药品，实行公开招标、邀请招标和直接采购等方式进行采购。各省（区、市）可结合实际情况，确定药品集中采购方式。

公开招标，是指以招标公告的方式，邀请不特定的药品生产企业投标的采购方式。

邀请招标，是指以投标邀请书的方式，邀请特定的药品生产企业投标的采购方式。

直接采购，是指医疗机构按照价格部门规定的价格或历史成交价格直接向符合资质的药品生产企业购买药品的采购方式。

（4）对通过公开招标采购能够成交的药品，原则上不得进行邀请招标采购。对采购量较小、潜在投标人较少或者无投标的，可以进行邀请招标采购。部分廉价常用药，经多次集中采购价格已基本稳定，可以进行直接采购。直接采购具体品种和办法由省级药品集中采购工作管理机构确定。

2. 投标人的资质 投标人是指向招标人提供药品的药品生产企业或药品经营企业（批发企业）。参加药品集中采购活动的药品生产或经营企业应当具备以下基本条件。

（1）药品生产经营企业必须依法取得相应的资质证书，参加集中采购的产品必须具备相应的资质证书。

（2）信誉良好。

（3）具有履行合同必须具备的药品供应保障能力。

（4）参加集中采购活动近两年内，在生产或经营活动中无严重违法违规记录。

（5）法律法规规定的其他条件。

3. 药品集中采购程序 药品集中采购主要按以下程序实施：

（1）制定药品集中采购实施细则和集中采购文件等，并公开征求意见。

（2）发布药品集中采购公告和集中采购文件。

（3）接受企业咨询，企业准备并提交相关资质证明文件，企业同时提供国家食品药品监督管理局为所申报药品赋予的编码。

（4）相关部门对企业递交的材料进行审核。

（5）公示审核结果，接受企业咨询和申诉，并及时回复。

（6）组织药品评价和遴选，确定入围企业及其产品。

（7）将集中采购结果报药品集中采购工作管理机构审核。

（8）对药品集中采购结果进行公示。

（9）受理企业申诉并及时处理。

（10）价格主管部门按照集中采购价格审核入围药品零售价格。

（11）公布入围品种、药品采购价格及零售价格。

（12）医疗机构确认纳入本单位药品购销合同的品种及采购数量。

（13）医疗机构与药品生产企业或受委托的药品经营企业签订药品购销合同并开展采购活动。

医疗机构药品集中采购必须坚持质量优先、价格合理的原则，坚持公开、公平、公正的原则，确保不同地区、不同所有制的药品生产经营企业平等参与，公平竞争，禁止任何形式的地方保护。

三、药品入库管理

《药品管理法》第26条规定："医疗机构购进药品，必须建立并执行进货检查验收制度，验明药品合格证明和其他标识；不符合规定要求的，不得购进和使用。"。国家食品药品监督管理局2007年颁布并施行的《药品流通监督管理办法》第二十四条规定："医疗机构购进药品时，应按规定索取、查验、保存供货企业有关证件、资料、票据"。第二十五条规定"医疗机构购进药品，必须建立并执行进货检查验收制度，并建有真实完整的药品购进记录。药品购进记录必须注明药品的通用名称、生产厂商（中药材标明产地）、剂型、规格、批号、生产日期、有效期、批准文号、供货单位、数量、价格、购进日期。药品购进记录必须保存至超过药品有效期1年，但不得少于3年"。

对于购进、调进或退库药品，由药库管理人员、采购人员进行严格检查验收。检查验收的主要内容有：药品名称、规格、数量、批准文号、生产批号、有效期、外观形状、包装情况、进价等，以及特殊管理药品、外用药品、非处方药的标签、说明书上的规定的标识和警示说明。验收合格填写验收入库记录，采购员、保管人员双签字后，方可入库。

四、药品库存管理

药品入库后应在规定的条件下进行储存和养护。

（一）药品库存量的控制

药品库存量是指医疗机构为保障医疗、教学、科研等需要而制定的药品储备量标准。在实际的库存药品管理中，由于多种因素的影响，常使库存失控，有时药品积压，造成药品浪费，又使资金周转不畅，有时断档缺货，影响药物正常使用。因此，药品的合理库存是改善医院管理、节约药品费用支出、增加医院经济效益的一条重要途径。药品库存计算方法有多种，目前使用较多的是三种。

1. 上下限法　医院根据本院药品消耗量、药品占用资金、药品来源难易程度等实际情况，自行制定库存药品每一品种的上限和下限，以保证供应和防止积压。

2. 三个月用量法　根据医院全年的用量，计算出药品的三个月用量，作为该药品的储存量。目前，药品市场竞争激烈，经营企业为了竞争，为药品采购提供不少便利。因此，大多数医院常规用药的储备量，有一个半月的存量即可，贵重药品一个月的存量或更少，少数药品不储存，需要时临时采购，大大减少了药品的库存数量。甚至有的医院提出"零库存"，用多少，购多少，加快了药品经费的周转，提高了经济效益。

3. ABC库存分析法　ABC库存分析法（ABC inventory analysis method）又称重点管理法或巴雷特（Pareto）分类法。其原理就是对所需的各种物资，按其价格高低、用量大小、重要程度、采购难易分为ABC三类，对于不同的类别采取相应的管理措施。它是加强库存物资管理的一种先进的科学方法，是巴雷特曲线在库存管理上的具体应用。

（二）药品的储存与养护

《药品管理法》第28条规定："医疗机构必须制定和执行药品保管制度，采取必要的冷藏、防冻、防潮、防虫、防鼠等措施，保证药品质量"。《医疗机构药事管理规定》第26条规定："医疗机构应当制订和执行药品保管制度，定期对库存药品进行养护与质量检查。药品库的仓储条件和管理应当符合药品采购供应质量管理规范的有关规定"。第 27 条规定："化学药品、生物制品、中成药和中药饮片应当分别储存，分类定位存放。易燃、易爆、强腐蚀性等危险性药品应当另设仓库单独储存，并设置必要的安全设施，制订相关的工作制度和应急预案。"。《药品流通监督管理办法》第 26 条规定"医疗机构储存药品，应当制订和执行有关药品保管、养护的制度，并采取必要的冷藏、防冻、防潮、避光、通风、防火、防虫、防鼠等措施，保证药品质量。医疗机构应当将药品与非药品分开存放；中药材、中药饮片、化学药品、中成药应分别储存、分类存放"。

药品的储存与养护是药品保管的一项经常性的工作，它对药品安全储存，保证药品质量，减少耗损，降低成本具有重要的作用。

做好药品的储存与养护工作，首先必须充分了解各种药品的理化性质，以及剂型、包装与稳定性的关系，同时还要熟悉外界因素对药品产生的各种影响，从而提供良好的储存条件和养护方法，有效地保证药品质量。

1. 药品的分类储存　药品储存的基本原则是分类储存。

（1）按药品剂型分类储存　习惯上剂型大致可分为片剂、针剂、水剂、软膏剂、粉剂等几大类，同一剂型储存上有共同的特点，可根据剂型特点按不同的储存条件妥善储存。

（2）按储存条件分类储存　药物理化性质不同，对储存条件的要求不同。储存条件中最重要的就是温度和湿度。根据每种药品的要求，分别储存于常温库（0～30℃）、阴凉库（不高于20℃）或冷库（2～10℃）；各库房的相对湿度均应保持在45%～75%之间。

（3）按药品性质分类储存　①药品与非药品（指不具备药品批准文号的药品）分库存放；②性质相互影响，容易串味的西药、中药材、中药饮片分库存放；③内服药与外用药分区存放；④处方药与非处方药分区存放；⑤品名或外包装容易混淆的品种分区或隔垛存放；⑥麻醉药品与第一类精神药品可存放在同一个专用库房（柜）内。而毒性药品应专库（柜）存放；药品危险品应存放在专用危险品库内；⑦不合格药品应与合格药品分开存放。

2. 主要剂型的储存养护要点

（1）针剂　①温度：注射剂在储存中要注意温度的变化，温度过低或过高都会影响其质量，水针剂要注意防冻，生物制品、酶制剂、抗生素既要防冻又要防热，最适合的温度是2℃～10℃。②防潮：粉针剂由于压盖、储存、运输等原因，造成密封不十分严，当空气中水蒸气含量过高时，会产生吸潮、粘瓶、结块等现象，影响质量，因此在储存保管中要注意防潮，严格控制空气湿度，相对湿度应保持在45%～75%。③避光：日光中紫外线能加速药品的氧化分解，药库的门窗应遮光。

（2）片剂　①防潮：片剂的储存主要是防潮。因片剂中使用淀粉等辅料，在湿度较大时，易吸湿产生粘连、碎片、潮解等现象；糖衣片吸潮后产生花斑变色，失去光泽，严重的产生粘连、膨胀、霉变等现象。②温度：一般片剂可储存于常温库，糖衣片应储存于阴凉库，库房的相对湿度应控制在45%～75%。③避光：有些片剂的主药对光敏感，应采取避光措施。

（3）胶囊剂　胶囊剂的主要储存点在于控制温度和湿度。胶囊剂在受热、吸潮后容易粘连、变形或破裂。有色胶囊会出现变色、色泽不均等现象。所以胶囊剂应储存于阴凉库，且不宜过于干燥，过于干燥会使胶囊失水而脆裂。

（4）水剂　水溶液剂应存放在常温库。温度过高会使含醇水剂中乙醇挥发，使芳香水剂中的芳香物质挥发，或使乳剂产生凝集；温度过低会乳剂冻结分层；糖浆剂受热、光照等因素影响，易产生霉败和沉淀。所以水剂应存放于阴凉库。

（5）软膏剂　软膏剂在冬季注意防冻，以免两相分离；夏季注意防热，以免融化。一般在常温库存放。

（6）栓剂　储存温度过高会使栓剂熔化变形，温度过低会干裂。栓剂一般储存在常温库。

3. 特殊管理的药品储存与养护

（1）麻醉药品和第一类精神药品　麻醉药品和第一类精神药品的储存必须严格按照《麻醉药品和精神药品管理条例》执行。条例第四十七条规定："麻醉药品和第一类精神药品的使用单位应当设立专库或者专柜储存麻醉药品和第一类精神药品。专库应当设有防盗设施并安装报警装置；专柜应当使用保险柜。专库和专柜应当实行双人双锁管理"。第四十八条规定："国家设立的麻醉药品储存单位以及麻醉药品和第一类精神药品的使用单位，应当配备专人负责管理工作，并建立储存麻醉药品和第一类精神药品的专用账册。药品入库双人验收，出库双人复核，做到账物相符。专用账册的保存期限应当自药品有效期期满之日起不少于 5 年"。

（2）医疗用毒性药品　医疗用毒性药品的储存应建立保管、验收、领发、核对制度，须责任心强、业务熟练的专业人员负责保管，专柜加锁，专账登记。

（3）危险品　危险品系指易受光、热、空气、水分、摩擦、撞击等外界因素影响而引起自燃、助燃、爆炸或具有强腐蚀性、刺激性、剧烈毒性的物质。此类药品一般不得与其他药品同库存放，应远离电源，由专人负责保管。危险品应分类、隔离存放。危险品库严禁烟火，并应有消防安全设备。

（4）贵重药品　贵重药品应定期检查有效期，严防过期失效，每月盘点一次。

4. 中药饮片、中成药的储存与养护　中药饮片在贮藏过程中很容易发生虫蛀、霉变、泛油、变色、枯朽、风化、腐烂、失味等质量问题。针对中药材的特性，必须特别注意储存条件和养护。一般应选择干燥通风的库房，室内温度不超过 30℃，相对湿度不超过 60%，库房内要求避免阳光照射，要有通风设施，药材码垛时应留有间隙，当空气中相对湿度过高时，要注意除湿。中药饮片贮存过程中应注意经常倒垛，保证中药材的质量。

中成药中的片剂、胶囊剂、丸剂、颗粒剂、蜜丸、糖浆剂、口服液剂均应按照其说明书的贮存条件进行贮存，并要经常检查是否霉变。

第三节　处方调配与处方管理

一、调剂工作概述

（一）调剂的概念

调剂（dispensing）是指调配药剂、配方、发药，一般多为照方发药，所以又称为调配处方。药品调剂工作是医院药学部（药剂科）非常重要的一项任务；调剂工作直接面对患者和处方，并与医生、护士工作紧密联系；是专业性、管理性、法律性、事务性、经济性综合一体的活动过程。调剂工作质量的好坏，直接影响医疗质量。

（二）调剂科（室）的任务

（1）负责门诊和住院患者处方及临床各科请领单的配发。

（2）监督并协助病区（科室）做好药品管理及合理用药工作。

（3）介绍药品知识和药品供应情况，推荐新药或代用品。

（4）积极筹划抢救危重患者的用药。

（5）严格执行麻醉药品、精神药品和医疗用毒性药品的使用管理规定，加强对限用药品管理。

（三）调剂的基本程序

《药品管理法》第二十七条规定："医疗机构的药剂人员调配处方，必须经过核对，对处方所列药品不得擅自更改或者代用。对有配伍禁忌或者超剂量的处方，应当拒绝调配；必要时，经处方医师更正或者重新签字，方可调配"。门诊、住院部药房的调剂工作，基本程序有所不同，但是基本原则是一致的，下面以门诊调剂工作为例，说明调剂的基本程序。

1. 收方 是患者和药师接触的第一个窗口，药师从患者或病房护理人员处接受处方或药品请领单。

2. 审方 收方后药师首先应审核处方，审方的内容包括：

（1）处方填写的完整性 自然项目（前记）及签名是否是缺项，处方字迹是否清楚。

（2）处方正文的审核 处方正文的审核包括以下几个方面：①药品、规格是否书写正确；②处方中所开具的药品与用药剂量是否符合要求；③用药方法是否恰当；④处方用药是否有配伍变化，配伍变化是否有利于临床使用；⑤处方中药品是否因故不能供应，对不能供应的药品是否有可以向医生介绍的可替代药品；⑥对精神药品、麻醉药品、医疗用毒性药品必须按有关管理规定严格审核。

审方是一项技术性很强的工作，它要求药师有较全面的药学知识。药品生产企业大量使用商品名或以商标代替药品商品名的行为，要求药师必须熟悉成分相同而商品名（或商标）不同的药品，以防患者重复用药，同时还必须坚持认真负责的工作态度，发现处方存在问题，必须请医师重新确认后方可调配。

3. 划价 是依据药品价格，计算处方药品及注射费用。

4. 调配 处方调配是调剂工作中的重要一环，为使配方准确无误，药师在接到处方后必须对处方内容全面认真读一遍，如发现有疑问，应与审方药师共同解决，核对无误后方可进行调配。调配处方时要专心、认真。特别对一些容易混淆名称的药品，要仔细辨认清楚后再调配。配方药师应按处方要求在所调配药品的包装上填写好患者姓名、用法用量及有效期后传递给发药窗口的药师。

5. 核对 发药前应仔细核对应发药品与处方所示药品是否一致，杜绝差错的发生。

6. 发药 是处方调配工作的最后环节，发药者也常是配方核对者，必须认真、严格的核对处方。发药药师应做到以下几点：

（1）认真全面审核一遍处方内容（包括药价）。

（2）逐个核对处方与调配药品的药名、规格、剂量、用法用量是否一致。

（3）逐个检查药品的外观质量（包括形状、色、臭、味和澄明度等）是否合格；是否在有效期内。

（4）核对取药患者的姓名。当上述内容审核无误后，再次核对取药患者的姓名，然后把所调剂的药品交给患者，同时应耐心细致的逐项向患者交代药品的用法用量及注意事项等内容，使患者能正确使用药品。

（四）调剂的方法

根据调剂人员的多少、调剂工作量大小的不同，调剂工作可采用不同的调配方法，以提高调剂的效率、减少差错事故的发生。

（1）独立配方法　从收方到发药由调剂人员一人完成。这种方法比较节省人力，但由于审方、核对、发药均有一人进行，容易出现差错，适用于小药房、急诊药房等。

（2）流水配方法　将整个配方过程进行分工，协同完成。一般由一人收方及审查处方，一至二人配方，一人核对及发药。这种方法分工具体，责任明确，配发有序，效率高。药品经第二人核对发出，能减少差错，但需较多人力。

（3）独立配方与流水配方相结合　一人负责收方、审查处方以及配方后的核对、发药，另一人配方取药，分工协作，普遍适用于各医院，既节省人力又能减少差错，是较为广泛使用的一种方法。

二、调剂工作管理

《医疗机构药事管理规定》第二十八条规定："药学专业技术人员应当严格按照《药品管理法》、《处方管理办法》、药品调剂质量管理规范等法律、法规、规章制度和技术操作规程，认真审核处方或者用药医嘱，经适宜性审核后调剂配发药品。发出药品时应当告知患者用法用量和注意事项，指导患者合理用药。为保障患者用药安全，除药品质量原因外，药品一经发出，不得退换"。第二十九条规定："医疗机构门急诊药品调剂室应当实行大窗口或者柜台式发药。住院（病房）药品调剂室对注射剂按日剂量配发，对口服制剂药品实行单剂量调剂配发。肠外营养液、危害药品静脉用药应当实行集中调配供应"。

（一）门诊调剂工作的管理

1. 门诊调剂工作的任务　由药师根据医师处方为患者提供合格的药品，同时按处方要求向患者说明每种药品的用法用量、使用中需要注意的事项、可能出现的不良反应，以及出现常见不良反应的简单处理原则。

门诊药师的工作任务目前主要以保障药品供应为主，与医师的联系仅仅通过处方，药师与患者之间通过小窗口传递药品，很少有进一步的交流。在"以患者为中心"的医疗服务中，药师要转变观念，为了对患者用药负责，药师一方面要加强与医师的联系，加强审方工作；另一方面要加强与患者的交流，对病人进行用药指导，使病人能依从医嘱、正确的使用药品。

2. 门诊调剂工作的特点

（1）多变性　门诊药房直接服务于门诊患者，门诊患者的数量、病种等情况不断变化，导致了处方内容的多变性和门诊调剂科（室）工作的多变性。

（2）规律性　虽然门诊调剂业务有一定的随机性，但每个地区、每个季节人们的发病情况都有一定的规律。门诊调剂工作人员应根据所在医院规模、所处地域、患者流量等因素进行调查研究、归纳总结出医院门诊药房的用药规律，制定合理的药品工作计划。

（3）紧急性　一般医院在正常工作时间，不另行开放急诊药房，因此门诊药房还兼有急诊药房的任务，其服务工作直接面向急诊患者。急诊患者起病急、病情严重，为保障急诊患者的配方工作及时、顺利进行，门诊药房应单独设置急救药品专柜。

（4）终端性　门诊调剂是门诊患者经诊断后，接受医疗服务的最后一个环节，具有终端的性质。由于一般患者对药品不甚了解，出现调配差错时往往会对患者造成伤害，所以门诊药房应有严格而完整的规章制度，严格操作规程，严防差错事故的发生。

（5）被动性　处方管理办法中规定药师有审方权，但药师在所调剂的处方没有不符合规定的情况下，必须按医师处方调剂配发，不得擅自更改处方内容。药师审核处方时，如发现处方内容有问题、或因故不能发出该药品，需要改用其他药品时，必须经过出具处方的医师更改处方、并在更改处签字后方可调剂配发。药师的工作表现为一定的被动性。医师的处方权和药师的审方权均具有法律意义，一旦出现有关差错，分清职责，要分别承担法律责任。

（6）服务性　门诊患者在整个就诊过程中，发药的窗口服务在较短的时间内完成。在短时间里药师不仅要做好技术性的服务工作，还应让患者通过药师的服务增强康复的信心。

门诊调剂通过处方使医、患、药之间协调一致，达到满意的药疗效果。药师在进行药学服务时应尽量做到"四保证"，即保证药品供应、保证药品质量、保证正确指导患者合理用药、保证患者按医师处方要求用药。

（二）住院部调剂工作的管理

1. 住院部调剂工作的任务　住院部调剂室又称住院药房，一般包括西药调配室、中心摆药室、中成药调配室和中草药调配室，是综合性医院药学部（药剂科）的一个重要组成部分，承担着住院患者的用药调配及管理。它的主要任务有：

（1）紧密配合临床各科室，依据相关规章制度和操作规程，调配住院患者的处方和临床科室的请领单，保证所调配药品的准确无误、质量合格。

（2）做好药房常备药品的请领，特别是麻醉药品、精神药品、医疗用毒性药品、贵重药品及效期药品的领用，建立药品账册，定期盘点，做到账、物、卡相符。

（3）深入临床科室，了解病区药品保管和使用情况，监督并协助病区做好药品请领保管和合理使用工作，以保证药品的安全性和有效性。

（4）配合临床各科室，积极参与病区危重患者的抢救，及时供应病区所需急救药品。

（5）为医生、护士、患者提供药物咨询服务，主动向临床科室推荐新药或代用品，提供药品供应信息，搜集药品尤其是新药在使用中的反馈信息，为药库采购药品提供可靠信息。

（6）搜集患者用药的不良反应资料，并及时上报；在药事管理和药物治疗委员会的统一安排下，协助医师对新药进行临床观察及药品评价等工作。

（7）加强对住院患者用药指导及出院患者带药延伸的用药指导。

2. 住院部药房调剂工作的特点

（1）用药复杂性　住院药房所面向的是住院患者，大多病情重、病程长，用药情况比较复杂。要求药品品种齐全，供应充足。

（2）工作主动性　由于住院药房多实行计算机化管理，除少数药品需凭方调剂外，病房所需药品信息可直接通过计算机传送至住院药房。药房人员可以变被动为主动，合理安排时间，在完成调剂工作的同时，可抽出一定时间从事用药咨询工作，深入病房进行用药调查，提供药学服务。

（3）技术全面性　住院药房的药品调配是一项技术性和服务性要求较高的工作，在人员配备上应挑选医德好、业务知识全面、专业技术理论与实践水平高的药学技术人员担任。

3. 住院部药房调配方式　住院部调剂工作与门诊调剂工作不同，它只需把住院病人所需的药剂定期发至病区即可。住院部药房的配药方式很多，各有优缺点。其主要方式有：

（1）凭处方发药　医生给住院患者开出处方，由护士或病人（家属）凭处方到住院药房，由调剂人员按方发药。这种发药方式的优点是药师可直接了接病人的用药情况，便于发挥药师的监督作用，及时发现药品的滥用、浪费等现象。其缺点是工作量较大，仅适合于特殊情况下的取药，如麻醉药品、精神药品、医疗毒性药品和贵重药品等少数药品，以及紧急用药或出院病人带药。

（2）病区小药柜制　按各病区的专业特点和床位数，在病区内设小药柜，储备一定数量的常用药及少数急救药品，由护士按医嘱取药发给病人服用。每间隔一段时间，由病区护士填写药品请领单，向住院药房领取补充消耗的药品，药师按请领单将药配齐，经核对后送到病区，由护士核对后发给患者。此种方式方便病人及时用药，减轻了护士和调剂人员的工作量，药师也能主动有计划的安排发药时间。但缺点是药师不能及时了解药品使用情况和病人的用药情况，不能及时纠正用药过程中出现的差错。此外，病区保存的药品，由于没有专业人员的管理，容易变质或过期失效。同时领药人常常不固定，领药计划不周全，容易造成药品积压、浪费。

（3）中心摆药制　在病区的合适位置设立中心摆药室，其人员由药师和护士组成。药品的请领、补充、保管、账目登记由药师负责，护士负责摆药的准备工作及摆药。病区护士将治疗单或医嘱，送至中心摆药室，摆药室护士将病区每个患者的一天服药量，分别摆放在药盘的投药杯内，摆好的药经核对后，再经病区的护士核对无误签字后发给患者。此种方式的优点为药品由药师集中保管，可避免药品变质、过期失效、积压、浪费。摆药经多重核对，可避免差错事故的发生。缺点是摆好的药置于投药杯中，运送不便，且运送过程中容易污染药品。

（三）中药调剂工作的管理

1. 中药处方特点　中药处方与西药处方有诸多不同，其特点主要有。

（1）组成复杂　中药处方是在中医辨证论治的理论基础上，根据药物的性能和相互关系配伍而成。处方一般由"君臣佐使"（主药、辅药、佐药、引药）药物组成，一张中药处方有十几或几十种药物，单味药方鲜见。

（2）并开药物　并开是指两位药在一起开写，如青陈皮（青皮、陈皮）、乳没药（乳香、没药）等。如果在并开药物的右上方注有"各"字，则表示每味药均按处方量称取。

（3）习惯用药　是指各味中药的习惯用法。如黄芪、党参、当归习惯用生品，医师在处方上未注明"炙"、"炒"时，一般均按生品发药。

（4）附有注解　注解是医师在处方药名右上方注明的简单嘱咐或要求。注解的内容一般是对煎服的要求，如先煎、后下、烊化、包煎、另煎、冲服等，配时这些药物要单独另包。

2. 中药饮片的排列要求　装中药饮片中的中药柜习称饮片斗架，一般斗架设置多个药斗（格斗），每个药斗又分为2~3格。中药饮片的排列也称斗谱的编排。所谓斗谱，是指药物按一定规律排列在斗架内的一种排列方法。斗谱编排时要考虑到方便调剂，减轻劳动强度，避免发生差错事故。

相邻药斗的编排　①按饮片性能分类编排：根据饮片性能分类的方法，同一类药编排在一起，但要注意避免互相串味，影响质量和疗效。②按药用部位编排：将药物按其入药部位如根、茎、叶、花、果实、种子、动物、矿物等若干类，每一类按一定顺序装入药斗内。这种斗谱的优点是分类清楚，容易寻找。此法适用于业务量小、中药品种少、配方量不大的中药房。③按常规方剂编排：按临床上常用方剂用药或者传统方剂用药排列，如"四君子汤"之人参、白术、茯苓、甘草等排列在相邻的药斗中，调配起来比较方便。④按使用频率编排：将药物分为常用药、次常用药和不常用药，并结合药物性能、气味、作用等分成几类。常用药主要编排在中药柜中间的4~5层的药斗中，次常用药编排在常用药的上、下层，不常用药排在较不方便取用的药斗中。

3. 中药柜的管理

（1）查斗　查斗是中药调剂室的日常工作之一，主要检查：①药与名是否相符；②是否有短缺品种；③饮片消耗量；④药品是否清洁，有无生虫变质等情况。一般每月必须全面查斗 1～2 次，并根据当地气候变化适当调整，遇梅雨季节，应适当增加查斗的次数。

（2）装斗　装斗时应该核对品种、药名，补充饮片时，应先取出药斗内剩余的饮片，清洁药斗，将补充的饮片放入后，再将旧饮片放于上面。装斗不可过满，防止溢出、造成串斗，一般装至药斗格容积的 4/5 处即可；种子药粒圆而细小更易流动，应装至药斗格容积的 3/5 处。装斗时不可按压饮片，以免使其碎乱，影响外观。

（3）保管　中药柜内中药饮片应注意通风干燥，必须有防鼠、防虫措施；易生虫和霉变的饮片应少量多次购入；易虫蛀或泛油的饮片宜冷藏。夏秋高温天气，注意拉开药斗，翻动饮片以利于散热。

4. 中药调剂程序

（1）审查处方　中药处方的格式、内容与西药处方大致相同，但中药处方正文内容一般更多，内容更加复杂。有时因为不同医师用药习惯不同，用药剂量也有差别，故收方审查工作一般应由实践经验丰富的中药师来担任。

（2）计算药价　计价必须按当地物价部门规定的办法和计价收费标准执行。计价中应注意：①中药的别名较多，经审方合格后才能计价，计价应由中药专业人员完成；②凡中药调剂室备有两个以上等级的同一品种，审方计价人员必须根据处方需要在药名上注明等级或单价，以作配方的依据；③代煎药可加收煎药费；④计价完毕，药价填入处方规定栏目后，审方计价人员必须签字，以示负责。

（3）调配处方　中药调配处方应注意：①根据所取药物不同重量选用适当的戥子，常规药物用克戥；贵重药、毒性药、克以下的药用毫克戥；称量前应检查定盘星准。②调配时，应按处方先后顺序排列，逐一称量，逐味摆齐；新鲜类药材如鲜藿香、鲜佩兰等，应另行处理或另包，以免干湿相混，发霉变质，影响疗效。③一方多剂时用递减分戥法称量，每味药应逐剂回戥，特别是毒性药，禁止凭主观疗效估量，更不可随便抓配。④需要处理的药物，如先煎、后下、包煎、烊化、另煎、冲服等，必须另包并予以注明。⑤处方中如有坚硬块大的根或根茎类药材、果实种子类药材、动物骨甲壳类、胶类等均应捣碎方可投入。⑥处方上未注明生用者，一般用炮制品。⑦变质、发霉、虫蛀等药材不得调配入药。⑧配方完毕，配方人员核对无误后，根据处方内容填写好中药包装袋，并在处方上签字或盖章。

（4）核对处方　核对处方是减少配方差错事故的重要一环，如果是一人配方，应自行核对，两人以上配方应相互核对。一般先核对病人姓名、年龄、性别、科别、床号等，再查看处方上的药名与调配的实物是否一致。核对时一定要认真细心，对处方正文的核对要严格进行"三查"：查配方、查用法、查禁忌；"四对"：对药名、对实物、对分量、对剂量；"六核"：一核有无漏药或取错药；二核分量是否正确；三核依方炮制是否相符；四核有无"反"、"畏"药物；五核毒性药品是否超剂量；六核先煎、后下、包煎、烊化、另煎、冲服等药物是否另包标明。最后还要抽查各剂药材的称量准确程度，要求每剂重量差异不超过 ±5%，贵重药和毒性药重量差异不超过 ±1%。

核对无误后，核对人员将调配好的药物包装好。

（5）发药　核对处方姓名和取药号牌后，询问患者开药剂数，再次核实。详细说明用法用量及用药疗程，药品外包装袋上印制常规煎药方法，对需要特殊煎煮的药材应向病人特别说明和提示，并耐心解释患者有关用药的各种疑问。

（四）调剂室的工作制度

为了保证调剂工作顺利进行，调剂室应建立相关规章制度。不同医院规章制度有所不同，一般大致如下。

（1）岗位责任制度 调剂室一般按工作性质设岗，如配方、发药、补充药品、划价、分装等，岗位责任要分清，岗位制度要具体，以便于对岗位工作人员考核。

（2）查对制度 查对制度是保证所调配、发出药品质量的重要措施。必须对所调配的药品认真查对，核查无误后方可发出。

（3）领发制度 调剂室药品一般从药库或备用库领取，领药应有领药制度，发到病房或其他部门的药品必须有发药制度。领发药制度除为保证药品供应外，还具有药品账目管理的作用。

（4）特殊药品管理制度 麻醉药品、精神药品的管理，应执行国家《麻醉药品和精神药品管理条例》；医疗毒性药品要按规定管理；对价格昂贵的药品，应制订贵重药品管理制度。

（5）有效期药品管理制度 为减少浪费，必须经常检查效期药品，同时还必须保证在按规定使用药品前提下，药品在患者用完之前不会超过该药品的有效期。药品的效期管理非常重要，以保证发出药品的质量。

（6）差错登记制度 差错登记应从两方面考虑，一方面是对医师的差错处方进行登记，另一方面是对药学人员调配或交付药品差错的登记。差错登记有利于提高医师及药师工作的责任心。在进行差错登记基础上，应及时总结经验，提出改进措施，从错误中汲取教训，不断的提高药学服务质量。

（7）分装制度 目前，药品生产企业已经注意生产小包装药品，但有些常用药品在调剂时仍需要药房重新分装。为了保证分装工作准确无误，必须核对原包装与分装后药品的品名、规格、数量，进行双人核对。如分装出现差错，影响的不仅是个别患者。

（8）交接班制度 由于医院工作的连续性，调剂室工作的很多岗位必须 24 小时值班。因此，交接班制度也是药房基本制度之一。交接班的重点是要清点、核对麻醉药、精神药品及贵重药品，以及上一班未完成需转交下一班的工作。要建立交接班记录，记载交接事宜，明确各当班者各自的责任。

除此之外，还应建立安全消防制度、卫生制度等等。

（五）静脉药物配制

静脉输注是临床常用的给药方式。长期以来，我国静脉输注药品的混合都是遵循"医师开医嘱、处方，药师配发药品，护士混合配制"的模式。而且输液的配伍都是由护士在病区开放的环境中进行的，这种配制方式既对所配药品的质量有影响，在配制细胞毒性药品时，对人体和周边环境也会带来一定的危害。自 20 世纪 60 年代美国俄亥俄州立大学附属医院建立了世界上第一个"静脉药物配制中心"（Pharmacy intravenous admixture services，PIVAS）至今为止，该项工作已经普及到世界各地。我国于 20 世纪 90 年代末起步，目前大多医院陆续建立了静脉药物配制中心，在保证静脉用药安全有效方面取得了成效。《医疗机构药事管理规定》第三十条规定："医疗机构根据临床需要建立静脉用药调配中心（室），实行集中调配供应。静脉用药调配中心（室）应当符合静脉用药集中调配质量管理规范，由所在地设区的市级以上卫生行政部门组织技术审核、验收，合格后方可集中调配静脉用药。在静脉用药调配中心

（室）以外调配静脉用药，参照静脉用药集中调配质量管理规范执行。医疗机构建立的静脉用药调配中心（室）应当报省级卫生行政部门备案"。

1. 静脉药物配制的概念 静脉药物配制（Pharmacy intravenous admixture，PIVA）是在依据药物特性设计的洁净间内，由受过专门培训的药师和技术人员（包括经培训合格的护士），严格按照操作程序进行包括肠外营养、抗菌药物及抗肿瘤药物等在内的静脉药物的配制。

2. 建立静脉用药调配中心的意义

（1）保证静脉药物配制的质量 静脉药物配制从过去的普通环境移至空气洁净环境进行，可保证静脉输注药物的无菌性，防止微粒污染，最大程度地降低输液反应，确保患者安全用药。

（2）避免药物对环境的污染 由于层流净化装置的防护作用，可大大降低细胞毒性药物对患者和医务人员的职业伤害。

（3）有利合理用药，降低治疗成本 通过药师的审核，及时发现问题，防止配伍禁忌等不合理用药现象发生，把给药错误降至最低；药品集中管理，集中配置，提高工作效率，可防止药物过期失效，还可以"药品共享"，如胰岛素、小儿用药等，病人直接按实际用药量结算药费，减少浪费，降低用药成本。

（4）资源整合，医、药、护一体化 静脉药物配制作为医院药学的组成部分，在静脉药物配制过程中将医、药、护整合为一体，建立一个与临床医师探讨合理用药的途径和密切联系的良好机制，挖掘药师的职业潜能，显示出药学专业人员的技术地位与价值。

3. 静脉药物配制的要求

（1）人员 静脉药物配制室工作人员由药师、护士和辅助人员组成。各类人员应根据工作需要按合理比例搭配，并应严格进行培训。培训内容包括药物治疗学、药物配伍相互作用、无菌配制技术、洁净间操作技术以及质量管理规范等内容。

（2）设施设备 静脉药物配制室应具有适合静脉药物配制的设施设备，如空气净化设施、层流操作台、生物安全柜等，确保静脉药物配制质量和必要的职业防护。

（3）配制质量管理规范 静脉药物配制应建立全面质量管理体系，制订岗位责任制度、清洁卫生制度、健康检查制度等各项制度和岗位操作规程；各项操作须严格按操作规程进行，确保所配制的输液质量和患者用药安全；配制流程包括药师审方、备药、配制、核对、运送、清洁卫生等；配制所用药品均应符合静脉注射剂标准，药品生产厂家、批号应及时登记；发现药品包装或外观有疑问时，应立即停止使用并与药库联系，做出相应处理；配制全过程要实行全面核对，配制出现问题时应及时查找原因，并做出相应处理，将问题的原因、当事人、处理结果等记录在案；每道工作程序结束时，执行人要签字确认；配制完毕要彻底清场。

三、处方的管理

（一）处方的定义

处方（prescription）可以分为广义的处方和狭义的处方。广义的处方是指医疗机构和生产部门进行药品生产或药剂调配的一项重要的书面文件。而狭义的处方是指医师处方，本章所述"处方"均指医师处方，即狭义的处方。

2007年卫生部发布并施行的《处方管理办法》第二条指出："本办法所称处方，是指由注册的执业医师和执业助理医师（以下简称医师）在诊疗活动中为患者开具的、由取得药学专业技术职务任职资格的药学专业技术人员（以下简称药师）审核、调配、核对，并作为患者用药凭证的医疗文书。处方包括医疗机构病区用药医嘱单"。处方是医疗和配药之间的重要书面文件，处方具有法律上及经济上的意义，处方的法律意义在于因开写处方或调配而引起的差错以及造成的医疗事故，医师和药师都负有法律责任；处方的经济意义在于它是药品消耗及药品经济收入的凭据和原始依据。

（二）处方的类型

1. 法定处方　主要指《中国药典》等国家药品标准收载的处方。具有法律的约束力。

2. 协定处方　一般是指医疗机构药学部（药剂科）根据医院经常性医疗需要，与医师协商制定的处方。它便于大量配置与储备、便于控制药品的品种和数量、便于提高配方速度。

3. 单方、验方和秘方　单方一般是比较简单的验方，通常只有一、二味药；验方是民间积累的经验处方，简单有效；秘方是秘而不宣的验方或单方。单方、验方和秘方都是传统处方，成分、机理不甚清楚，应科学地控制使用。

4. 医师处方　是医师在诊疗活动中为患者开具的并作为发药凭证的治疗用药的书面文件。

（三）处方的标准

处方作为一种特殊文件，具有一定的组成及格式。处方标准由卫生部统一规定，处方格式由省、自治区、直辖市卫生行政部门统一制定，处方由医疗机构按照规定的标准和格式印制。

1. 处方内容

（1）处方前记　包括医疗机构名称，处方编号，费别、患者姓名、性别、年龄、门诊或住院病历号，科别或病室和床位号，临床诊断，开具日期等，并可添加专科要求的项目。处方前记必须认真填写，供药师在审核处方及调配药物时参考。

麻醉药品和第一类精神药品处方还包括患者身份证明编号，代办人姓名、身份证号。

（2）处方正文　以 Rp 或 R（拉丁文 Recipe "请取"的缩写）标示，分列药品名称、规格、数量、用法用量。处方正文是由医师根据患者病情或其他用药者开具的用药依据，是处方的核心部分，药品名称可以使用协定的药品名称，医师不可随意自编药品名称或随意简写或缩写药名，以避免调配错误，药品的剂量单位均应按法定要求书写。

（3）处方后记　处方后记包括医师签名或者加盖专用签章，药品金额以及审核、调配，核对、发药药师签名或者加盖专用签章。

医师利用计算机开具、传递普通处方时，应当同时打印出纸质处方，其格式与手写处方一致；打印的纸质处方经签名或者加盖签章后有效。药师核发药品时，应当核对打印的纸质处方，无误后发给药品，并将打印的纸质处方与计算机传递处方同时收存备查。

2. 处方颜色

（1）普通处方的印刷用纸为白色。

（2）急诊处方印刷用纸为淡黄色，右上角标注"急诊"。

（3）儿科处方印刷用纸为淡绿色，右上角标注"儿科"。

（4）麻醉药品和第一类精神药品处方印刷用纸为淡红色，右上角标注"麻、精一"。

（5）第二类精神药品处方印刷用纸为白色，右上角标注"精二"。

（四）处方的书写

处方具有法律的意义，其书写必须符合以下规则：

（1）患者一般情况、临床诊断填写清晰、完整，并与病历记载一致。

（2）每张处方限于一名患者的用药。

（3）字迹清楚，不得涂改；如需修改，应当在修改处签名并注明修改日期。

（4）药品名称应当使用规范的中文名称书写，没有中文名称的可以使用规范的英文名称书写；医疗机构或者医师、药师不得自行编制药品缩写名称或者使用代号；书写药品名称、剂量、规格、用法、用量要准确规范，药品用法可用规范的中文、英文、拉丁文或者缩写体书写，但不得使用"遵医嘱"、"自用"等含糊不清字句。

（5）患者年龄应当填写实足年龄，新生儿、婴幼儿写日、月龄，必要时要注明体重。

（6）西药和中成药可以分别开具处方，也可以开具一张处方，中药饮片应当单独开具处方。

（7）开具西药、中成药处方，每一种药品应当另起一行，每张处方不得超过5种药品。

（8）中药饮片处方的书写，一般应当按照"君、臣、佐、使"的顺序排列；调剂、煎煮的特殊要求注明在药品右上方，并加括号，如布包、先煎、后下等；对饮片的产地、炮制有特殊要求的，应当在药品名称之前写明。

（9）药品用法用量应当按照药品说明书规定的常规用法用量使用，特殊情况需要超剂量使用时，应当注明原因并再次签名。

（10）除特殊情况外，应当注明临床诊断。

（11）开具处方后的空白处划一斜线以示处方完毕。

（12）医师的签名式样和专用签章应当与院内药学部（药剂科）留样备查的式样相一致，不得任意改动，否则应当重新登记留样备案。

（13）药品剂量与数量用阿拉伯数字书写。剂量应当使用法定剂量单位：重量以克（g）、毫克（mg）、微克（μg）、纳克（ng）为单位；容量以升（L）、毫升（ml）为单位；国际单位（IU）、单位（U）；中药饮片以克（g）为单位。片剂、丸剂、胶囊剂、颗粒剂分别以片、丸、粒、袋为单位；溶液剂以支、瓶为单位；软膏及乳膏剂以支、盒为单位；注射剂以支、瓶为单位，应当注明含量；中药饮片以剂为单位。

（五）处方的权限

1. 医师的处方权限与权利

（1）必须取得执业医师证书，经注册后执业医师在执业地点具有相应的处方权。

（2）经注册的执业助理医师开具的处方，须经所在执业地点执业医师签字或加盖专用签章后方有效。

（3）经注册的执业助理医师在乡、民族乡、镇的医疗、预防、保健机构执业，在注册的执业地点取得相应的处方权。

（4）试用期的医师开具处方，须经所在医疗机构有处方权的执业医师审核、并签名或加盖专用签章后方有效。

（5）进修医师由接收进修的医疗机构对其胜任本专业工作的实际情况进行认定后授予相应的处方权。

（6）医师须在注册的医疗机构签名留样或者专用签章备案后，方可开具处方。

（7）执业医师经考核合格后取得麻醉药品和第一类精神药品的处方权，医师取得麻醉药品和第一类精神药品处方权后，方可在本机构开具麻醉药品和第一类精神药品处方，但不得为自己开具该类药品处方。

（8）医师应当根据医疗、预防、保健需要，按照诊疗规范、药品说明书中的药品适应证、药理作用、用法、用量、禁忌、不良反应和注意事项等开具处方。开具医疗用毒性药品、放射性药品的处方应当严格遵守有关法律、法规和规章的规定。

（9）医师开具处方应当使用经药品监督管理部门批准并公布的药品通用名称、新活性化合物的专利药品名称和复方制剂药品名称；医师开具院内制剂处方时应当使用经省级卫生行政部门审核、药品监督管理部门批准的名称；医师可以使用由卫生部公布的药品习惯名称开具处方。

（10）医师开具处方应当遵循安全、有效、经济的原则。处方必须书写正确、清楚，内容完整。处方如有修改，应由处方医师在修改处签字，以示负责。

（11）处方药应当凭医师处方销售、调剂和使用。

（12）医师被责令暂停执业、被责令离岗培训期间或被注销、吊销执业证书后，其处方权即被取消。

2. 药师的处方权限与权利

（1）取得药学专业技术职务任职资格的人员方可从事处方调剂工作。

（2）药师在执业的医疗机构取得处方调剂资格。药师签名或者专用签章式样应当在本机构留样备查。

（3）具有药师以上专业技术职务任职资格的人员负责处方审核、评估、核对、发药以及安全用药指导；药士从事处方调配工作。

（4）药师应当凭医师处方调剂处方药品，非经医师处方不得调剂处方药。

（5）药师应当按照操作规程调剂处方药品：认真审核处方，准确调配药品，正确书写药袋或粘贴标签，注明患者姓名和药品名称、用法、用量，包装；向患者交付药品时，按照药品说明书或者处方用法，进行用药指导，包括每种药品的用法、用量、注意事项。

（6）药师应当认真逐项检查处方前记、正文和后记书写是否清晰、完整，并确认处方的合法性。

（7）药师应当对处方用药适宜性进行审核，审核内容包括：①规定必须做皮试的药品，处方医师是否注明过敏试验及结果的判定；②处方用药与临床诊断的相符性；③剂量、用法的正确性；④选用剂型与给药途径的合理性；⑤是否有重复给药现象；⑥是否有潜在临床意义的药物相互作用和配伍禁忌；⑦其他用药不适宜情况。

（8）药师经处方审核后，认为存在用药不适宜时，应当告知处方医师，请其确认或者重新开具处方。

药师发现严重不合理用药或者用药错误，应当拒绝调剂，及时告知处方医师，并应当记录，按照有关规定报告。

（9）药师调剂处方时必须做到"四查十对"：查处方，对科别、姓名、年龄；查药品，对药名、剂型、规格、数量；查配伍禁忌，对药品性状、用法用量；查用药合理性，对临床诊断。

（10）药师在完成处方调剂后，应当在处方上签名或者加盖专用签章。

（11）药师应当对麻醉药品和第一类精神药品处方，按年月日逐日编制顺序号。

（12）药师对于不规范处方或者不能判定其合法性的处方，不得调剂。

（13）药师经考核合格后取得麻醉药品和第一类精神药品调剂资格。药师取得麻醉药品和第一类精神药品调剂资格后，方可在本机构调剂麻醉药品和第一类精神药品。

（14）急救用药，须在处方右上角注明"急"字，要求药房优先调配。对不符合规定、不合格处方，药师有权拒绝调配。

（15）执业药师没有处方修改权，不论在处方中出现任何差错和疏漏，都必须请医师修改；如处方中的药品因故不能调剂时，应向医师提出使用代用品，也必须通过医师重新开具处方，或修改后在修改处签字方可调配。但是药师也有权监督临床医师合理用药情况，对违反规定、乱开处方、滥用药品的情况，药师有权拒绝调配，情况严重者应报告上级管理部门。

3. 处方的限量

（1）处方一般不得超过 7 日用量；急诊处方一般不得超过 3 日用量；对于某些慢性病、老年病或特殊情况，处方用量可适当延长，但医师应当注明理由。

（2）为门（急）诊患者开具的麻醉药品注射剂，每张处方为一次常用量；控缓释制剂，每张处方不得超过 7 日常用量；其他剂型，每张处方不得超过 3 日常用量。

第一类精神药品注射剂，每张处方为一次常用量；控缓释制剂，每张处方不得超过 7 日常用量；其他剂型，每张处方不得超过 3 日常用量。哌醋甲酯用于治疗儿童多动症时，每张处方不得超过 15 日常用量。

第二类精神药品一般每张处方不得超过 7 日常用量；对于慢性病或某些特殊情况的患者，处方用量可以适当延长，医师应当注明理由。

（3）为门（急）诊癌症疼痛患者和中、重度慢性疼痛患者开具的麻醉药品、第一类精神药品注射剂，每张处方不得超过 3 日常用量；控缓释制剂，每张处方不得超过 15 日常用量；其他剂型，每张处方不得超过 7 日常用量。

（4）为住院患者开具的麻醉药品和第一类精神药品处方应当逐日开具，每张处方为 1 日常用量。

（5）对于需要特别加强管制的麻醉药品，盐酸二氢埃托啡处方为一次常用量，仅限于二级以上医院内使用；盐酸哌替啶处方为一次常用量，仅限于医疗机构内使用。

医疗用毒性药品、放射性药品的处方用量应当严格按照国家有关规定执行。

4. 处方的时效和保管

（1）处方的时效　处方为开具当日有效。特殊情况下需延长有效期的，由开具处方的医师注明有效期限。但有效期最长不得超过 3 天。

（2）处方的保管　①处方由调剂处方药品的医疗机构妥善保存。每日处方应按普通药品处方、精神药品处方、麻醉药品处方等分类装订，并加封面集中保存。普通处方、急诊处方、儿科处方保存期限为 1 年，医疗用毒性药品、第二类精神药品处方保存期限为 2 年，麻醉药品和第一类精神药品处方保存期限为 3 年。处方保存期满后，经医疗机构主要负责人批准、登记备案，方可销毁。②医疗机构应当根据麻醉药品和精神药品处方开具情况，按照麻醉药品和精神药品品种、规格对其消耗量进行专册登记，登记内容包括发药日期、患者姓名、用药数量。专册保存期限为 3 年。③空白处方笺由医疗机构后勤部门统一保管，临床各科门诊或病房有专人负责请领和保管，防止丢失。

第四节　医疗机构制剂管理

一、医疗机构制剂概述

（一）医疗机构制剂的概念

国家食品药品监督管理局于 2005 年审议通过并施行的《医疗机构制剂注册管理办法》中

明确指出："医疗机构制剂，是指医疗机构根据本单位临床需要经批准而配制、自用的固定处方制剂"。"国家食品药品监督管理局负责全国医疗机构制剂的监督管理工作。省、自治区、直辖市（食品）药品监督管理部门负责本辖区医疗机构制剂的审批和监督管理工作"。

《药品管理法》第 23 条规定："医疗机构配制制剂，须经所在地省、自治区、直辖市人民政府卫生行政部门审核同意，由省、自治区、直辖市人民政府药品监督管理部门批准，发给《医疗机构制剂许可证》。无《医疗机构制剂许可证》的，不得配制制剂"。

（二）医疗机构制剂的特点

医疗机构制剂的配制是为了满足临床医疗、科研和教学需要，主要具以下特点：

（1）药学部（药剂科）自配　医疗机构制剂必须由医疗机构药学部（药剂科）的药学技术人员配制，其他科室（放射性核室配制放射性核素制剂除外）不得配制、供应。

（2）医院自用　医疗机构制剂仅限于在本单位供应。特殊情况下，经国务院或者省、自治区、直辖市人民政府的药品监督管理部门批准，医疗机构配制的制剂可以在指定的医疗机构之间调剂使用。但不得在市场销售。

（3）质量合格　医疗机构制剂必须按要求检验合格后，凭医生处方使用。

（4）配制规范　医疗机构制剂必须按《医疗机构制剂配制质量管理规范》配制。

（5）品种补缺　医疗机构制剂只限于临床需要而市场上无供应的药物制剂，不准配制药品生产企业已有生产的品种。

市场上能够满足供应的药物，医疗机构不能重复配制，主要原因是我国医疗机构制剂室的生产和质量管理水平没有达到药品生产企业的水平，产品质量不能执行国家标准，如果医疗机构制剂生产的品种与药品生产企业生产的品种相同，那么就可能造成一个品种两个标准的现象。

二、医疗机构制剂的申报与审批

《医疗机构制剂注册管理办法》第 7 条规定："申请医疗机构制剂，应当进行相应的临床前研究，包括处方筛选、配制工艺、质量指标、药理、毒理学研究等"。

（一）申报

申请配制医疗机构制剂，申请人应当填写《医疗机构制剂注册申请表》，向所在地省、自治区、直辖市（食品）药品监督管理部门或者其委托的设区的市级（食品）药品监督管理机构提出申请，报送有关资料和制剂实样。。

（二）受理

收到申请的省、自治区、直辖市（食品）药品监督管理部门或者其委托的设区的市级（食品）药品监督管理机构对申报资料进行形式审查，符合要求的予以受理；不符合要求的，应当自收到申请材料之日起 5 日内书面通知申请人并说明理由，逾期未通知的自收到材料之日起即为受理。

接受受理时应核定以下内容。

1. 认定申报单位资格　申请人必须是依法成立、能独立构成法人单位的医疗机构。

2. 认定申报资料　医疗机构在申报医疗机构制剂时，要提供所用原料药合法来源证明、原料药质量标准，制剂处方组成、配制工艺、质量标准、稳定性、药理学及临床研究等资料，其原始试验资料必须真实、完整、规范、必要时随时调阅核查。

3. 认定专业技术人员的技术能力 医疗机构制剂配制必须配备相应的药学专业技术人员。

4. 认定制剂场所和药检室 医疗机构应具有与其配制制剂相适应的房屋空间、设施和卫生环境，以及药品质量检验室。

5. 认定制剂范围 医疗机构制剂是指医疗机构根据本单位临床需要而市场上没有供应、常规配制、自用的固定处方制剂。所申报的品种中不得包括生物制品、戒毒药品、特殊管理药品以及行政保护的药品。

6. 认定制剂配制的质量要求 具有对制剂配制进行质量管理和质量检验的机构、场所以及必要的仪器设备，具有保证制剂质量的规章制度。

（三）审批

省、自治区、直辖市（食品）药品监督管理部门收到全部申报资料后 40 日内组织完成技术审评，做出是否准予许可的决定。符合规定的，应当自做出准予许可决定之日起 10 日内向申请人核发《医疗机构制剂注册批件》及制剂批准文号，同时报国家食品药品监督管理局备案；不符合规定的，应当书面通知申请人并说明理由，同时告知申请人享有依法申请行政复议或者提起行政诉讼的权利。

《医疗机构制剂许可证》上注明配制制剂的范围及有效日期，《医疗机构制剂许可证》有效期为 5 年。期满后继续配制制剂的，持证单位应在期满前 6 个月重新提出申请，重新申请的程序与第一次申请的程序相同。

三、医疗机构配制制剂必备的条件

根据《医疗机构制剂配制质量管理规范》规定，配制医疗机构制剂必须具有能够保证制剂质量的机构与人员、房屋与设施、设备、物料和卫生等规定条件。

（一）机构与人员

（1）医疗机构制剂配制应在药剂部门设制剂室、药检室和质量管理组织。机构与岗位人员的职责应明确，并配备具有相应素质及相应数量的专业技术人员。

（2）制剂室和药检室的负责人应具有大专以上药学或相关专业学历，具有相应管理的实践经验，有对工作中出现的问题作出正确判断和处理的能力。制剂室和药检室的负责人不得互相兼任。

（3）从事制剂配制操作及药检人员，应经专业技术培训，具有基础理论知识和实际操作技能。凡有特殊要求的制剂配制操作和药检人员还应经相应的专业技术培训。

（二）房屋与设施

（1）为保证制剂质量，制剂室要远离各种污染源。周围的地面、路面、植被等不应对制剂配制过程造成污染。

（2）制剂室应有防止污染、昆虫和其他动物进入的有效设施。

（3）制剂室的房屋和面积必须与所配制的制剂剂型和规模相适应。应设工作人员更衣室。

（4）各工作间应按制剂工序和空气洁净度级别要求合理布局。一般区和洁净区分开；配制、分装与贴签、包装分开；内服制剂与外用制剂分开；无菌制剂与其他制剂分开。

（5）各种制剂应根据剂型的需要，工序合理衔接，设置不同的操作间，按工序划分操作岗位。

（6）制剂室应具有与所配制剂相适应的物料、成品等库房，并有通风、防潮等设施。

（7）中药材的前处理、提取、浓缩等必须与其后续工序严格分开，并应有有效的除尘、排风设施。

（8）制剂室在设计和施工时，应考虑使用时便于进行清洁工作。洁净室的内表面应平整光滑，无裂缝、接口严密，无颗粒物脱落并能耐受清洗和消毒。墙壁与地面等交界处宜成弧形或采取其他措施，以减少积尘和便于清洁。

（9）洁净室内各种管道、灯具、风口以及其他公用设施在设计和安装时应避免出现不易清洁的部位。

（10）根据制剂工艺要求，划分空气洁净度级别。洁净室（区）内空气的微生物数和尘粒数应符合规定，应定期检测并记录。

（11）洁净室（区）应有足够照度，主要工作间的照度宜为300勒克斯。

（12）洁净室的窗户、技术夹层及进入室内的管道、风口、灯具与墙壁或顶棚的连接部位均应密封。

（13）洁净室（区）应维持一定的正压，并送入一定比例的新风。

（14）洁净室（区）内安装的水池、地漏的位置应适宜，不得对制剂造成污染。100级洁净区内不得设地漏。

（15）实验动物房应远离制剂室。

（三）设备

（1）设备的选型、安装应符合制剂配制要求，易于清洗、消毒或灭菌，便于操作、维修和保养，并能防止差错和减少污染。

（2）纯化水、注射用水的制备、储存和分配应能防止微生物的滋生和污染。储罐和输送管道所用材料应无毒、耐腐蚀，管道的设计和安装应避免死角、盲管。

（3）与药品直接接触的设备表面应光洁、平整、易清洗或消毒、耐腐蚀；不与药品发生化学变化和吸附药品。设备所用的润滑剂、冷却剂等不得对药品和容器造成污染。

（4）制剂配制和检验应有与所配制制剂品种相适应的设备、设施与仪器。

（5）用于制剂配制和检验的仪器、仪表、量具、衡器等其适用范围和精密度应符合制剂配制和检验的要求，应定期校验，并有合格标志。校验记录应至少保存一年。

（6）建立设备管理的各项规章制度，制定标准操作规程。设备应由专人管理，定期维修、保养，并作好记录。

（四）物料

（1）制剂配制所用物料的购入、储存、发放与使用等应制定管理制度。

（2）制剂配制所用的物料应符合药用要求，不得对制剂质量产生不良影响。

（3）制剂配制所用的中药材应按质量标准购入，合理储存与保管。

（4）各种物料要严格管理。合格物料、待验物料及不合格物料应分别存放，并有易于识别的明显标志。不合格的物料，应及时处理。

（5）各种物料应按其性能与用途合理存放。对温度、湿度等有特殊要求的物料，应按规定条件储存。挥发性物料的存放，应注意避免污染其他物料。各种物料不得露天存放。

（6）物料应按规定的使用期限储存，储存期内如有特殊情况应及时检验。

（7）制剂的标签、使用说明书必须与药品监督管理部门批准的内容、式样、文字相一致，不得随意更改；应专柜存放，专人保管，不得流失。

（五）卫生

（1）制剂室应有防止污染的卫生措施和卫生管理制度，并由专人负责。

（2）配制间不得存放与配制无关的物品。配制中的废弃物应及时处理。

（3）更衣室、浴室及厕所的设置不得对洁净室（区）产生不良影响。

（4）配制间和制剂设备、容器等应有清洁规程，内容包括：清洁方法、程序、间隔时间、使用清洁剂或消毒剂、清洁工具的清洁方法和存放地点等。

（5）洁净室（区）应定期消毒。使用的消毒剂不得对设备、物料和成品产生污染。消毒剂品种应定期更换，防止产生耐药菌株。

（6）工作服的选材、式样及穿戴方式应与配制操作和洁净度级别要求相适应。

洁净室工作服的质地应光滑、不产生静电、不脱落纤维和颗粒性物质。无菌工作服必须包盖全部头发、胡须及脚部，并能阻留人体脱落物并不得混穿。不同洁净度级别房间使用的工作服应分别定期清洗、整理，必要时应消毒或灭菌。洗涤时不应带入附加的颗粒物质。

（7）洁净室（区）仅限于在该室的配制人员和经批准的人员进入。

（8）进入洁净室（区）的人员不得化妆和佩带饰物，不得裸手直接接触药品。

（9）配制人员应有健康档案，并每年至少体检一次。传染病、皮肤病患者和体表有伤口者不得从事制剂配制工作。

四、医疗机构制剂的质量管理

（一）医疗机构制剂质量管理概述

1. 医疗机构制剂质量管理机构　医疗机构制剂由药事管理与药物治疗委员会统一管理，由分管院长负责，具体事项由药学部（药剂科）办理。

医疗机构制剂室必须隶属医疗机构药学部（药剂科），不得归属于医疗机构其他科室，并应建立相应的药品质量检验室，医疗机构制剂必须检验合格方可用于临床或科研。

2. 医疗机构制剂质量管理职责　主要是：①制定质量管理组织的任务、职责。②决定物料和中间体的使用。③研究处理制剂重大质量问题。④制剂经检验合格后，由质量管理组织负责人审查配制全过程记录并决定是否发放使用。⑤审核不合格品的处理程序和监督实施。⑥定期组织自检。自检应按预定的程序，按规定内容进行检查，自检应写出自检报告。

（二）医疗机构制剂质量管理制度

医疗机构制剂室应根据需要建立完善的制剂质量管理规章制度和岗位标准操作规程，对医疗机构制剂配制的全过程实施质量监督。医疗机构制剂质量管理制度主要有：

1. 制剂配制的管理制度　制剂的配制规程为每个制剂制定，是配制各个制剂的标准操作方法和要求，包括制剂概述、制剂名称、剂型、处方、配制工艺的操作要求、中间体和成品的质量标准、包装材料质量要求、瓶签和说明书等。

2. 制剂质量的管理制度　制剂质量管理制度包括质量管理组织的职责、制定质量管理组织及检验人员的任务和职责、决定物料和中间体的使用、审核成品发放前的配制全过程和决定可否发放使用、研究决定重大制剂质量问题，制定原辅料、包装材料、半成品、成品的质量标准。

还包括：岗位责任制度；药品从业人员培训、体检制度；卫生管理制度；洁净区消毒管理制度；物料管理制度；包装材料管理制度；标签、说明书管理制度；设施设备管理制度；

制剂检验管理制度、留样制度；清场制度；制剂发放制度；制剂不良反应报告制度；不合格制剂报告制度；制剂稳定性考察制度等等。

3. 制剂配制的标准操作规程　标准操作规程是经批准使用以指示操作的通用性文件或管理办法，主要包括生产操作方法和要点，重点操作的复核、复查，中间品的质量标准及质控方法，安全和劳动保护，设备操作和清洗、维修常规，异常情况的处理和报告。

制剂配制标准操作规程主要有：配制岗位操作规程；灌装岗位操作规程；各种设施设备的操作规程；原料、辅料、半成品、成品以及包装材料检验操作规程等。

4. 制剂配制过程的管理规定

（1）配制规程和标准操作规程不得任意修改。如需修改时必须按制定时的程序办理修订、审批手续。

（2）在同一配制周期中制备出来的一定数量常规配制的制剂为一批，一批制剂在规定限度内具有同一性质和质量。每批制剂均应编制制剂批号。

（3）每批制剂均应按投入和产出的物料平衡进行检查，如有显著差异，必须查明原因，在得出合理解释，确认无潜在质量事故后，方可按正常程序处理。

（4）为防止制剂被污染和混淆，配制操作应采取清场、填写清场记录；不同制剂（包括同一制剂的不同规格）的配制操作不得在同一操作间同时进行；在配制过程中应防止称量、过筛、粉碎等可能造成粉末飞散而引起的交叉污染；在配制过程中使用的容器须有标明物料名称、批号、状态及数量等的标志等措施。

（5）根据制剂配制规程选用工艺用水。工艺用水应符合质量标准并定期检验。根据验证结果，规定检验周期。

（6）每批制剂均应有一份能反映配制各个环节的完整记录。操作人员应及时填写记录，填写字迹清晰、内容真实、数据完整，并由操作人、复核人及清场人签字。记录应保持整洁，不得撕毁和任意涂改。需要更改时，更改人应在更改处签字，并需使被更改部分可以辨认。

（7）新制剂的配制工艺及主要设备应按验证方案进行验证。当影响制剂质量的主要因素，如配制工艺或质量控制方法、主要原辅料、主要配制设备等发生改变时，以及配制一定周期后，应进行再验证。所有验证记录应归档保存。

（三）医疗机构制剂质量管理记录

医疗机构制剂配制全过程的记录，是制剂配制过程全面、真实的体现，主要包括配制管理记录、质量检验记录、留样观察记录等，做好这些记录对于追溯制剂配制的全过程、保证制剂质量有着十分重要的意义。

1. 医疗机构制剂配制管理记录

（1）记录内容　包括编号、制剂名称、配制日期、制剂批号、有关设备名称、操作记录、原料用量、成品和半成品数量、配制过程的控制记录、特殊情况处理记录，以及各工序的操作者、复核者、清场者的签名等。

（2）记录要求　记录必须格式规范、填写完整、内容真实、字迹清晰，不得任意撕毁和涂改，必须更改时，应在更改处签字并使被更改部分可以辨认。

（3）配制记录至少保存2年备查。

2. 医疗机构制剂质量检验记录

（1）记录内容　质量检验记录记载检验过程的一切原始数据和现象。包括样品名称、批号，鉴别、检查、含量测定的结果和数据，计算的公式和过程，结论和意见等。

（2）记录要求　记录必须格式规范、填写完整、内容真实、字迹清晰，不得任意撕毁和涂改，涂改必须在更改处签字并使被更改部分可以辨认。

（3）填写要求真实、正确、全面。

3. 医疗机构制剂留样观察记录

（1）留样品种　主要包括质量不稳定的制剂，新制剂，原辅料或包装材料，有所改变可能会影响稳定性的制剂，配制工艺或设备有所改变会影响稳定性的制剂。

（2）记录内容　包括制剂名称、批号、留样日期、储存温度、抽检日期、抽检项目、抽检结果、抽检人员等。

（四）医疗机构制剂使用管理

《医疗机构制剂配制质量管理规范》对医疗机构制剂的使用管理主要有如下规定：

（1）医疗机构制剂应按药品监督管理部门制定的原则并结合剂型特点、原料药的稳定性和制剂稳定性试验结果规定使用期限。

（2）制剂配发必须有完整的记录或凭据。内容包括：领用部门、制剂名称、批号、规格、数量等。制剂在使用过程中出现质量问题时，制剂质量管理组织应及时进行处理，出现质量问题的制剂应立即收回，并填写收回记录。收回记录应包括：制剂名称、批号、规格、数量、收回部门、收回原因、处理意见及日期等。

（3）制剂使用过程中发现的不良反应，应按《药品不良反应监测管理办法》的规定予以记录，填表上报。保留病历和有关检验、检查报告单等原始记录至少一年备查。

（4）医疗机构制剂一般不得调剂使用。发生灾情、疫情、突发事件或者临床急需而市场没有供应时，需要调剂使用的，属省级辖区内医疗机构制剂调剂的，必须经所在地省、自治区、直辖市（食品）药品监督管理部门批准；属国家食品药品监督管理局规定的特殊制剂以及省、自治区、直辖市之间医疗机构制剂调剂的，必须经国家食品药品监督管理局批准。

第五节　临床药学与药学保健

一、临床药学概述

临床药学（clinical pharmacy）是随着现代药剂学、临床药理学和治疗学等新理论、新技术的发展而形成的一门医药结合型的综合性药学分支学科，是以患者为中心、结合临床实际情况，研究用药规律与安全用药并使药物发挥最佳疗效的综合性学科。临床药学以生物药剂学、药效学、药代动力学为基础理论支撑，以合理用药为核心研究内容，探讨药物应用规律，以达到保证患者用药安全、有效、合理、经济的最终目的。

（一）临床药学的概念

临床药学是指药学与临床相结合，直接面向患者，以病人为中心，研究与实践临床药物治疗，提高药物治疗水平的综合性应用学科。

（二）临床药学发展概况

20 世纪中叶开始，随着药物研究的深入和新药品种的不断增加，与药物有关的信息量迅速膨胀，越来越多的临床医生面临药物知识更新的困难，不合理用药和药物不良反应事件时有发生，且呈不断增加的趋势。为此，早在 20 世纪 60 年代，发达国家即开始开展临床药学的实践和培养专业化的临床药师。1990 年，美国已培养专业临床药师 15301 人，1995 年发展到 24167 人，在医院工作的临床药师已达药师总数的 25%。在一些大的医院里，都设有临床药学服务中心，其中有的医院还根据专业科室的设置对临床药师进一步分工，像医生一样按专长服务于不同科室，重要的是他们大都具有处方权，可直接参与临床治疗活动。临床药师每天和医生、护士、营养师所组成的治疗小组一起查房，已成为医师选药和用药的重要参谋，在抉择治疗方案和药物治疗中发挥了重要作用，药师的地位也获得了前所未有的提高。而国内关于开展临床药学工作的建议，几乎与国外同期，但却因故一直未能开展。从整体上看，我国临床药学开展的项目和水平，与国外先进国家相比大约落后了 20 年，目前为止，国内大多数医院依然未开展系统的临床药学工作，专业化的临床药师队伍严重匮乏，学科的发展速度落后于其他药学专业，与临床医学的发展也不相称，这主要与我国缺乏专业化的临床药师人才队伍有关。因此，扩大临床药师队伍，开展临床药学工作，发展我国的临床药学事业已迫在眉睫。

（三）临床药学主要任务

临床药学的主要任务是运用现代医学和药学知识，围绕合理用药这个核心问题，不断提高临床药物治疗水平。其具体任务主要有。

1. 深入临床实践，参与药物治疗　《医疗机构药事管理规定》第 17 条规定："医疗机构应当建立由医师、临床药师和护士组成的临床治疗团队，开展临床合理用药工作"。第 19 条规定："医疗机构应当配备临床药师。临床药师应当全职参与临床药物治疗工作，对患者进行用药教育，指导患者安全用药"。第 43 条指出："临床药师：是指以系统药学专业知识为基础，并具有一定医学和相关专业基础知识与技能，直接参与临床用药，促进药物合理应用和保护患者用药安全的药学专业技术人员"。目前大部分二级以上医院都配备了一定数量的临床药师，临床药师深入临床第一线，参与查房、会诊、抢救、病案讨论等，发挥自己的专业特长，帮助选择药品，指导合理用药，向临床推荐和介绍新药及药物信息，及时解答医护人员提出的有关药物治疗、相互作用、配伍禁忌以及药物不良反应等方面的问题，提供咨询服务；对患者进行用药指导，对药物治疗的全过程进行监护和处理。这是临床药学最基本的，也是最重要的工作。

2. 实施治疗药物监测，参与制订个体给药方案　治疗药物监测（Therapeutic Drug Monitoring，TDM）是临床药学工作的重要内容。《医疗机构药事管理规定》第 20 条规定："医疗机构应当建立临床用药监测、评价和超常预警制度，对药物临床使用安全性、有效性和经济性进行监测、分析、评估，实施处方和用药医嘱点评与干预"。

治疗药物监测是利用现代的分析测试手段，研究体液，特别是血液中药物浓度与疗效和不良反应的关系，从而调整用药剂量或给药间隔，设计个体化给药方案，做到合理用药。一些大型医院配备了专门的仪器设备、实验室和技术人员，进行治疗药物监测。

3. 建立患者药历，开展处方分析　建立患者药历，并对处方进行分析，是临床药学的常规任务之一。该工作不需专门的仪器设备，简单易行，各医院均可开展，是一项回顾性研究。通过处方调查和分析，可以掌握本医院或本区域的用药情况，了解药品的动态消耗规律；同时可以进行不同时期和不同医院之间的比较，评价药品使用的合理性，发现和查找存在的问题，为今后的合理用药提供依据。

4. 密切关注患者情况，参与药物不良反应监测　《医疗机构药事管理规定》，第 21 条规定："医疗机构应当建立药品不良反应、用药错误和药品损害事件监测报告制度。医疗机构临床科室发现药品不良反应、用药错误和药品损害事件后，应当积极救治患者，立即向药学部门报告，并做好观察与记录。医疗机构应当按照国家有关规定向相关部门报告药品不良反应，用药错误和药品损害事件应当立即向所在地县级卫生行政部门报告"。

药物不良反应监测也是临床药学的常规工作，要求有专人负责，严格执行药物不良反应报告制度。

5. 收集药学信息资料，提供咨询服务　临床药物治疗的合理性必须建立在及时掌握大量和最新药物信息的基础上，临床药师应经常收集有关药物治疗方面的资料，以便针对临床治疗工作中的问题，提供药物信息。通过开展药物咨询、提供信息，可以促进医药合作，使用药更加安全、有效和合理。同时还应进行药物知识的科普宣传，以增强全民的合理用药意识。

6. 进行药物相互作用和配伍研究，开展药物利用的研究　药物相互作用及配伍的研究，目前已从体外理化性质的研究进入人体内的研究，而且日渐深入，它的研究结果对指导临床合理配伍用药具有重要意义。

药物利用研究（Drug Utilization Evaluation，DUE）是近年来新开展起来的一个新的研究领域，它从经济学的角度出发，结合临床疗效，对药物的合理使用进行评价，可节约医药资源。

7. 开展药物新制剂、新剂型的研究　根据临床治疗的实际需求，设计处方，进行新制剂、新剂型研究，研究临床需要、疗效确切的医院制剂，用以弥补市场供应的不足。

8. 开展药物动力学及生物利用度的研究　结合临床治疗需要进行药物动力学和生物利用度的研究。

二、药学保健概述

目前，我国大多数的医疗机构的药师被看作是"药品调剂员"，因为药师很少与病人直接密切接触，他们为患者准备各类药品或者为医生调剂某些临时使用的药剂，药师的任务就是调剂和供药。随着临床药学的发展，这种状况已经开始发生转变。药师开始参与临床用药工作，药师与患者建立较为密切联系，直接参与制定药物治疗方案，这是医疗机构药师职能的一个标志性转变，意味着药师要承担起对患者治疗全过程用药的监护责任。药师的药学监护与医生的治疗监护、护士的护理监护共同组成了全方位的患者监护过程。随着社会的发展和人们生活水平的提高，人们对健康的要求也随之提高，已不再满足有药可用，而要求提供优质、高效、低耗的药学服务，进而提高治疗质量和生存质量。因此，药物保健是一种必然趋势。

1. 药学保健的概念　药学保健（Pharmaceutical care，PC），是一种以患者为中心、面向治疗结果的药学实践，它要求药师与患者的其他卫生保健提供者协作，以增进健康、预防疾病，并开展评价、监测、启动和修改药物治疗方案，确保药物治疗方案安全和有效。药学保健的目的是在适合患者实际的经济开支范围内，尽可能改善患者的健康与生存质量，达到积极的临床治疗效果。

国际药学联合会（简称国际药联，FIP）在1993年统一了药学保健的定义："药学保健是负责的提供药物治疗（pharmacotherapy），目的是达到改善或维持患者生存质量的确定结果，它是一个协作完成的过程，旨在预防或识别和解决药品和健康相关的问题。这是个药品使用的持续质量改进过程"。

药学保健不是医院药学的一项新业务，也不是医院药师的新工作，而是一种医院药学工作新的服务模式，是一种具有突破性意义的医院药学未来模式。

2. 药学保健的内容　随着社会经济的发展，药学保健事业也迅速发展，未来医疗机构药师应该既懂得药又了解临床。根据患者病情和用药情况，患者对药学保健有不同程度的需求。其内容主要包括。

（1）建立患者的药历。

（2）对医师处方和给药医嘱进行必要的查对、质疑、澄清和纠正，并正确执行医嘱。

（3）提供安全、有效的药品调剂配发系统。

（4）监测药物治疗的安全性、有效性和预定的临床结果。

（5）全面了解患者的药物过敏史、药物相互作用、及药物与饮食相互作用发生情况；记录和报告患者用药过程中发生的药物过敏和不良反应。

（6）根据药物治疗学原则和患者病情选定药物治疗方案，或建议医师采取或改变药物治疗方案。

（7）解答医务人员、护理人员和患者及家属提出的用药问题，提供必要的药物信息。

（8）开展药物利用评价，考察药物使用是否恰当，指导医务人员和患者合理使用药品。

（9）参加查房，向患者了解药物治疗史。

（10）帮助医师选用适当的药物和剂型。

3. 开展药学保健的重要性　药学保健在发达国家受到高度重视，我们虽然落后于发达国家很多年，但部分的大型医院已经开始开展药学保健服务。药学保健的重要性主要有。

（1）能促进药物的合理使用，提高药物的治疗效果。

（2）可减少药物的不良反应，预防某些药源性疾病的发生。

（3）能改善患者的健康水平和生活质量。

（4）尽可能减少或杜绝不合理用药，节约药物资源，降低医疗费用。

（5）提高药师在医院乃至全社会的地位和形象。

我国不合理用药现象比较普遍，某些基层医疗机构不合格处方比例甚至高达 50% 以上，因此开展药学保健是医疗机构药学发展的必然趋势。

三、药学保健与临床药学的区别

药学保健是在成功展开临床药学活动的基础上发展起来的。美国医院药学界在解释临床药学与药学保健的区别时发现，将临床药学视为医院药学实践的现实，而将药学保健视为医院药学实践的未来，有助于理解两者间的差别。

1. 发展趋势不同　临床药学和药学保健都是医疗机构药学技术服务的模式，但发展趋势不同。临床药学从一开始就朝着专业化的方向发展，注重治疗过程，不注重药物治疗之后的后续结果；而药学保健是医疗机构药学的发展趋势，把药物的治疗结果看得比治疗过程更重要，把合理用药与改善患者生存质量密切联系起来。

2. 实施主体不同　临床药学和药学保健的实施主体不同，临床药学是临床药师的任务，是临床药师的职责范围的工作，与医疗机构药学部门其他药学人员较少有直接关系；药学保健则是全体药师的职责，药师这个职业群体的每一个人都是患者药学保健的提供者，甚至要求医疗机构药学部（科）的全体工作人员，不论学历、职称、工作性质都要从不同的角度成为患者药学保健的提供者。

3. 对象范围不同　临床药学工作的对象是一部分患者。临床药学的业务范围受环境影响较大，一般在大型医院或某些特定的病区比较容易展开，临床药师接触的住院患者和门诊患者很有限，而且都是有针对性的，受服务对象较少。

药学保健的服务对象是全体用药患者。药学保健是患者健康保健的特定方面的需要，与医院其他领域展开的各种性质和形式的保健构成有机的整体。药学保健是通过药学手段直接维护患者健康的活动，满足所有患者的药学保健需求。

临床药学只能让小部分患者受惠，药学保健却可以使全体用药的患者乃至社会药品消费者都能从药师的专业化关照中受益。

4. 与患者的关系不同 临床药学与药学保健的关键差别在于对患者负责的程度不同。临床药学虽然直接面对患者，但其工作重点始终放在药物使用的过程，着重某种计划或操作（如 TDM、药物不良反应监测、药物利用评价）本身，不看重药物治疗对患者疾病愈后乃至生存质量的影响。

药学保健中药师与患者的关系类似一种契约关系，而且是一对一的关系，即每位药师都有委托自己提供药学保健的患者群，无论住院患者，还是门诊、急诊患者，只要进行药物治疗，药师都应给予必要的关照。

5. 承担的责任不同 临床药师活动处于医疗的辅助地位，对药物治疗不产生决定性的影响。临床药师只对所提供的信息和建议的正确性和准确性负责，也不直接面对患者，而是通过医生实施对患者的服务，临床药师对医生承担责任；药学保健担任与药物有关的关怀照顾，在药物治疗全进程中为患者争取利益，维护患者不受与用药有关的损伤，以取得改善患者生存质量的效果。药学保健是直接提供给患者的，不用经医生、护士之手，因而药学保健中药师的业务活动是直接对患者承担责任。

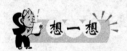 想一想

1. 医疗机构药学部（药剂科）的机构设置。
2. 《医疗机构药事管理规定》对医疗机构药师工作职责的规定。
3. 医疗机构药品管理的概念。
4. 医疗机构药品采购的原则和方式。
5. 处方调配的基本程序。
6. 静脉药物配制的概念和建立静脉用药调配中心的意义。
7. 处方的定义和类型。
8. 医师和药师对处方的权限和权利的主要不同之处。
9. 医疗机构制剂的概念、特点和使用管理规定。
10. 临床药学的概念、药学保健的概念以及二者之间的异同点。

（何文涓）

第十章　药品包装、价格和广告管理

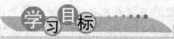

掌握：1. 药品标签的内容及管理要求。
　　　2. 药品价格的表现形式。
　　　3. 药品广告的审查发布标准。
熟悉：1. 药品说明书的内容及管理要求。
　　　2. 药品价格的监督管理。
　　　3. 药品广告的审批与监管。
了解：1. 药品包装、标签、说明书、药品广告的基本概念。
　　　2. 了解药品包装的法制管理。

第一节　药品包装的概述

一、药品包装的概念、分类与作用

（一）药品包装的概念

我国国家标准有关包装通用术语中对包装的定义如下：包装是指在流通过程中保护产品，方便储运、促进销售，按一定技术方法而采用的容器、材料及辅助物等的总称。

药品包装是指使用适当的材料或容器、利用包装技术对药物制剂的半成品或成品进行分（灌）、封、装、贴签等操作，为药品提供品质保证、鉴定商标与说明的一种加工过程的总称。对药品包装本身可以从两个方面去理解：从静态角度看，包装是包装药品所用的物料、容器及辅助物，即药品的包装；从动态角度看，包装是采用材料、容器和辅助物的技术方法，是工艺及操作。

（二）药品包装的分类

药品的包装分内包装与外包装。

内包装系指直接与药品接触的包装（如安瓿、注射剂 PVC 软袋、片剂或胶囊剂泡罩包装铝箔等）。药品内包装的材料、容器（药包材）的更改，应根据所选用药包材的材质，做稳定性试验，考察药包材与药品的相容性。

外包装系指内包装以外的包装，按由里向外分为中包装和大包装。外包装应根据药品的特性选用不易破损、防潮、防冻、防虫鼠的包装，以保证药品在运输、贮藏过程中的质量。

（三）药品包装的作用

1. 保护功能　药品在生产、运输、贮存与使用过程常经历较长时间，由于包装不当，可能使药品的物理性质或化学性质发生改变，使药品减效、失效、产生不良反应。药品包装应将保护功能作为首要因素考虑。保护功能主要包括以下两个方面：

（1）阻隔作用。视包装材料与方法，包装能保证容器内药物不穿透、不泄漏，也能阻隔外界的空气、光、水分、热、异物与微生物等与药物接触。

（2）缓冲作用。药品包装具有缓冲作用，可防止药品在运输、贮存过程中，免受各种外力的震动、冲击和挤压。

2. 方便应用　药品包装应能方便病人及临床使用，能帮助医师、药师和病人科学而安全地用药。

（1）标签、说明书与包装标志标签是药品包装的重要组成部分，它向人们科学而准确地介绍具体药品的基本内容、商品特性。药品的标签分为内包装标签与外包装标签。内包装标签与外包装标签内容不得超出国家食品药品监督管理局批准的药品说明书所限定的内容；文字表达应与说明书保持一致。药品说明书应包含有关药品的安全性、有效性等基本科学信息。包装标志是为了帮助用者识别药品而设的特殊标志。

（2）便于取用和分剂量，提高病人用药的依从性。随着包装材料与包装技术的发展，药品包装呈多样化，如单剂量化包装，方便患者使用，亦适合于药房发售药品；如旅行保健药盒，内装风油精、去痛片、黄连素等常用药；如冠心病急救药盒，内装硝酸甘油片、速效救心丸、麝香保心丸等；在复杂治疗方案下的常规包装中会出现大批包装容器，这样不利于病人用药的依从性，现在有的厂家设计了一种新包装盒，可以将多种药物同时装在 1 个盒内，盒子按每周天数分成几个部分，而每一部分又按每天服药次数分成 4 个小室，这样简化了服药手续，提高用药的依从性，同时可以监控病人的服药量，特别对老年病人更为适宜，进而提高治疗效果。

3. 商品宣传　药品属于特殊商品，首先应重视其质量和应用；从商品性看，产品包装的科学化、现代化程度，一定程度上有助于显示产品的质量、生产水平，能给人一信任感、安全感，有助于营销宣传。

二、药品包装材料及其管理

（一）药品包装材料的概念

药品包装材料是指用于制造包装容器、包装装潢、包装印刷、包装运输等满足产品包装要求所使用的材料，它即包括金属、塑料、玻璃、陶瓷、纸、竹本、野生蘑类、天然纤维、化学纤维、复合材料等主要包装材料，又包括涂料、粘合剂、捆扎带、装潢、印刷材料等辅助材料。

包装材料的分类：打包带，包装带，塑料打包带，塑料包装带，缠绕膜，PE 缠绕膜，PE 拉伸膜等等多种包装材料。

（二）药品包装材料的要求

1. 一定的机械性能　包装材料应能有效地保护产品，因此应具有一定的强度、韧性和弹性等，以适应压力、冲击 . 振动等静力和动力因素的影响。

2. 隔性能　根据对产品包装的不同要求，包装材料应对水分、水蒸汽、气体、光线、芳香气、异味、热量等具有一定的阻挡。

3. 良好的安全性能　包装材料本身的毒性要小，以免污染产品和影响人体健康；包装材料应无腐蚀性，并具有防虫、防蛀、防鼠、抑制微生物等性能，以保护产品安全。

4. 合适的加工性能　包装材料应宜于加工，易于制成各种包装容器应易于包装作业的机械化、自动化，以适应大规模工业生产应适于印刷，便于印刷包装标志。

5. 较好的经济性能　包装材料应来源广泛、取材方便、成本低廉，使用后的包装材料和包装容器应易于处理，不污染环境、以免造成公害。

（三）药品包装材料分类

Ⅰ类药包材指直接接触药品且直接使用的药品包装用材料、容器。

Ⅱ类药包材指直接接触药品，但便于清洗，在实际使用过程中，经清洗后需要并可以消毒灭菌的药品包装用材料、容器。

Ⅲ类药包材指Ⅰ、Ⅱ类以外其他可能直接影响药品质量的药品包装用材料、容器。

药包材分类目录由国家食品药品监督管理局制定、公布。

（四）药品包装材料质量管理

药包材生产企业的质量管理部门应负责产品生产全过程的质量管理和检验，受企业负责人直接领导。质量管理部门应配备一定数量的质量管理和检验人员，并有与药包材生产规模、品种、检验要求相适应的场所、仪器、设备。

三、药品包装的法制管理

1.《药品管理法》关于药品包装的规定

（1）直接接触药品的包装材料和容器的审批。直接接触药品的包装材料和容器，必须符合药用要求，符合保障人体健康、安全的标准，并由药品监督管理部门在审批药品时一并审批。药品生产企业不得使用未经批准的直接接触药品的包装材料和容器。对不合格的直接接触药品的包装材料和容器，由药品监督管理部门责令停止使用。

（2）药品包装的总体要求。药品包装必须适合药品质量的要求，方便储存、运输和医疗使用。发运中药材必须有包装。在每件包装上，必须注明品名、产地、日期、调出单位，并附有质量合格的标志。

（3）药品包装必须按照规定印有或者贴有标签并附有说明书。标签或者说明书上必须注明药品的通用名称、成份、规格、生产企业、批准文号、产品批号、生产日期、有效期、适应症或者功能主治、用法、用量、禁忌、不良反应和注意事项。

麻醉药品、精神药品、医疗用毒性药品、放射性药品、外用药品和非处方药的标签，必须印有规定的标志。

2.《药品管理法实施条例》关于药品包装的规定

（1）直接接触药品的包装材料和容器的审批。药品生产企业使用的直接接触药品的包装材料和容器必须经国务院药品监督管理部门批准注册。直接接触药品的包装材料和容器的管理办法、产品目录和药用要求与标准，由国务院药品监督管理部门组织制定并公布。

（2）中药饮片包装的管理规定。生产中药饮片应当选用与药品性质相适应的包装材料和容器；包装不符合规定的中药饮片，不得销售。中药饮片包装必须印有或者贴有标签。中药饮片的标签必须注明品名、规格、产地、生产企业、产品批号、生产日期，实施批准文号管理的中药饮片还必须注明药品批准文号。

（3）其他管理规定。药品包装、标签、说明书必须依照《药品管理法》第五十四条和国务院药品监督管理部门的规定印制。药品商品名称应当符合国务院药品监督管理部门的规定。

医疗机构配制制剂所使用的直接接触药品的包装材料和容器、制剂的标签和说明书应当符合《药品管理法》第六章和《药品管理法实施条例》的有关规定，并经省、自治区、直辖市人民政府药品监督管理部门批准。

3. 其他有关药品包装的管理规定 2004 年颁布的《直接接触药品的包装材料和容器管理办法》（13 号局令），以及 2006 年颁布的《药品说明书和标签管理规定》（24 号局令）对药品包装、说明书和标签作了详细的规定。

第二节 药品标签、说明书管理

一、药品标签、说明书管理概述

药品标签和说明书，又称为药品标识物，是药品外在质量的主要体现，是医师决定用药和药师指导消费者购买选择药品的重要信息，起着正确介绍药品，指导人们正确购买，合理使用药品的作用。药品说明书和标签的管理，是各国药品监督管理的重要内容之一。为了进一步规范药品的包装，规范药品标签、说明书的内容，以利于药品的生产、运输、贮藏和使用，保证人民用药安全有效，国家食品药品监督管理局以 24 号局令出台了《药品说明书和标签管理规定》，自 2006 年 6 月 1 日起施行，要求中华人民共和国境内上市销售的药品，其说明书和标签必须符合该规定的要求。

（一）药品说明书和标签的核准

药品说明书和标签由国家食品药品监督管理局予以核准。药品的标签应当以说明书为依据，其内容不得超出说明书的范围，不得印有暗示疗效、误导使用和不适当宣传产品的文字和标识。

（二）药品包装必须附有标签和说明书

药品包装必须按照规定印有或者贴有标签，不得夹带其他任何介绍或者宣传产品、企业的文字、音像及其他资料。药品生产企业生产供上市销售的最小包装必须附有说明书。

（三）药品说明书和标签的文字表述规定

药品说明书和标签的文字表述应当科学、规范、准确。非处方药说明书还应当使用容易理解的文字表述，以便患者自行判断、选择和使用。药品说明书和标签中的文字应当清晰易辨，标识应当清楚醒目，不得有印字脱落或者粘贴不牢等现象，不得以粘贴、剪切、涂改等方式进行修改或者补充。药品说明书和标签应当使用国家语言文字工作委员会公布的规范化汉字，增加其他文字对照的，应当以汉字表述为准。

（四）药品说明书或者标签上加注警示语

出于保护公众健康和指导正确合理用药的目的，药品生产企业可以主动提出在药品说明书或者标签上加注警示语，国家食品药品监督管理局也可以要求药品生产企业在说明书或者标签上加注警示语。

（五）药品名称和注册商标的使用

药品说明书和标签中标注的药品名称必须符合国家食品药品监督管理局公布的药品通用名称和商品名称的命名原则，并与药品批准证明文件的相应内容一致。药品通用名称应当显著、突出，其字体、字号和颜色必须一致，并符合以下要求：①对于横版标签，必须在上三分之一范围内显著位置标出；对于竖版标签，必须在右三分之一范围内显著位置标出；②不得选用草书、篆书等不易识别的字体，不得使用斜体、中空、阴影等形式对字体进行修饰；③字体颜色应当使用黑色或者白色，与相应的浅色或者深色背景形成强烈反差；④除因包装尺寸的限制而无法同行书写的，不得分行书写。药品商品名称不得与通用名称同行书写，其字体和颜色不得比通用名称更突出和显著，其字体以单字面积计不得大于通用名称所用字体的二分之一。药品说明书和标签中禁止使用未经注册的商标以及其他未经国家食品药品监督管理局批准的药品名称。药品标签使用注册商标的，应当印刷在药品标签的边角，含文字的，其字体以单字面积计不得大于通用名称所用字体的四分之一。

二、药品标签的内容及管理要求

（一）药品标签的含义

药品标签是指药品包装上印有或者贴有的内容。

（二）药品标签的分类

分为内标签和外标签。药品内标签指直接接触药品的包装的标签，外标签指内标签以外的其他包装的标签。

1. 内标签　药品的内标签应当包含药品通用名称、适应症或者功能主治、规格、用法用量、生产日期、产品批号、有效期、生产企业等内容。包装尺寸过小无法全部标明上述内容的，至少应当标注药品通用名称、规格、产品批号、有效期等内容。

2. 外标签　药品外标签应当注明药品通用名称、成分、性状、适应症或者功能主治、规格、用法用量、不良反应、禁忌、注意事项、贮藏、生产日期、产品批号、有效期、批准文号、生产企业等内容。适应症或者功能主治、用法用量、不良反应、禁忌、注意事项不能全部注明的，应当标出主要内容并注明"详见说明书"字样。

（三）用于运输、储藏的包装的标签

用于运输、储藏的包装的标签至少应当注明药品通用名称、规格、贮藏、生产日期、产品批号、有效期、批准文号、生产企业，也可以根据需要注明包装数量、运输注意事项或者其他标记等必要内容。

（四）原料药标签

原料药标签应当注明药品名称、贮藏、生产日期、产品批号、有效期、执行标准、批准文号、生产企业，同时还需注明包装数量以及运输注意事项等必要内容。

（五）有效期标注格式

药品标签中的有效期应当按照年、月、日的顺序标注，年份用四位数字表示，月、日用两位数表示。其具体标注格式为"有效期至XXXX年XX月"或者"有效期至XXXX年XX月XX日"；也可以用数字和其他符号表示为"有效期至XXXX. XX."或者"有效期至XXXX/

XX/XX"等。预防用生物制品有效期的标注按照国家食品药品监督管理局批准的注册标准执行，治疗用生物制品有效期的标注自分装日期计算，其他药品有效期的标注自生产日期计算。有效期若标注到日，应当为起算日期对应年月日的前一天；若标注到月，应当为起算月份对应年月的前一月。

（六）同一药品生产企业的同一药品的标签规定

同一药品生产企业生产的同一药品，药品规格和包装规格均相同的，其标签的内容、格式及颜色必须一致；药品规格或者包装规格不同的，其标签应当明显区别或者规格项明显标注。同一药品生产企业生产的同一药品，分别按处方药与非处方药管理的，两者的包装颜色应当明显区别。

三、药品说明书的内容及管理要求

（一）药品说明书的内容

药品说明书是载明药品的重要信息的法定文件，是选用药品的法定指南。药品说明书是药品情况说明重要来源之一，也是医师、药师、护师和病人治疗用药时的科学依据，还是药品生产、供应部门向医药卫生人员和人民群众宣传介绍药品特性、指导合理、安全用药和普及医药知识的主要媒介。

《药品说明书和标签管理规定》明确规定，药品说明书应当包含药品安全性、有效性的重要科学数据、结论和信息。药品说明书应当列出全部活性成份或者组方中的全部中药药味。注射剂和非处方药还应当列出所用的全部辅料名称。药品处方中含有可能引起严重不良反应的成份或者辅料的，应当予以说明。药品说明书对疾病名称、药学专业名词、药品名称、临床检验名称和结果的表述，应当采用国家统一颁布或规范的专用词汇，度量衡单位应当符合国家标准的规定。

（二）药品说明书修改的管理要求

药品生产企业应当主动跟踪药品上市后的安全性、有效性情况，需要对药品说明书进行修改的，应当及时提出申请。根据药品不良反应监测、药品再评价结果等信息，国家食品药品监督管理局也可以要求药品生产企业修改药品说明书。药品说明书获准修改后，药品生产企业应当将修改的内容立即通知相关药品经营企业、使用单位及其他部门，并按要求及时使用修改后的说明书和标签。

药品说明书应当充分包含药品不良反应信息，详细注明药品不良反应。药品生产企业未根据药品上市后的安全性、有效性情况及时修改说明书或者未将药品不良反应在说明书中充分说明的，由此引起的不良后果由该生产企业承担。药品说明书核准日期和修改日期应当在说明书中醒目标示。

（三）药品说明书的格式

2006 年 5 月、6 月，国家食品药品监督管理局印发了《化学药品和治疗用生物制品说明书规范细则》、《预防用生物制品说明书规范细则》、《放射性药品说明书规范细则》和《中药、天然药物处方药说明书格式、内容书写要求及撰写指导原则》。2006 年 10 月，国家食品药品监督管理局印发了《化学药品非处方药说明书规范细则》、《中成药非处方药说明书规范细则》。据此，处方药和非处方药说明书的格式如下：

化学药品和治疗用生物制品说明书格式

核准和修改日期

特殊药品、外用药品标识位置

XXX 说明书

请仔细阅读说明书并在医师指导下使用

警示语位置

【药品名称】	【成份】
【性状】	【适应症】
【规格】	【用法用量】
【不良反应】	【禁忌】
【注意事项】	【孕妇及哺乳期妇女用药】
【儿童用药】	【老年用药】
【药物相互作用】	【药物过量】
【临床试验】	【药理毒理】
【药代动力学】	【贮藏】
【包装】	【有效期】
【执行标准】	【批准文号】
【生产企业】	

中药、天然药物处方药说明书格式

核准日期和修改日期

特殊药品、外用药品标识位置 XXX 说明书

请仔细阅读说明书并在医师指导下使用

警示语

【药品名称】	【成份】
	通用名称：
汉语拼音：	
【性状】	【功能主治】／【适应症】
【规格】	【用法用量】
【不良反应】	【禁忌】
【注意事项】	【孕妇及哺乳期妇女用药】
【儿童用药】	【老年用药】
【药物相互作用】	【临床试验】
【药理毒理】	【药代动力学】
【贮藏】	【包装】
【有效期】	【执行标准】
【批准文号】	【生产企业】

化学药品非处方药说明书格式

处方药、外用药品标识位置

XXX 说明书

请仔细阅读说明书并按说明使用或在药师指导下购买和使用

警示语位置

【药品名称】	【成份】
【性状】	【作用类别】
【适应症】	【规格】
【用法用量】	【不良反应】
【禁忌】	【注意事项】
【药物相互作用】	【贮藏】
【包装】	【有效期】
【执行标准】	【批准文号】
【说明书修订日期】	
【生产企业】	

如有问题可与生产企业联系

中成药非处方药说明书格式

非处方药、外用药品标识位置

XXX 说明书

请仔细阅读说明书并按说明使用或在药师指导下购买和使用

警示语位置

【药品名称】	【成份】
【性状】	【功能主治】
【规格】	【用法用量】
【禁忌】	【注意事项】
【药物相互作用】	【不良反应】
【贮藏】	【包装】
【有效期】	【执行标准】
【批准文号】	【说明书修订日期】
【生产企业】	

如有问题可与生产企业联系

（四）药品说明书各项内容书写要求

以《化学药品和治疗用生物制品说明书规范细则》为例，说明药品说明书各项内容的书写要求。

1. 核准和修改日期 核准日期为国家食品药品监督管理局批准该药品注册的时间。修改日期为此后历次修改的时间。核准和修改日期应当印制在说明书首页左上角。修改日期位于核准日期下方，按时间顺序逐行书写。

2. 特殊药品、外用药品标识 麻醉药品、精神药品、医疗用毒性药品、放射性药品和外用药品等专用标识在说明书首页右上方标注。

3. 说明书标题 "XXX说明书"中的"XXX"是指该药品的通用名称。

4. 忠告语 "请仔细阅读说明书并在医师指导下使用"。该内容必须标注，并印制在说明书标题下方。

5. 警示语 是指对药品严重不良反应及其潜在的安全性问题的警告，还可以包括药品禁忌、注意事项及剂量过量等需提示用药人群特别注意的事项。有该方面内容的，应当在说明书标题下以醒目的黑体字注明。无该方面内容的，不列该项。

6. 药品名称 按下列顺序列出下列内容。

通用名称：中国药典收载的品种，其通用名称应当与药典一致；药典未收载的品种，其名称应当符合药品通用名称命名原则。

商品名称：未批准使用商品名称的药品不列该项。

英文名称：无英文名称的药品不列该项。

汉语拼音：

7. 成份

（1）列出活性成份的化学名称、化学结构式、分子式、分子量。并按下列方式书写：

化学名称：

化学结构式：

分子式：

分子量：

（2）复方制剂可以不列出每个活性成份化学名称、化学结构式、分子式、分子量内容。本项可以表达为"本品为复方制剂，其组份为："。组份按一个制剂单位（如每片、粒、支、瓶等）分别列出所含的全部活性成份及其量。

（3）多组份或者化学结构尚不明确的化学药品或者治疗用生物制品，应当列出主要成份名称，简述活性成份来源。

（4）处方中含有可能引起严重不良反应的辅料的，该项下应当列出该辅料名称。

（5）注射剂应当列出全部辅料名称。

8. 性状 包括药品的外观、臭、味、溶解度以及物理常数等。

9. 适应证 应当根据该药品的用途，采用准确的表述方式，明确用于预防、治疗、诊断、缓解或者辅助治疗某种疾病（状态）或者症状。

10. 规格 指每支、每片或其他每一单位制剂中含有主药（或效价）的重量或含量或装量。生物制品应标明每支（瓶）有效成分的效价（或含量及效价）及装量（或冻干制剂的复溶后体积）。

表示方法一般按照中国药典要求规范书写，有两种以上规格的应当分别列出。

11. 用法用量 应当包括用法和用量两部分。需按疗程用药或者规定用药期限的，必须注明疗程、期限。

应当详细列出该药品的用药方法，准确列出用药的剂量、计量方法、用药次数以及疗程期限，并应当特别注意与规格的关系。

用法上有特殊要求的，应当按实际情况详细说明。

12. 不良反应 应当实事求是地详细列出该药品不良反应。并按不良反应的严重程度、发生的频率或症状的系统性列出。

13. 禁忌 应当列出禁止应用该药品的人群或者疾病情况。

14. 注意事项　列出使用时必须注意的问题，包括需要慎用的情况（如肝、肾功能的问题），影响药物疗效的因素（如食物、烟、酒），用药过程中需观察的情况（如过敏反应，定期检查血象、肝功、肾功）及用药对于临床检验的影响等。

滥用或者药物依赖性内容可以在该项目下列出。

15. 孕妇及哺乳期妇女用药　着重说明该药品对妊娠、分娩及哺乳期母婴的影响，并写明可否应用本品及用药注意事项。

未进行该项实验且无可靠参考文献的，应当在该项下予以说明。

16. 儿童用药　主要包括儿童由于生长发育的关系而对于该药品在药理、毒理或药代动力学方面与成人的差异，并写明可否应用本品及用药注意事项。

未进行该项实验且无可靠参考文献的，应当在该项下予以说明。

17. 老年用药　主要包括老年人由于机体各种功能衰退的关系而对于该药品在药理、毒理或药代动力学方面与成人的差异，并写明可否应用本品及用药注意事项。

未进行该项实验且无可靠参考文献的，应当在该项下予以说明。

18. 药物相互作用　列出与该药产生相互作用的药品或者药品类别，并说明相互作用的结果及合并用药的注意事项。

未进行该项实验且无可靠参考文献的，应当在该项下予以说明。

19. 药物过量　详细列出过量应用该药品可能发生的毒性反应、剂量及处理方法。

未进行该项实验且无可靠参考文献的，应当在该项下予以说明。

20. 临床试验　为本品临床试验概述，应当准确、客观地进行描述。包括临床试验的给药方法、研究对象、主要观察指标、临床试验的结果包括不良反应等。

没有进行临床试验的药品不书写该项内容。

21. 药理毒理　包括药理作用和毒理研究两部分内容：①药理作用为临床药理中药物对人体作用的有关信息。也可列出与临床适应症有关或有助于阐述临床药理作用的体外试验和（或）动物实验的结果。复方制剂的药理作用可以为每一组成成份的药理作用。②毒理研究所涉及的内容是指与临床应用相关，有助于判断药物临床安全性的非临床毒理研究结果。应当描述动物种属类型，给药方法（剂量、给药周期、给药途径）和主要毒性表现等重要信息。复方制剂的毒理研究内容应当尽量包括复方给药的毒理研究结果，若无该信息，应当写入单药的相关毒理内容。

未进行该项实验且无可靠参考文献的，应当在该项下予以说明。

22. 药代动力学　应当包括药物在体内吸收、分布、代谢和排泄的全过程及其主要的药代动力学参数，以及特殊人群的药代动力学参数或特征。说明药物是否通过乳汁分泌、是否通过胎盘屏障及血脑屏障等。应以人体临床试验结果为主，如缺乏人体临床试验结果，可列出非临床试验的结果，并加以说明。

未进行该项实验且无可靠参考文献的，应当在该项下予以说明。

23. 贮藏　具体条件的表示方法按《中国药典》要求书写，并注明具体温度。如：阴凉处（不超过20℃）保存。

生物制品应当同时注明制品保存和运输的环境条件，特别应明确具体温度。

24. 包装　包括直接接触药品的包装材料和容器及包装规格，并按该顺序表述。

25. 有效期　以月为单位表述。

26. 执行标准　列出执行标准的名称、版本，如《中国药典》2010 年版二部。或者药品标准编号，如 WS－10001（HD－0001）－2002。

27. 批准文号　指该药品的药品批准文号，进口药品注册证号或者医药产品注册证号。麻醉药品、精神药品、蛋白同化制剂和肽类激素还需注明药品准许证号。

28. 生产企业　国产药品该项内容应当与《药品生产许可证》载明的内容一致，进口药品应当与提供的政府证明文件一致。并按下列方式列出。

企业名称：

生产地址：

邮政编码：

电话和传真号码：须标明区号。

网址：如无网址可不写，此项不保留。

第三节　药品价格管理

价格是商品价值的货币表现形式，作为宏观调控的重要手段，对调节生产和消费发挥着重要的作用。药品价格的高低关系到人民群众的切身利益，也关系到医药卫生事业的发展、医疗保险制度和药品生产流通体制的顺利实施。我国药品价格经历了从计划经济时期的严格控制到 20 世纪 90 年代初的基本放开，再到 90 年代后期逐步加强管理的过程。1997 年政府只管理约 200 种药品价格，2000 年扩大到 1500 种，2004 年扩大到 2400 种，占市场流通数量的 20% 左右。许多药品在放开过程中价格快速上涨，超出了群众的承受范围。重新纳入政府定价范围后，降低药品价格也成为我国价格主管部门的重要工作。

近年来由于药品生产总量控制不够、结构不合理，医疗机构补偿机制不完善，药品流通秩序没有根本好转等因素的影响，致使药品价格"虚高"，大回扣、大处方、大折扣、乱收费现象普遍，群众就医负担加重，反映强烈。国家对此十分重视，以确保人民群众用药安全有效，把不合理的医药费用负担减下来为目标的整治药品流通秩序、规范医药价格行为工作力度不断加大，取得明显效果。

本节将介绍药品价格的基本表现形式和管理要求。

一、药品价格的表现形式

我国对药品价格实行政府调控和市场调节相结合的管理方式，药品价格包括政府定价和市场调节价两种表现形式，其中，政府定价又包含政府定价和政府指导价两种具体形式。

（一）药品政府定价和政府指导价

1. 政府定价和政府指导价的内涵　政府定价是指由价格主管部门或者其他有关部门，按照定价权限和范围所制定的价格，具体的药品价格表现为出厂价或口岸价。政府指导价是指由政府价格主管部门或其他有关部门，按照定价权限和范围，规定基准价格及其浮动幅度，指导经营者制定的价格，具体的药品价格表现为最高出厂价、最高零售价。

根据《中华人民共和国价格法》规定，对列入政府定价的药品价格，生产经营企业必须严格执行。列入政府指导价的药品，药品经营者必须在政府规定的指导价范围内制定具体价格。在实际工作中，政府鼓励药品零售单位在购进价降低的情况下相应降低药品零售价格，以减轻社会医药费负担。

2. 政府定价的原则　政府定价要综合考虑国家宏观调控政策、产业政策和医疗卫生政策，并遵循以下原则。

（1）生产经营者能够弥补合理生产成本并获得合理利润。药品政府定价要综合考虑其合理生产经营成本、利润，同类药品或替代药品的价格，必要时要参考国际市场同种药品价格。

（2）反映市场供求。药品政府定价原则上要按照社会平均成本制定。对市场供大于求的药品，要按能满足社会需要量的社会先进成本定价。

（3）体现药品质量和疗效的差异。企业生产经营的政府定价药品，其产品有效性和安全性明显优于或治疗周期和治疗费用明显低于其他企业生产的同种药品的，可以向定价部门申请单独定价。药品单独定价按照规定的论证办法进行。

（4）保持药品合理比价。同种条件生产的同一种药品，不同剂型、规格和包装之间要以单位有效成份的价格为基础保持合理的比价关系。区别 GMP 与非 GMP 药品、原研制与仿制药品、新药和名优药品与普通药品定价，优质优价。其中，剂型规格相同的同一种药品，GMP 药品比非 GMP 药品，针剂差价率不超过 40%，其他剂型差价率不超过 30%，已过发明国专利保护期的原研制药品比 GMP 企业生产的仿制药品，针剂型差价率不超过 35%；其他剂型差价率不超过 30%。

（5）鼓励新药的研制开发。药品定价必须能够充分调动制药企业的新药开发积极性，对一些新特药品定价，要充分考虑企业新药研究开发的投入，使其获得合理的利润，从而鼓励新药研发，鼓励我国制药工业的不断创新和长远发展。

3. 政府定价的药品范围与定价形式 分为国家和地方政府部门两级定价。

（1）国家发展和改革委员会定价的药品范围

①列入 2009 年版《国家基本医疗保险、工伤保险和生育保险药品目录》（以下简称《医保目录》）的西药品种中属于处方药的剂型；②列入《医保目录》的中成药（不含民族药）品种中属于处方药的剂型；③《医保目录》以外的麻醉药品、一类精神药品、按国家指令性计划生产并由国家统一收购的避孕药具和计划免疫药品、处于中国药品物质专利保护期内的药品（生产具有垄断性的药品）；④《医保目录》以外的血液制品；⑤所有国家基本药物。

（2）国家发展和改革委员会的定价形式

①列入国家发展和改革委员会定价目录的避孕药具、计划免疫药品，实行政府定价形式，具体定价为出厂（口岸）价格。②列入国家发展和改革委员会定价目录的麻醉药品、一类精神药品以及其他药品实行政府指导价形式，具体定价为最高出厂价格，即经营者可以向下浮动价格，幅度不限，上浮幅度为零。

（3）省级政府部门定价的药品范围及定价形式

①《医保目录》内属于非处方药的剂型，以及各地调剂进入地方医疗保险报销范围的品种；定价形式为政府指导价，定价内容为零售价格，即最高零售价格。②麻醉药品、一类精神药品的批发价格、零售价格，由各省、自治区、直辖市价格主管部门按照规定办法制定公布；③医院制剂、《医保目录》所列民族药和中药饮片，由各省、自治区、直辖市价格主管部门根据本地情况确定具体定价权限、形式和内容。

（二）药品市场调节价

1. 药品市场调节价的内涵 药品市场调节价是指除列入政府定价和政府指导价范围的药品，其他药品均实行市场调节价，由生产经营企业自主定价。

2. 药品市场调节价的制定原则 药品市场调节价的制定既要服从价值规律的客观要求，同时也要受到法律和道德规范的制约。具体原则如下：

（1）公平、合理原则。是指经营者的药品定价行为要遵守交易自愿、等价交换的原则，同时兼顾消费者和其他经营者以及社会利益，这是市场经济条件下公平竞争的基本准则。

（2）诚实信用、质价相符原则。是指经营者在确定具体药品价格水平时，既要开诚布公、货真价实，又要信守承诺、说到做到。应根据药品质量差异制定不同的价格，要做到价格水平与药品内在质量相统一。经营者任何违反诚实信用原则的行为，不仅无效，当事人还应对由此造成的损害进行赔偿。

二、药品价格的监督管理

（一）我国药品价格监管部门

我国药品价格的监管部门分两级，分别为国务院价格主管部门和省、自治区、直辖市政府价格主管部门。国务院价格主管部门为国家发展和改革委员会，负责全国药品价格的监测工作以及部分药品的定价工作。省级价格主管部门负责本行政区域内药品价格的监测工作和部分药品的定价工作。上述两级价格主管部门根据中央和地方定价目录，分别制定公布本级药品定价目录并进行日常监管。

为适应我国药品价格管理的需要，国家发展和改革委员会于2005年专门成立了药品价格评审中心，根据国家发展和改革委员会药品定调价计划，对政府定价药品进行价格评审，提出评审意见和建议供政府部门决策参考。

（二）我国药品价格监督管理

国家实行药品价格监测报告制度。价格主管部门确定的部分药品生产经营的重点单位（含医疗机构），要按期向价格主管部门提供药品生产经营成本、实际购销价格和购销数量等资料。招标采购药品，须由招标单位在规定时间内，将中标价格报当地价格主管部门备案。

药品经营者要遵循公平、合法和诚实信用的原则制定药品价格，不得虚列成本、虚列价格，不得低价倾销药品。药品经营者必须如实开具药品购销发票，禁止开具虚假价格。

药品销售实行明码标价。市场调节价药品要逐步实施由药品生产企业在药品零售外包装上印刷零售价格的办法。医疗机构在与患者结算费用时，有义务向患者提供药品使用品种、数量、价格等情况的查询服务。

药品价格主管部门依据《价格法》、《药品管理法》、《药品管理法实施条例》、《价格违法行为行政处罚规定》等法律法规，对药品价格进行监督检查，并对违法行为实施行政处罚。

第四节　药品广告管理

一、广告与药品广告

（一）广告

1. 广告的定义　广告（advertisment）是为了某种特定的需要，通过一定形式的媒体，公开而广泛地向公众传递信息的宣传手段。广告有广义和狭义之分，广义广告包括非经济广告和经济广告。非经济广告指不以盈利为目的的广告，又称效应广告，如政府行政部门、社会事业单位乃至个人的各种公告、启事、声明等，主要目的是推广；狭义广告仅指经济广告，又称商业广告，是指以盈利为目的的广告，通常是商品生产者、经营者和消费者之间沟通信息的重要手段，或企业占领市场、推销产品、提供劳务的重要形式，主要目的是扩大经济效益。

美国广告主协会对广告下的定义是：广告是付费的大众传播，其最终目的是传递信息，改变人们对广告商品或事项的态度，诱发其行动而使广告主获得利益。《中华人民共和国广告法》将广告界定为商品经营者或者服务提供者承担费用，通过一定媒介和形式直接或者间接地介绍自己所推销的商品或者所提供的服务的商业广告。

广告通过各种媒介形式进行发布，常见的是通过报刊、广播、电视、电影、互联网、路牌、橱窗、印刷品、霓虹灯等媒介或者形式，进行刊播、设置和张贴。

2. 广告的基本要素　广告的基本要素有三项，即广告主、广告经营者和广告发布者。

广告主：为推销商品和服务，自行或委托他人设计、制作、发布广告的法人及其他经济组织及个人。

广告经营者：受委托提供广告设计、制作、代理服务的法人，其他经济组织或个人。

广告发布者：为广告主或广告经营者发布广告的法人或其他经济组织。

（二）药品广告

1. 药品广告的定义　以销售药品为目的，通过实物、文字、绘画或音响等多种媒体向社会宣传药品，以加强药品的生产者和经营者与用户之间的联系，从而达到销售药品、指导患者合理用药的目的。

凡利用各种媒介或者形式发布的广告含有药品名称、药品适应症（功能主治）或者与药品有关的其他内容的，为药品广告。非处方药仅宣传药品名称（含药品通用名称和药品商品名称）的，或者处方药在指定的医学药学专业刊物上仅宣传药品名称（含药品通用名称和药品商品名称）的，无需审查。

2. 药品广告的作用　包括三个方面。

（1）为医药专业人员和患者提供用药信息。广告的首要目的是要传达明确的商品或服务信息，而药品广告则是要准确地传达药品安全、有效、经济和合理方面的科学信息。我国处方药和非处方药广告在忠告语中分别标注"本广告仅供医学药学专业人士阅读"、"请按药品说明书或在药师指导下购买和使用"，是表明通过药品广告这种载体，向医药专业人员或普通消费者、患者传递科学、准确的用药信息，方便医师、药师对症用药和提供药疗咨询服务，也方便患者或消费者自行选择用药。

（2）帮助药品生产和经营企业开拓药品市场。广告的最终目的是为了宣传产品知名度，促进消费者购买、提高销量，药品广告更是药品生产和经营企业开拓市场、抢占份额、促进消费者购买的重要市场营销手段。设计科学的药品广告在传递准确信息的同时，能够说服顾客，创造需求，使潜在顾客的需求转向外在的购药行为，尤其是当广告宣传将药品从一种治疗的手段演变为一种希望、一种生活态度或方式时就更会增强消费者的购买欲。当然，药品广告在注重经济效益和产出的同时，必须充分考虑广告的社会效益，一家负责任的药品生产商和广告主一定会将公众的健康和用药的合法权益放在首位。

（3）提升企业及其所经营药品的品牌形象。企业的形象和品牌决定了企业和产品在消费者心中的地位，这一地位通常靠企业的实力和广告战略在经营过程中得以塑造和提升。开展药品广告宣传，能够帮助树立企业的品牌，创立企业的信誉，使企业的服务宗旨为广大消费者和患者了解和接受。如天大药业的广告词为"您的健康是天大的事"，这一广告宣传体现了企业的使命与宗旨，并将其上升到呵护公众健康的高度，取得了广告受众的共鸣，提升了企业和产品的品牌形象。

二、药品广告的审查发布标准

为保证药品广告真实、合法、科学，国家工商行政管理总局与国家食品药品监督管理局在总结药品广告审查和监管工作实践经验的基础上，修订发布了《药品广告审查标准》，该规章自 2007 年 5 月 1 日起施行。

（一）药品广告的依据

药品广告的内容必须真实、合法、科学，不得含有虚假、欺骗的内容，不得误导消费者。药品广告内容涉及药品适应症或者功能主治、药理作用等内容的宣传，应当以国务院食品药品监督管理部门批准的说明书为准，不得进行扩大或者恶意隐瞒的宣传，不得含有说明书以外的理论、观点等内容。药品说明书包含有关药品的安全性、有效性等基本科学信息，是药品广告内容科学而唯一的来源。药品广告中涉及改善和增强性功能内容的，必须与经批准的药品说明书中的适应症或者功能主治完全一致。

（二）不得发布广告的药品

依据《药品广告审查标准》，下列药品不得发布广告。

（1）麻醉药品、精神药品、医疗用毒性药品、放射性药品。

（2）医疗机构配制的制剂。

（3）军队特需药品。

（4）国家食品药品监督管理局依法明令停止或者禁止生产、销售和使用的药品。

（5）批准试生产的药品。

（三）发布药品广告的限制性规定

发布药品广告有以下限制性规定。

（1）处方药可以在卫生部和国家食品药品监督管理局共同指定的医学、药学专业刊物上发布广告，但不得在大众传播媒介发布广告或者以其他方式进行以公众为对象的广告宣传。不得以赠送医学、药学专业刊物等形式向公众发布处方药广告。

（2）处方药名称与该药品的商标、生产企业字号相同的，不得使用该商标、企业字号在医学、药学专业刊物以外的媒介变相发布广告。不得以处方药名称或者以处方药名称注册的商标以及企业字号为各种活动冠名。

（3）电视台、广播电台不得在 7：00～22：00 发布含有涉及改善和增强性功能内容的广告。

（四）药品广告中必须包括的内容和形式

药品广告中必须包括的内容和形式有。

（1）药品广告中必须标明药品的通用名称、忠告语、药品广告批准文号、药品生产批准文号；以非处方药商品名称为各种活动冠名的，可以只发布药品商品名称。

（2）药品广告必须标明药品生产企业或者药品经营企业名称，不得单独出现"咨询热线"、"咨询电话"等内容。

（3）非处方药广告必须同时标明非处方药专用标识（OTC）。

（4）药品广告中不得以产品注册商标代替药品名称进行宣传，但经批准作为药品商品名称使用的文字型注册商标除外。

（5）已经审查批准的药品广告在广播电台发布时，可不播出药品广告批准文号。

（6）药品广告的忠告语：

处方药广告的忠告语是："本广告仅供医学药学专业人士阅读"。

非处方药广告的忠告语是："请按药品说明书或在药师指导下购买和使用"。

（五）药品广告中有关药品功能疗效宣传的规定

药品广告中有关药品功能疗效的宣传应当科学准确，不得出现下列情形。

（1）含有不科学地表示功效的断言或者保证的。

（2）说明治愈率或者有效率的。

（3）与其他药品的功效和安全性进行比较的。

（4）违反科学规律，明示或者暗示包治百病、适应所有症状的。

（5）含有"安全无毒副作用"、"毒副作用小"等内容的；含有明示或者暗示中成药为"天然"药品，因而安全性有保证等内容的。

（6）含有明示或者暗示该药品为正常生活和治疗病症所必需等内容的。

（7）含有明示或暗示服用该药能应付现代紧张生活和升学、考试等需要，能够帮助提高成绩、使精力旺盛、增强竞争力、增高、益智等内容的。

（8）其他不科学的用语或者表示，如"最新技术"、"最高科学"、"最先进制法"等。

（六）药品广告不得直接或者间接怂恿任意、过量地购买和使用药品的规定

药品广告应当宣传和引导合理用药，不得直接或者间接怂恿任意、过量地购买和使用药品，不得含有以下内容。

（1）含有不科学的表述或者使用不恰当的表现形式，引起公众对所处健康状况和所患疾病产生不必要的担忧和恐惧，或者使公众误解不使用该药品会患某种疾病或加重病情的。

（2）含有免费治疗、免费赠送、有奖销售、以药品作为礼品或者奖品等促销药品内容的。

（3）含有"家庭必备"或者类似内容的。

（4）含有"无效退款"、"保险公司保险"等保证内容的。

（5）含有评比、排序、推荐、指定、选用、获奖等综合性评价内容的。

（七）药品广告不得出现的名义

药品不得以下述人员或单位的名义作广告。

（1）药品广告不得含有利用医药科研单位、学术机构、医疗机构或者专家、医生、患者的名义和形象作证明的内容。

（2）药品广告不得使用国家机关和国家机关工作人员的名义。

（3）药品广告不得含有军队单位或者军队人员的名义、形象。不得利用军队装备、设施从事药品广告宣传。

（八）药品广告的其他禁止性规定

发布药品广告还有下列禁止性规定。

（1）药品广告不得含有涉及公共信息、公共事件或其他与公共利益相关联的内容，如各类疾病信息、经济社会发展成果或医药科学以外的科技成果。

（2）药品广告不得在未成年人出版物和广播电视频道、节目、栏目上发布。药品广告不得以儿童为诉求对象，不得以儿童名义介绍药品。

（3）药品广告不得含有医疗机构的名称、地址、联系办法、诊疗项目、诊疗方法以及有

关义诊、医疗（热线）咨询、开设特约门诊等医疗服务的内容。

三、药品广告的审批与监管

（一）药品广告的审查和管理部门

2001 年 5 月 1 日前，我国药品广告为两级审批，即国务院药品监督管理部门负责新药、境外药品及在国家重点媒体发布广告的药品的审批。省级药品监督管理部门负责其他药品广告的审批。2001 年 5 月 1 日以后，所有药品广告均由省级药品监督管理部门负责审批。实行药品广告审查与监督两权分立，即药品监督管理部门和工商行政管理部门在各自职责范围内行使药品广告管理的职责。

1. 药品广告的审查部门　省级药品监督管理部门为药品广告审查机关，负责本行政区域内药品广告的审查工作。国家食品药品监督管理局对药品广告审查机关的药品广告审查工作进行指导和监督，对药品广告审查机关违反广告管理相关规定的行为，依法予以处理。

2. 药品广告的监督管理部门　县级以上工商行政管理部门为广告的监督管理部门，包括药品广告在内。

省级药品监督管理部门除了负责药品广告审查工作之外，还要对其批准后已经发布的药品广告进行检查，对于在检查中发现的违反本法和《中华人民共和国广告法》的药品广告，应当向同级广告监督管理机关，即同级工商行政管理部门通报并提出处理建议。加强审查部门与监督管理部门的协调、合作，加大对违法药品广告的查处力度。

检查的重点是实际发布的药品广告在药品功能、主治或作用、适应症及药理、药效等方面的宣传是否超出批准的范围，是否会给消费者用药造成严重的误导并导致严重的不合理用药和危及用药的安全和有效。通报内容应该包括违法药品广告名称、企业名称、广告批准文号、批准的内容、违法宣传的内容、宣传的时间及不良影响程度、依法处罚的具体意见等。

（二）药品广告的审批程序

药品广告的审批程序见图 10-1。

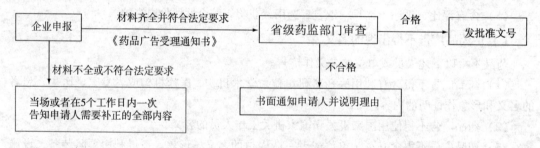

图 10-1　药品广告的审批程序

申请药品广告批准文号，应当提交《药品广告审查表》，并附与发布内容相一致的样稿（样片、样带）和药品广告申请的电子文件，同时提交以下真实、合法、有效的证明文件：

（1）申请人的《营业执照》复印件；

（2）申请人的《药品生产许可证》或者《药品经营许可证》复印件；

（3）申请人是药品经营企业的，应当提交药品生产企业同意其作为申请人的证明文件原件；

（4）代办人代为申办药品广告批准文号的，应当提交申请人的委托书原件和代办人的营业执照复印件等主体资格证明文件；

（5）药品批准证明文件（含《进口药品注册证》、《医药产品注册证》）复印件、批准的说明书复印件和实际使用的标签及说明书；

（6）非处方药品广告需提交非处方药品审核登记证书复印件或相关证明文件的复印件；

（7）申请进口药品广告批准文号的，应当提供进口药品代理机构的相关资格证明文件的复印件；

（8）广告中涉及药品商品名称、注册商标、专利等内容的，应当提交相关有效证明文件的复印件以及其他确认广告内容真实性的证明文件。

提供上述证明文件的复印件，需加盖证件持有单位的印章。

（三）药品广告批准文号

药品广告批准文号有效期 1 年，到期作废。其基本格式如下：

"X 药广审（视）第 0000000000 号"

"X 药广审（声）第 0000000000 号"

"X 药广审（文）第 0000000000 号"

其中"X"为各省、自治区、直辖市的简称。

"0"为由 10 位数字组成，前 6 位代表审查年月，后 4 位代表广告批准序号。

"视"、"声"、"文"代表用于广告媒介形式的分类代号，分别代表电视、广播和报刊杂志。

（四）违法药品广告的处罚

经批准的药品广告，在发布时不得更改广告内容。药品广告内容需要改动的，应当重新申请药品广告批准文号。药品广告的主要违法情形和相应的处罚措施见表 10 - 1。

表 10 - 1　药品广告的主要违法情形和相应的处罚措施

违法情形	相应的处罚措施
篡改经批准的药品广告内容进行虚假宣传的	由药品监督管理部门责令立即停止该药品广告的发布，撤销该品种药品广告批准文号，1 年内不受理该品种的广告审批申请
任意扩大产品适应症（功能主治）范围、绝对化夸大药品疗效、严重欺骗和误导消费者的违法广告，省以上药品监督管理部门一经发现	应当采取行政强制措施，暂停该药品在辖区内的销售，同时责令违法发布药品广告的企业在当地相应的媒体发布更正启事
提供虚假材料申请药品广告审批，被药品广告审查机关在受理审查中发现的	1 年内不受理该企业该品种的广告审批申请
提供虚假材料申请药品广告审批，取得药品广告批准文号的，药品广告审查机关在发现后	应当撤销该药品广告批准文号，并 3 年内不受理该企业该品种的广告审批申请

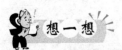 想一想

1. 《药品管理法》和《药品管理法实施条例》中关于药品包装的规定。

2. 药品标签、说明书管理规定。

3. 药品有效期标注格式。

4. 药品价格的表现形式。

5. 不得发布广告的药品有哪些?

6. 药品广告的审查部门和监督部门分别是哪个?

7. 药品广告批准文号的格式和有效。

8. 违法药品广告的处罚有哪些?

（方　宇）

第十一章　特殊管理的药品

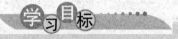

掌握：1. 麻醉药品、精神药品、医疗用毒性药品的概念和主要
　　　　品种。
　　　2. 麻醉药品和精神药品实验研究、生产、经营、使用环节的
　　　　管理要点。
熟悉：1. 麻醉药品、精神药品储存、运输的管理规定。
　　　2. 医疗用毒性药品生产、经营、使用的管理要点。
了解：放射性药品的概念、品种和主要管理规定。

第一节　麻醉药品、精神药品国际管制概况

一、麻醉药品、精神药品国际管制简史

在国际范围内对麻醉药品进行管制，已有90多年的历史。

1909年2月1日在我国上海召开了"上海国际禁毒会议"，由中国、日本、英国、法国、德国、俄国、美国、葡萄牙等13个国家参加。这次会议就限制用于正当目的的鸦片数量，对鸦片的进口实行管制，逐渐取缔吸食鸦片等问题作出了9条决议。这9条决议虽然属于建议性质，对签字国不具有约束力，但其确定的原则被纳入了以后的国际禁毒公约之中。

1912年1月，由中国、美国、日本、英国、德国等国家在海牙召开禁毒国际会议。签订了第一个国际禁毒公约《海牙禁止鸦片公约》，全文共6章25条。该公约的要点为：①缔约国应制定法律管理"生阿片"；②逐渐禁止"熟阿片"的制造、贩卖和吸食；③切实管理吗啡、海洛因、古柯等麻醉药品；④规定各国在中国租界禁毒办法。

1931年7月13日，54个国家在日内瓦缔结《限制麻醉药品制造、运销公约》，全文分7章34条，规定了麻醉药品定义，需要量的估计，生产的限制等。

1936年6月26日，在日内瓦签订了《禁止非法买卖麻醉品公约》。该公约第一次把非法制造、变造、提制、调制、持有、供给、兜售、分配、购买麻醉品等行为规定为国际犯罪，这是国际禁毒立法上的一项重大突破。

1946年，联合国经济和社会理事会指定中国、法国、英国、美国、前苏联、捷克、秘鲁等国的代表组成起草委员会，对以前的几个公约、协定进行了合并和修订，于1946年12月12日由联合国秘书长加盖印章作为定案。1953年又签订了议定书。在上述公约的基础上，1961年3月在纽约签订了《1961年麻醉药品单一公约》，该公约把麻醉药品管制范围扩大到

了天然麻醉品原料的种植等方面，并对有关刑事管辖权的问题作了规定。1972 年，联合国在日内瓦召开会议，对《1961 年麻醉品单一公约》进行了修订，于 3 月 25 日正式订立了《修正1961 年麻醉品单一公约的议定书》，即 1972 年议定书，并以《经〈修正 1961 年麻醉品单一公约议定书〉修正的 1961 年麻醉品单一公约》为名，提交各国批准。截至 2002 年 10 月 30 日止，已有 179 个国家参加缔约。大多数非缔约国实际上也遵守《1961 年麻醉药品单一公约》（修订版）的各项规定。

由于苯丙胺等兴奋剂和安眠药使用后，不少人产生药物依赖性，滥用情况也越来越严重，针对国际上精神药物滥用严重的情况，联合国建议各国对精神药物实行管制，并于 1971 年 2月在维也纳联合国组织了签订《1971 年精神药物公约》。截至 2002 年 10 月 30 日止，共有 172个国家参加缔约。

1988 年，联合国通过《联合国禁止非法贩运麻醉药品和精神药品公约》。该公约在加强前两个公约（《1961 年麻醉品单一公约》和《1971 年精神药物公约》）的同时又增加了关于没收毒品、起诉、毒品相关的犯罪引渡，毒品罪犯以及相互提供司法支援和有序操作的程序，并提供了部分关于根除和减少麻醉品和精神药物的需求处置方式。

二、麻醉药品与精神药品公约的主要内容

《1961 年麻醉药品单一公约》共 51 条，该公约内容比较广泛，包括受管制物质、国际麻醉药品管制机构及其职责、各种制度和麻醉药品需要量的估计、综合报告、制造及输入的限制、国际贸易的特别规定、运输的特别规定、罚则等。在《1961 年麻醉药品单一公约》中受监控药物的清单被列入附表（Schedules），按照药物的滥用倾向和致病作用分别列入附表Ⅰ、Ⅱ、Ⅳ，附表Ⅲ是已列入附表Ⅰ或附表Ⅱ中药物所生产的药剂。

1971 年联合国在维也纳签订了《1971 年精神药物公约》，针对国际上精神药物滥用严重的情况，建议各国对精神药物实行管制。

《麻醉药品单一公约》和《精神药物公约》都贯穿下列基本理念：

（1）麻醉药品与精神药物具有医疗和科研价值，此点必须充分肯定。

（2）滥用这些药物会产生公共危害，包括社会问题和经济问题。

（3）对它们需采取严格管制措施，只限于医疗和科研应用。

（4）需开展国际合作，以便协调有关行动。

《麻醉药品单一公约》和《精神药物公约》对各国的要求可归纳如下：

（1）限制这类药品的可获得性；需要者必须持医师的处方。

（2）对其包装和广告宣传应加以控制。

（3）建立监督制度和许可证制度。

（4）对它们的合理医疗和科研应用应该建立估量和统计制度，限制它们的贸易。

（5）各国应向联合国的药品管制机构报送有关资料。

（6）要求加强国家管理，向贩运毒品作斗争，采取有效措施减少药物滥用。

《禁止非法贩运麻醉药品和精神药物公约》共 34 条，其中第 1 条至第 19 条为实质性条款，第 20 条至第 25 条为执行条款，第 26 条至 34 条为最后条款。该《公约》的主要内容包括：

（1）规定了"非法贩运"的定义，并规定缔约国应对这些犯罪给予制裁。

（2）缔约国应在一定情况下对上述犯罪确立管辖权。

（3）缔约国应通过没收犯罪收益、引渡、法律协助、执法合作、支援过境国、对特定化学品进行管制，根除非法种植和非法需求等方面的合作，打击贩毒犯罪。

（4）缔约国应向麻醉品委员会提供关于在其境内执行《公约》的报告。

三、国际麻醉品管制机构

1. 联合国麻醉品委员会（CND）　　联合国麻醉品委员会（United Nations Commission of Narcotic Drugs）简称"麻委会"，系联合国经济与社会理事会（ECOSOC）下属六个职司委员会之一，根据理事会 1964 年 2 月 16 日第 9（1）号决议设立。其任务是：制订麻醉药品和精神药品的国际管理策略和政策；承担麻醉药品和精神药品国际公约所赋予的职能；协调经济和社会理事会行使监督公约的执行情况；定期审议世界各国各种麻醉药品和精神药品的走私情况；就国际管制工作及对现行国际管制机构的变动向理事会提出咨询意见和建议。

2. 联合国麻醉品司（DND）　　联合国麻醉品司（Division of Narcotic Drugs）是联合国"麻醉品委员会"的秘书处，也是联合国大会秘书处经济和社会事务部下属的一个职能机构，有麻醉品管制专业和技术知识"中央资料库"（Central Repository）之称。该司创建于 1946年，原设立在日内瓦，1979 年 9 月迁维也纳国际中心。该司收藏的关于管制麻醉品滥用的资料十分丰富，出版的期刊有：《麻醉品公报》、《情况通讯》和其他供专业人员使用的工作手册等工具书。

3. 国际麻醉品管制局（INCB）　　国际麻醉品管制局（International Narcotic Control Board）简称"麻管局"，系根据《1961 年麻醉品单一公约》的规定设立，是一个独立的半司法机构，由 13 名成员组成，均由联合国经济与社会理事会选举产生。

麻管局的总任务是促进各国政府为了整个国际社会的利益，按照麻醉品管制条约办事。其职责一般可以分为三个方面：一是负责管理麻醉品和精神药物的合法流通，以达到使麻醉品的生产、制造、销售和使用完全限于满足医疗和科研需要；二是与各国政府合作，设法保持正当的供求之间的平衡以满足对麻醉品的合法需求；三是与各国政府合作，努力防止违法或非法种植、生产、制造、贩运和使用麻醉品。

麻管局每年印发一份"年度报告"，向全世界报告其综合审查世界各地麻醉品管制情况，并据此辨明或预测危险趋向，提出采取措施的建议。除年度报告外，麻管局还编印出版四份技术性较强的报告书：《世界麻醉品需求估计数》、《麻醉药品统计数字》、《麻醉药品估计数和统计数比较表》以及《精神药物统计数字》。

4. 联合国管制药物滥用基金（UNFDAC）　　这是联合国 1971 年设立的一个基金机构，其基金主要来自各成员国志愿捐助。该基金向有关国家特别是发展中国家提供资助，帮助开展管制药物滥用的工作；给一些种植天然麻醉品的国家如泰国、拉丁美洲等国提供大笔赠款以便执行作物改种计划。该禁毒基金在加强国际麻醉品管制方面发挥着重要的作用。

5. 世界卫生组织在麻醉品和精神药物管制中的作用

在国际麻醉品管制中一个很重要的问题就是首先要确定哪些品种滥用后会引起健康状况损害，损害的程度，药物、毒理的效应，以及如何进行预防、治疗和防止复发。这涉及到一系列医学、药学领域的科学技术问题。因此在第一次世界大战后的国际麻醉品管制工作中，当时的国际公共卫生局起着重要作用。第二次世界大战后，世界卫生组织（World Health Wrganization）接替了其功能，承担着国际管制中一系列科学技术问题的咨询和管制措施的参谋建议作用。对联合国大会、经社理事会、麻醉品委员会以及国际麻醉品管制局委托提出的科学技术问题，世界卫生组织负责组织专家小组进行研究，起草文件，提出建议。例如对于《1961 年麻醉品公约》和《1971 年精神药物公约》的品种范围及其管制等级就是世界卫生组织通过专家小组研究确定的。世界卫生组织每年召开的执委会和世界卫生大会上，药物依赖性问题是经常列为讨论的重点议题之一。

四、我国麻醉药品、精神药品管理规定

为了加强对麻醉药品的管理，中央人民政府政务院于 1950 年 11 月颁布了《关于麻醉药品临时登记处理办法的通令》，对公、私立单位或个人存留的麻醉药品均限期登记收购或上缴供医疗单位使用，杜绝了因分散存留而转入非法吸毒使用的可能。1950 年 11 月，经政务院批准，由中央人民政府卫生部公布了《管理麻醉药品暂行条例》及实施细则，对麻醉药品的品种范围、生产、供应和使用统一由卫生部设立或指定专门机构负责，其他任何单位和个人，均不得私自种植、制造和贩卖。以后又多次作了修改和补充规定。1963 年 5 月，卫生部会同公安部、化工部、商业部、财政部发出加强管理的通知，进一步丰富了 1950 年条例的内容。

1978 年，经国务院重新修订后颁布了新的《麻醉药品管理条例》，1979 年卫生部颁布了实施细则，要求麻醉品生产（含原植物种植）、供应、使用单位认真贯彻执行，如发现私种、吸食和擅自生产麻醉药品等违法犯罪活动者，根据情节轻重，进行行政处分、经济制裁或依法惩处。上述措施有力地保证了我国建国以来医疗科研需要，又避免了发生流弊。

为更进一步加强对麻醉药品和精神药品的管理，根据《药品管理法》（1985 年版）的规定，国务院于 1987 年和 1988 年分别发布了《麻醉药品管理办法》、《精神药品管理办法》，对生产、供应、使用、运输和进出口的管理均作了明确的规定，要求严格执行，违者追究法律责任。

1990 年 12 月全国人民代表大会常务委员会颁布《关于禁毒的决定》，严惩走私、贩卖、运输、制造毒品和非法种植毒品原植物等犯罪活动，禁止吸食、注射毒品，保护公民身心健康、维护社会治安秩序，保障社会主义现代化建设的顺利进行起着重要作用。

1998 年，国家政府部门机构改革，国家药品监督管理局接替了卫生部对麻醉药品、精神药品、医疗用毒性药品、放射性药品的监督管理职能。2005 年 7 月 26 日，《麻醉药品和精神药品管理条例》经 2005 年 7 月 26 日国务院第 100 次常务会议通过并公布，自 2005 年 11 月 1 日起施行。

第二节　麻醉药品和精神药品的管理

为加强麻醉药品和精神药品的管理，保证麻醉药品和精神药品的合法、安全、合理使用，防止流入非法渠道，根据药品管理法和其他有关法律的规定，国务院制定了《麻醉药品和精神药品管理条例》。本节主要介绍《条例》中对麻醉药品和精神药品的研究、生产、经营、使用的具体规定以及违反这些规定所应承担的法律责任。

一、麻醉药品和精神药品的定义及品种目录

1. 麻醉药品和精神的定义

麻醉药品和精神药品，是指列入麻醉药品目录、精神药品目录（以下称目录）的药品和其他物质。精神药品分为第一类精神药品和第二类精神药品。目录由国务院药品监督管理部

门会同国务院公安部门、国务院卫生主管部门制定、调整并公布。

上市销售但尚未列入目录的药品和其他物质或者第二类精神药品发生滥用，已经造成或者可能造成严重社会危害的，国务院药品监督管理部门会同国务院公安部门、国务院卫生主管部门应当及时将该药品和该物质列入目录或者将该第二类精神药品调整为第一类精神药品。

2. 麻醉药品和精神药品的品种目录

现行《麻醉药品品种目录》和《精神药品品种目录》由国家食品药品监督管理局、公安部、卫生部于 2007 年 10 月 11 日公布，自 2008 年 1 月 1 日起施行。

麻醉药品品种目录

（2007 年版）

1. 醋托啡　Acetorphine
2. 乙酰阿法甲基芬太尼　Acetylalphamethylfentanyl
3. 醋美沙朵　Acetylmethadol
4. 阿芬太尼　Alfentanil
5. 烯丙罗定　Allylprodine
6. 阿醋美沙朵　Alphacetylmethadol
7. 阿法美罗定　Alphameprodine
8. 阿法美沙朵　Alphamethadol
9. 阿法甲基芬太尼　Alphamethylfentanyl
10. 阿法甲基硫代芬太尼　Alphamethylthiofentanyl
11. 阿法罗定 *　Alphaprodine
12. 阿尼利定　Anileridine
13. 苄替啶　Benzethidine
14. 苄吗啡　Benzylmorphine
15. 倍醋美沙朵　Betacetylmethadol
16. 倍他羟基芬太尼　Betahydroxyfentanyl
17. 倍他羟基 – 3 – 甲基芬太尼　Betahydroxy – 3 – methylfentanyl
18. 倍他美罗定　Betameprodine
19. 倍他美沙朵　Betamethadol
20. 倍他罗定　Betaprodine
21. 贝齐米特　Bezitramide
22. 大麻与大麻树脂　Cannabis and Cannabis resin
23. 氯尼他秦　Clonitazene
24. 古柯叶　Coca Leaf
25. 可卡因 *　Cocaine
26. 可多克辛　Codoxime
27. 罂粟秆浓缩物 *　Concentrate of poppy straw
28. 地索吗啡　Desomorphine
29. 右吗拉胺　Dextromoramide
30. 地恩丙胺　Diampromide

31. 二乙噻丁　Diethylthiambutene
32. 地芬诺辛　Difenoxin
33. 二氢埃托啡 ∗　Dihydroetorphine
34. 双氢吗啡　Dihydromorphine
35. 地美沙朵　Dimenoxadol
36. 地美庚醇　Dimepheptanol
37. 二甲噻丁　Dimethylthiambutene
38. 吗苯丁酯　Dioxaphetyl butyrate
39. 地芬诺酯 ∗　Diphenoxylate
40. 地匹哌酮　Dipipanone
41. 羟蒂巴酚　Drotebanol
42. 芽子碱　Ecgonine
43. 乙甲噻丁　Ethylmethylthiambutene
44. 依托尼秦　Etonitazene
45. 埃托啡　Etorphine
46. 依托利定　Etoxeridine
47. 芬太尼 ∗　Fentanyl
48. 呋替啶　Furethidine
49. 海洛因　Heroin
50. 氢可酮 ∗　Hydrocodone
51. 氢吗啡醇　Hydromorphinol
52. 氢吗啡酮　Hydromorphone
53. 羟哌替啶　Hydroxypethidine
54. 异美沙酮　Isomethadone
55. 凯托米酮　Ketobemidone
56. 左美沙芬　Levomethorphan
57. 左吗拉胺　Levomoramide
58. 左芬啡烷　Levophenacylmorphan
59. 左啡诺　Levorphanol
60. 美他佐辛　Metazocine
61. 美沙酮 ∗　Methadone
62. 美沙酮中间体　Methadone intermediate
63. 甲地索啡　Methyldesorphine
64. 甲二氢吗啡　Methyldihydromorphine
65. 3 – 甲基芬太尼　3 – methylfentanyl
66. 3 – 甲基硫代芬太尼　3 – methylthiofentanyl
67. 美托酮　Metopon
68. 吗拉胺中间体　Moramide intermediate
69. 吗哌利定　Morpheridine
70. 吗啡 ∗　Morphine

71. 吗啡甲溴化物及其他五价氮吗啡衍生物　Morphine Methobromide and other pentavalent nitrogen morphine derivatives

72. 吗啡 – . – 氧化物　Morphine – N – oxide

73. 1 – 甲基 – 4 – 苯基 – 4 – 哌啶丙酸酯　MPPP

74. 麦罗啡　Myrophine

75. 尼可吗啡　Nicomorphine

76. 诺美沙朵　Noracymethadol

77. 去甲左啡诺　Norlevorphanol

78. 去甲美沙酮　Normethadone

79. 去甲吗啡　Normorphine

80. 诺匹哌酮　Norpipanone

81. 阿片＊　Opium

82. 羟考酮＊　Oxycodone

83. 羟吗啡酮　Oxymorphone

84. 对氟芬太尼　Parafluorofentanyl

85. 1 – 苯乙基 – 4 – 苯基 – 4 – 哌啶乙酸酯　PEPAP

86. 哌替啶＊　Pethidine

87. 哌替啶中间体 A　Pethidine intermediate A

88. 哌替啶中间体 B　Pethidine intermediate B

89. 哌替啶中间体 C　Pethidine intermediate C

90. 苯吗庚酮　Phenadoxone

91. 非那丙胺　Phenampromide

92. 非那佐辛　Phenazocine

93. 非诺啡烷　Phenomorphan

94. 苯哌利定　Phenoperidine

95. 匹米诺定　Piminodine

96. 哌腈米特　Piritramide

97. 罂粟壳＊　Poppy Shell

98. 普罗庚嗪　Proheptazine

99. 丙哌利定　Properidine

100. 消旋甲啡烷　Racemethorphan

101. 消旋吗拉胺　Racemoramide

102. 消旋啡烷　Racemorphan

103. 瑞芬太尼＊　Remifentanil

104. 舒芬太尼＊　Sufentanil

105. 醋氢可酮　Thebacon

106. 蒂巴因＊　Thebaine

107. 硫代芬太尼　Thiofentanyl

108. 替利定　Tilidine

109. 三甲利定　Trimeperidine

110. 醋氢可待因   Acetyldihydrocodeine

111. 布桂嗪 *   Bucinnazine

112. 可待因 *   Codeine

113. 复方樟脑酊 *   Compound Camphor Tincture

114. 右丙氧芬 *   Dextropropoxyphene

115. 双氢可待因 *   Dihydrocodeine

116. 乙基吗啡 *   Ethylmorphine

117. 尼可待因   Nicocodine

118. 尼二氢可待因   Nicodicodine

119. 去甲可待因   Norcodeine

120. 福尔可定 *   Pholcodine

121. 丙吡兰   Propiram

122. 阿桔片 *   Compound Platycodon Tablets

123. 吗啡阿托品注射液 *   Morphine and Atropine Sulfate Injection

注： 1. 上述品种包括其可能存在的盐和单方制剂

2. 上述品种包括其可能存在的化学异构体及酯、醚

3. 品种目录有 * 的麻醉药品为我国生产及使用的品种

精神药品品种目录

（2007 年版）

第一类

1. 布苯丙胺   Brolamfetamine（DOB）

2. 卡西酮   Cathinone

3. 二乙基色胺   DET

4. 二甲氧基安非他明   2，5 – dimethoxyamfetamine（DMA）

5. （1，2 – 二甲基庚基）羟基四氢甲基二苯吡喃   DMHP

6. 二甲基色胺   DMT

7. 二甲氧基乙基安非他明   DOET

8. 乙环利定   Eticyclidine

9. 乙色胺   Etryptamine

10. 麦角二乙胺   （ + ）– Lysergide

11. 二亚甲基双氧安非他明   MDMA

12. 麦司卡林   Mescaline

13. 甲卡西酮   Methcathinone

14. 甲米雷司   4 – methylaminorex

15. 甲羟芬胺   MMDA

16. 乙芬胺   N – ethyl, MDA

17. 羟芬胺   N – hydroxy, MDA

18. 六氢大麻酚   Parahexyl

19. 副甲氧基安非他明   Paramethoxyamfetamine（PMA）

20. 赛洛新　Psilocine
21. 赛洛西宾　Psilocybine
22. 咯环利定　Rolicyclidine
23. 二甲氧基甲苯异丙胺　STP，DOM
24. 替苯丙胺　Tenamfetamine（MDA）
25. 替诺环定　Tenocyclidine
26. 四氢大麻酚（包括其同分异构物及其立体化学变体）　Tetrahydrocannabinol
27. 三甲氧基安非他明　TMA
28. 4 - 甲基硫基安非他明　4 - methylthioamfetamine
29. 苯丙胺　Amfetamine
30. 安非拉酮　Amfepramone
31. 安咪奈丁　Amineptine
32. 2，5 - 二甲氧基 - 4 - 溴苯乙胺　4bromo - 2，5 - dimethoxyphenethylamine（2 - CB）
33. 丁丙诺啡 *　Buprenorphine
34. 右苯丙胺　Dexamfetamine
35. 二甲基安非他明　Dimethylamfetamine
36. 芬乙茶碱　Fenetylline
37. γ - 羟丁酸 *　γ - hydroxybutyrate（GHB）
38. 氯胺酮 *　Ketamine
39. 左苯丙胺　Levamfetamine
40. 左甲苯丙胺　Levomethamfetamine
41. 马吲哚 *　Mazindol
42. 甲氯喹酮　Mecloqualone
43. 去氧麻黄碱　Metamfetamine
44. 去氧麻黄碱外消旋体　Metamfetamine Racemate
45. 甲喹酮　Methaqualone
46. 哌醋甲酯 *　Methylphenidate
47. 莫达非尼　Modafinil
48. 苯环利定　Phencyclidine
49. 芬美曲秦　Phenmetrazine
50. 司可巴比妥 *　Secobarbital
51. δ - 9 - 四氢大麻酚及其立体化学变体　Delta - 9 - tetrahydrocannabinol and its stereo-chemical variants
52. 三唑仑 *　Triazolam
53. 齐培丙醇　Zipeprol

第二类
54. 异戊巴比妥 *　Amobarbital
55. 布他比妥　Butalbital
56. 布托啡诺及其注射剂 *　Butorphanol and its injection
57. 咖啡因 *　Caffeine

58. 安钠咖 *　Caffeine Sodium Benzoate（CNB）

59. 去甲伪麻黄碱 *　Cathine

60. 环己巴比妥　Cyclobarbital

61. 地佐辛及其注射剂 *　Dezocine and its injection

62. 右旋芬氟拉明　Dexfenfluramine

63. 芬氟拉明 *　Fenfluramine

64. 氟硝西泮　Flunitrazepam

65. 格鲁米特 *　Glutethimide

66. 呋芬雷司　Furfennorex

67. 喷他佐辛 *　Pentazocine

68. 戊巴比妥 *　Pentobarbital

69. 丙己君　Propylhexedrine

70. 阿洛巴比妥　Allobarbital

71. 阿普唑仑 *　Alprazolam

72. 阿米雷司　Aminorex

73. 巴比妥 *　Barbital

74. 苄非他明　Benzfetamine

75. 溴西泮 *　Bromazepam

76. 溴替唑仑　Brotizolam

77. 丁巴比妥　Butobarbital

78. 卡马西泮　Camazepam

79. 氯氮䓬 *　Chlordiazepoxide

80. 氯巴占　Clobazam

81. 氯硝西泮 *　Clonazepam

82. 氯拉草酸　Clorazepate

83. 氯噻西泮　Clotiazepam

84. 氯噁唑仑　Cloxazolam

85. 地洛西泮　Delorazepam

86. 地西泮 *　Diazepam

87. 艾司唑仑 *　Estazolam

88. 乙氯维诺　Ethchlorvynol

89. 炔己蚁胺　Ethinamate

90. 氯氟䓬乙酯 *　Ethyl Loflazepate

91. 乙非他明　Etilamfetamine

92. 芬坎法明　Fencamfamin

93. 芬普雷司　Fenproporex

94. 氟地西泮　Fludiazepam

95. 氟西泮 *　Flurazepam

96. 哈拉西泮　Halazepam

97. 卤沙唑仑　Haloxazolam

98. 凯他唑仑 Ketazolam

99. 利非他明 Lefetamine

100. 氯普唑仑 Loprazolam

101. 劳拉西泮 * Lorazepam

102. 氯甲西泮 Lormetazepam

103. 美达西泮 Medazepam

104. 美芬雷司 Mefenorex

105. 甲丙氨酯 * Meprobamate

106. 美索卡 Mesocarb

107. 甲苯巴比妥 Methylphenobarbital

108. 甲乙哌酮 Methyprylon

109. 咪达唑仑 * Midazolam

110. 纳布啡及其注射剂 * Nalbuphine and its injection

111. 尼美西泮 Nimetazepam

112. 硝西泮 * Nitrazepam

113. 去甲西泮 Nordazepam

114. 奥沙西泮 * Oxazepam

115. 奥沙唑仑 Oxazolam

116. 氨酚氢可酮片 * Paracetamol and Hydrocodone Bitartrate Tablets

117. 匹莫林 * Pemoline

118. 苯甲曲秦 Phendimetrazine

119. 苯巴比妥 * Phenobarbital

120. 芬特明 Phentermine

121. 匹那西泮 Pinazepam

122. 哌苯甲醇 Pipradrol

123. 普拉西泮 Prazepam

124. 吡咯戊酮 Pyrovalerone

125. 仲丁比妥 Secbutabarbital

126. 替马西泮 * Temazepam

127. 四氢西泮 Tetrazepam

128. 曲马多 * Tramadol

129. 乙烯比妥 Vinylbital

130. 唑吡坦 * Zolpiden

131. 扎来普隆 * Zaleplone

132. 麦角胺咖啡因片 * Ergotamine and Caffeine Tablets

注：1. 上述品种包括其可能存在的盐和单方制剂（除非另有规定）

2. 上述品种包括其可能存在的化学异构体及酯、醚（除非另有规定）

3. 品种目录有 * 的精神药品为我国生产及使用的品种

二、种植、实验研究和生产

1. 麻醉药品药用原植物的种植 国务院药品监督管理部门和国务院农业主管部门根据麻

醉药品年度生产计划，制定麻醉药品药用原植物年度种植计划。

麻醉药品药用原植物种植企业应当根据年度种植计划，种植麻醉药品药用原植物。麻醉药品药用原植物种植企业由国务院药品监督管理部门和国务院农业主管部门共同确定，其他单位和个人不得种植麻醉药品药用原植物。

2. 麻醉药品和精神药品的实验研究　开展麻醉药品和精神药品实验研究活动应当经国务院药品监督管理部门批准并具备下列条件①以医疗、科学研究或者教学为目的；②有保证实验所需麻醉药品和精神药品安全的措施和管理制度；③单位及其工作人员2年内没有违反有关禁毒的法律、行政法规规定的行为。

麻醉药品和第一类精神药品的临床试验，不得以健康人为受试对象。

3. 麻醉药品和精神药品的生产　国家对麻醉药品和精神药品实行定点生产制度。国务院药品监督管理部门应当根据麻醉药品和精神药品的需求总量，确定麻醉药品和精神药品定点生产企业的数量和布局，并根据年度需求总量对数量和布局进行调整、公布。麻醉药品和精神药品的定点生产企业应当具备规定条件。

从事麻醉药品、第一类精神药品生产以及第二类精神药品原料药生产的企业，应当经所在地省、自治区、直辖市人民政府药品监督管理部门初步审查，由国务院药品监督管理部门批准；从事第二类精神药品制剂生产的企业，应当经所在地省、自治区、直辖市人民政府药品监督管理部门批准。

定点生产企业生产麻醉药品和精神药品，应当依照药品管理法的规定取得药品批准文号。国务院药品监督管理部门应当组织医学、药学、社会学、伦理学和禁毒等方面的专家成立专家组，由专家组对申请首次上市的麻醉药品和精神药品的社会危害性和被滥用的可能性进行评价，并提出是否批准的建议。未取得药品批准文号的，不得生产麻醉药品和精神药品。

三、麻醉药品和精神药品的经营

国家对麻醉药品和精神药品实行定点经营制度。国务院药品监督管理部门应当根据麻醉药品和第一类精神药品的需求总量，确定麻醉药品和第一类精神药品的定点批发企业布局，并应当根据年度需求总量对布局进行调整、公布。

跨省、自治区、直辖市从事麻醉药品和第一类精神药品批发业务的企业（全国性批发企业），应当经国务院药品监督管理部门批准；在本省、自治区、直辖市行政区域内从事麻醉药品和第一类精神药品批发业务的企业（区域性批发企业），应当经所在地省、自治区、直辖市人民政府药品监督管理部门批准。专门从事第二类精神药品批发业务的企业，应当经所在地省、自治区、直辖市人民政府药品监督管理部门批准。全国性批发企业和区域性批发企业可以从事第二类精神药品批发业务。

全国性批发企业应当从定点生产企业购进麻醉药品和第一类精神药品。区域性批发企业可以从全国性批发企业购进麻醉药品和第一类精神药品；经所在地省、自治区、直辖市人民政府药品监督管理部门批准，也可以从定点生产企业购进麻醉药品和第一类精神药品。全国性批发企业和区域性批发企业向医疗机构销售麻醉药品和第一类精神药品，应当将药品送至医疗机构。医疗机构不得自行提货。第二类精神药品定点批发企业可以向医疗机构、定点批发企业和符合《条例》规定的药品零售企业以及经批准的其他单位销售第二类精神药品。

麻醉药品和第一类精神药品不得零售。经所在地设区的市级药品监督管理部门批准，实行统一进货、统一配送、统一管理的药品零售连锁企业可以从事第二类精神药品零售业务。

第二类精神药品零售企业应当凭执业医师出具的处方，按规定剂量销售第二类精神药品，并将处方保存 2 年备查；禁止超剂量或者无处方销售第二类精神药品；不得向未成年人销售第二类精神药品。

麻醉药品和精神药品实行政府定价，在制定出厂和批发价格的基础上，逐步实行全国统一零售价格。具体办法由国务院价格主管部门制定。

四、麻醉药品的使用

1. 药品生产企业和科研、教学单位使用的规定 药品生产企业需要以麻醉药品和第一类精神药品为原料生产普通药品的，应当向所在地省、自治区、直辖市人民政府药品监督管理部门报送年度需求计划，由省、自治区、直辖市人民政府药品监督管理部门汇总报国务院药品监督管理部门批准后，向定点生产企业购买。药品生产企业需要以第二类精神药品为原料生产普通药品的，应当将年度需求计划报所在地省、自治区、直辖市人民政府药品监督管理部门，并向定点批发企业或者定点生产企业购买。

科学研究、教学单位需要使用麻醉药品和精神药品开展实验、教学活动的，应当经所在地省、自治区、直辖市人民政府药品监督管理部门批准，向定点批发企业或者定点生产企业购买。需要使用麻醉药品和精神药品的标准品、对照品的，应当经所在地省、自治区、直辖市人民政府药品监督管理部门批准，向国务院药品监督管理部门批准的单位购买。

2. 医疗机构使用的规定 医疗机构需要使用麻醉药品和第一类精神药品的，应当经所在地设区的市级人民政府卫生主管部门批准，取得麻醉药品、第一类精神药品购用印鉴卡（以下称印鉴卡）。医疗机构应当凭印鉴卡向本省、自治区、直辖市行政区域内的定点批发企业购买麻醉药品和第一类精神药品。

医疗机构取得印鉴卡应当具备下列条件，①有专职的麻醉药品和第一类精神药品管理人员；②有获得麻醉药品和第一类精神药品处方资格的执业医师；③有保证麻醉药品和第一类精神药品安全储存的设施和管理制度。

执业医师应当使用专用处方开具麻醉药品和精神药品，单张处方的最大用量应当符合国务院卫生主管部门的规定。对麻醉药品和第一类精神药品处方，处方的调配人、核对人应当仔细核对，签署姓名，并予以登记；对不符合本条例规定的，处方的调配人、核对人应当拒绝发药。

麻醉药品和精神药品专用处方的格式由国务院卫生主管部门规定。医疗机构应当对麻醉药品和精神药品处方进行专册登记，加强管理。麻醉药品处方至少保存 3 年，精神药品处方至少保存 2 年。

对临床需要而市场无供应的麻醉药品和精神药品，持有医疗机构制剂许可证和印鉴卡的医疗机构需要配制制剂的，应当经所在地省、自治区、直辖市人民政府药品监督管理部门批准。医疗机构配制的麻醉药品和精神药品制剂只能在本医疗机构使用，不得对外销售。

五、储存和运输

麻醉药品药用原植物种植企业、定点生产企业、全国性批发企业和区域性批发企业以及国家设立的麻醉药品储存单位，应当设置储存麻醉药品和第一类精神药品的专库。

麻醉药品和第一类精神药品的使用单位应当设立专库或者专柜储存麻醉药品和第一类精神药品。专库应当设有防盗设施并安装报警装置；专柜应当使用保险柜。专库和专柜应当实行双人双锁管理。

麻醉药品药用原植物种植企业、定点生产企业、全国性批发企业和区域性批发企业、国家设立的麻醉药品储存单位以及麻醉药品和第一类精神药品的使用单位，应当配备专人负责管理工作，并建立储存麻醉药品和第一类精神药品的专用账册。药品入库双人验收，出库双人复核，做到账物相符。专用账册的保存期限应当自药品有效期期满之日起不少于 5 年。第二类精神药品经营企业应当在药品库房中设立独立的专库或者专柜储存第二类精神药品，并建立专用账册，实行专人管理。专用账册的保存期限应当自药品有效期期满之日起不少于 5 年。

通过铁路运输麻醉药品和第一类精神药品的，应当使用集装箱或者铁路行李车运输，具体办法由国务院药品监督管理部门会同国务院铁路主管部门制定。没有铁路需要通过公路或者水路运输麻醉药品和第一类精神药品的，应当由专人负责押运。

托运或者自行运输麻醉药品和第一类精神药品的单位，应当向所在地省、自治区、直辖市人民政府药品监督管理部门申请领取运输证明。运输证明有效期为 1 年。

邮寄麻醉药品和精神药品，寄件人应当提交所在地省、自治区、直辖市人民政府药品监督管理部门出具的准予邮寄证明。邮政营业机构应当查验、收存准予邮寄证明；没有准予邮寄证明的，邮政营业机构不得收寄。省、自治区、直辖市邮政主管部门指定符合安全保障条件的邮政营业机构负责收寄麻醉药品和精神药品。邮政营业机构收寄麻醉药品和精神药品，应当依法对收寄的麻醉药品和精神药品予以查验。

定点生产企业、全国性批发企业和区域性批发企业之间运输麻醉药品、第一类精神药品，发货人在发货前应当向所在地省、自治区、直辖市人民政府药品监督管理部门报送本次运输的相关信息。属于跨省、自治区、直辖市运输的，收到信息的药品监督管理部门应当向收货人所在地的同级药品监督管理部门通报；属于在本省、自治区、直辖市行政区域内运输的，收到信息的药品监督管理部门应当向收货人所在地设区的市级药品监督管理部门通报。

第三节　医疗用毒性药品的管理

一、医疗用毒性药品的定义和品种范围

医疗用毒性药品（以下简称毒性药品），系指毒性剧烈、治疗剂量与中毒剂量相近，使用不当会致人中毒或死亡的药品。

我国有关部门规定毒性药品的管理品种中，毒性中药 27 种；西药毒药品种 11 种。具体品种如下。

1. 毒性中药品种　砒石（红砒、白砒）、砒霜、生川乌、生马钱子、生甘遂、雄黄、生草乌、红娘虫、生白附子、生附子、水银、生巴豆、白降丹、生千金子、生半夏、斑蝥、青娘虫、洋金花、生天仙子，生南星、红粉（红升丹）、生藤黄、蟾酥、雪上一枝蒿、生狼毒、轻粉、闹羊花。以上品种包括原药材或饮片，共 27 种。

2. 西药毒药品种　去乙酰毛花苷丙、阿托品（包括其盐类）、洋地黄毒苷、氢溴酸后马托品、三氧化二砷、毛果芸香碱（包括其盐类）、升汞、水杨酸毒扁豆碱、亚砷酸钾、氢溴酸东莨菪碱、硝酸士的宁。以上品种仅指原料，不包括制剂，共 11 种。

二、毒性药品的生产

毒性药品年度生产、收购、供应和配制计划，由省、自治区、直辖市药品监督管理部门根据医疗需要制定，下达给指定的毒性药品生产、收购、供应单位，并抄报国家食品药品监督管理局和国家中医药管理局。生产单位不得擅自改变生产计划自行销售。

药品生产企业必须由医药专业人员负责生产、配制和质量检验，并建立严格的管理制度。严防与其他药品混杂。每次配料，必须经二人以上复核无误，并详细记录每次所用原料和成品数。经手人要签字备查。所用工具、容器要处理干净，以防污染其他药品，标示量要准确无误，包装容器要有毒药标志。

凡加工炮制毒性中药，必须按照《中华人民共和国药典》或者省、自治区、直辖市药品监督管理部门制定的《炮制规范》的规定进行。炮制药材符合药用要求的，方可供应、配方和用于中成药生产。

生产毒性药品及其制剂，必须严格执行生产工艺操作规程，在本单位药品检验人员的监督下准确投料，并建立完整的生产记录，保存五年备查。

在生产毒性药品过程中产生的废弃物，必须妥善处理，不得污染环境。

三、毒性药品的经营和使用

1. 毒性药品的收购、经营　由各级药品监督管理部门指定的药品经营单位负责；配方用药店由指定的药品零售企业、医疗单位负责。其他任何单位或者个人均不得从事毒性药品的收购、经营和配方业务。

收购、经营、加工、使用毒性药品的单位必须建立健全保管、验收、领发、核对等制度，严防收假、收错，严禁与其他药品混杂，做到划定仓位，专柜加锁并由专人保管。

毒性药品的包装容器上必须印有毒性标志。在运输毒性药品的过程中，应当采取有效措施，防止发生事故。

2. 毒性药品的使用

医疗单位供应和调配毒性药品，凭医师签名的正式处方；指定的药品零售企业供应和调配毒性药品，凭盖有医师所在的医疗单位公章的正式处方。每次处方剂量不得超过二日极量。

调配处方时，必须认真负责，计量准确，按医嘱注明要求，并由配方人员及具有执业药师或药师以上技术职称的复核人员签名盖章后方可发出。对处方未注明"生用"的毒性中药，应当附炮制品。如发现处方有疑问时，须经原处方医师重新审定后再行调配。处方一次有效，取药后处方保存二年备查。

科研和教学单位所需的毒性药品，必须持本单位的证明信，经单位所在地县以上药品监督管理部门批准后，供应部门方能发售。

群众自配民间单、秘、验方需用毒性中药，购买时要持有本单位或者城市街道办事处、乡（镇）人民政府的证明信，供应部门方可发售。每次购用量不得超过二日极量。

四、法律责任

对违反毒性药品管理办法的规定，擅自生产、收购、经营毒性药品的单位或者个人，由县以上药品监督管理部门没收其全部毒性药品，并处以警告或按非法所得的五至十倍罚款。情节严重、致人伤残或死亡，构成犯罪的，由司法机关依法追究其刑事责任。

第四节 放射性药品的管理

一、放射性药品的定义和品种范围

放射性药品是指用于临床诊断或者治疗的放射性核素制剂或者其标记药物。包括裂变制品、堆照制品、加速器制品、放射性同位素发生器及其配套药盒、放射免疫分析药盒等。

放射性药品的国家标准，由国家药典委员会负责制定和修订，报国家药品监督管理局审批颁发。

《中华人民共和国药典》2010 年版收载的放射性药品品种

1. 氙 [^{133}Xe] 注射液
2. 邻碘 [^{131}I] 马尿酸钠注射液
3. 枸橼酸镓 [^{67}Ga] 注射液
4. 胶体磷 [^{32}P] 酸铬注射液
5. 高锝 [^{99m}Tc] 酸钠注射液
6. 铬 [^{51}Gr] 酸钠注射液
7. 氯化亚铊 [^{201}Tl] 注射液
8. 碘 [^{131}I] 化钠胶囊
9. 碘 [^{131}I] 化钠口服溶液
10. 锝 [^{99m}Tc] 亚甲基二膦酸盐注射液
11. 锝 [^{99m}Tc] 依替菲宁注射液
12. 锝 [^{99m}Tc] 依替菲宁注射液
13. 锝 [^{99m}Tc] 喷替酸盐注射液
14. 锝 [^{99m}Tc] 焦磷酸盐注射液
15. 锝 [^{99m}Tc] 聚合白蛋白注射液
16. 磷 [^{32}P] 酸钠盐注射液
17. 磷 [^{32}P] 酸钠盐口服溶液

二、开办放射性药品生产企业的基本条件

开办放射性药品生产、经营企业必须具备《药品管理法》第七条和第十四条规定的条件，符合国家的放射卫生防护基本标准，并履行环境影响报告的审批手续，取得《放射性药品生产企业许可证》、《放射性药品经营企业许可证》。无许可证的生产、经营企业，一律不准生产、销售放射性药品。

卫生部、中国核工业总公司（原能源部、核工业部，现更名为中国核工业集团公司）于1995 年 3 月重新制订了《放射性药品生产经营企（事）业单位检查验收细则》，作为对生产经营企（事）业单位进行检查验收和换发或核发《许可证》的依据。

三、医院使用放射性药品必须具备的条件

医疗单位设置核医学科、室（同位素室），必须配备与其医疗任务相适应的并经核医学技术培训的技术人员。非核医学专业技术人员未经培训，不得从事放射性药品使用工作。

医疗单位使用放射性药品，必须符合国家放射性同位素卫生防护管理的有关规定。所在地的省、自治区、直辖市的公安、环保和药品监督管理部门，应当根据医疗单位核医疗技术人员的水平、设备条件，核发相应等级的《放射性药品使用许可证》，无许可证的医疗单位不得临床使用放射性药品。

四、放射性药品的生产和经营管理

放射性药品生产、经营企业，必须向核工业集团公司报送年度生产、经营计划，并抄报

国家食品药品监督管理局。

国家根据需要，对放射性药品实行合理布局，定点生产。申请开办放射性药品生产、经营的企业，应征得核工业集团公司的同意后，方可按照有关规定办理筹建手续。

放射性药品生产企业生产已有国家标准的放射性药品，必须经国家食品药品监督管理局征求核工业集团公司意见后审核批准，并发给批准文号。凡是改变已批准的生产工艺路线和药品标准的，生产单位必须按原报批程序经国家食品药品监督管理局批准后方能生产。

放射性药品生产、经营企业，必须建立质量检验机构，严格实行生产全过程的质量控制和检验，产品出厂前，须经质量检验。符合国家药品标准的产品方可出厂，不符合标准的一律不准出厂。

经国家食品药品监督管理局审核批准的含有半衰期放射性素的药品，可以边检验边出厂，但发现质量不符合国家药品标准时，该药品的生产企业应当立即停止生产、销售，并立即通知使用单位停止使用，同时报告国家食品药品监督管理局和核工业集团公司。

放射性药品的生产、供销业务由核工业集团公司统一管理。放射性药品的生产、经营单位和医疗单位凭省、自治区、直辖市药品监督管理部门发给的《放射性药品生产企业许可证》、《放身性药品经营企业许可证》，医疗单位凭省、自治区、直辖市公安、环保和药品监督管理部门联合发给的《放射性药品使用许可证》，申请输订货。

五、放射性药品的包装、运输

放射性药品的包装必须安全实用，符合放射性药品质量要求，具有与放射性剂量相适应的防护装置。包装必须分内包装和外包装两部分，外包装必须贴有商标、标签、说明书和放射性药品标志，内包装必须贴有标签。标签必须注明药品品种、放射性比活度、装量。说明书除注明前款内容外，还须注明生产单位、批准文号、批号、主要成分、出厂日期、放射性药品标志，内包装必须贴有标签。标签必须注明药品品种、放射性比活。

说明书除注明前款内容外，还须注明生产单位、批准文号、批号、主要成分、出厂日期、放射性核素半衰期、适应证、用法、用量、禁忌证、有效期和注意事项等。放射性药品的运输，按国家运输、邮政等部门制订的有关规定执行。严禁任何单位和个人随身携带放射性药品乘坐公共交通运输工具。

六、放射性药品的使用管理

持有《放射性药品使用许可证》的医疗单位，在研究配制放射性制剂进行临床验证前，应当根据放射性药品的特点，提出该制剂的药理、毒性等材料，由省、自治区、直辖市药品监督部门批准，并报国家食品药品监督管理局备案，该制剂只限本单位内使用。持有《放射性药品使用许可证》的医疗单位，必须负责对使用的放射性药品进行临床质量检验，收集药品不良反应等项工作，并定期向所在地药品监督管理部门报告。由省、自治区、直辖市药品监督管理部门汇总后报国家食品药品监督管理局。

放射性药品使用后的废物（包括患者排出物），必须按照国家有关规定妥善处置。

放射性药品的检验由中国药品生物制品检定所或者经授权的药品检验所承担。

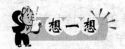

1. 简述《麻醉药品单一公约》和《精神药物公约》贯穿的基本理念。
2. 我国麻醉药品、精神药品管理规定简况。
3. 医疗用毒性药品的定义及品种。
4. 医疗用毒性药品的使用规定。
5. 放射性药品的定义和品种范围。

（王　怡）

第十二章 中药管理

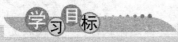

掌握: 1. 中药的概念。
      2. 野生药材资源保护管理条例。
      3. 毒性中药饮片生产和经营管理的规定。
      4. 中药品种保护管理条例。
熟悉: 中药材生产质量管理规范。
了解: 1. 中药传统特色与优势。
      2. 中医药在保障人民健康事业中的重要作用。

第一节 中药的概念及其作用

一、中药的概念

中药即中医用药,为中国传统中医特有药物。《中药学》将"中药"定义为:是在中医药理论指导下认识和应用的药物。中药按加工工艺分为中药材、中药饮片、中成药。中药主要起源于中国,来源于自然界中可作药用的各种自然资源,包括植物、动物、矿物等等,有数千种之多。少数中药源于外国,如西洋参。

中药作为防治疾病的主要武器,是中医学的重要组成部分。反映了我国的历史、文化及自然资源的特点;具有独特的理论体系和应用形式。研究中药基本理论和各种中药的来源、性状、炮制、性能、配伍和应用为主要内容的科学,称为"中药学"。中药学有着独特的理论体系,因而中药也就有了独特的应用原则。

中药性能,又称药性。是中药作用的基本性质和特征的高度概括。药性理论是中药理论的核心,主要包括四气(寒、热、温、凉)、五味(酸、苦、甘、辛、咸)、归经、升降浮沉、毒性等。中医理论则以中国古代哲学为根基,以"天人合一"、"阴阳五行"、"气血津液"、"八纲辩证"等为理论核心,衍生出一整套宏观医学理论体系。中医认为人所患疾病,病因有内外其他三因之异;病性有寒、热、虚、实之殊;脏腑经络气血有不同程度的偏盛偏衰等等。而中药治病的原理为"以偏纠偏"。通过各种药物对疾病的治疗作用总结归纳出了"四气"、"五味"以及升、降、浮、沉,归经等多种药性。每种药性都有其特殊作用,如"酸入肝,焦苦入心","咸能软坚"、"寒能清热"、"辛开苦降"、"甘缓酸收"等理论。而且进一步形成了"君、臣、佐、使"等遣方用药的原则规范,并依"汤者荡也"、"丸者缓也"等理论制立多种剂型,从而形成了一整套完整的药物和方剂理论。

《金匮要略》："夫肝之病，补用酸，助用焦苦，益用甘味之药调之。酸入肝，焦苦入心，甘入脾"；《素问·至真要大论》："风淫于内，治以辛凉，佐以苦，以甘缓之，以辛散之。热淫于内，治以咸寒，佐以甘苦，以酸收之，以苦发之"等，都是对中医用药原则和方法的概括与总结。可以说，中药与现代药的区别不在于物质本身，而在于受哪种理论体系的指导。中医药理论体系指导应用就是中药，现代医学理论指导应用就不是中药，而是现代药物。

二、中药传统特色与优势

中医药学博大精深，与我国传统文化一脉相承、源远流长，是中华民族优秀文化的重要组成部分，也是中华民族数千年与疾病进行斗争过程中积累的宝贵财富，为中华民族的繁衍生息做出了不朽的贡献，对世界的文明进步产生了积极影响，并且在世界传统医药领域处于领先地位。随着疾病谱的变化，老龄化社会的到来和健康观念的转变，中医药学的优势越来越显现出来，其科学性和先进性越来越被学术界、产业界所重视。进一步认识这些特色和优势，并在实践中加以发挥极为重要。

1. 中医药对生命活动的认识，提供了人类认识和把握人体复杂体系的有效途径　中医药学整体观念认为，人体的生命活动是机体在内外环境的作用下，由多种因素相互作用而维持的一种动态的相对平衡过程。所谓健康就是人体阴阳维持相对平衡的状态，即"阴平阳秘"。平衡失调，就会导致器质性和功能性的疾病状态。中医学不是机械地孤立地看待人患的"病"，而是把"病人"看作是一个整体，把"病"作为人体在一定内外因素作用下，在一定时间的失衡状态。治疗上，既要祛邪、又要扶正，强调机体正气的作用，通过调整机体功能状态达到治疗疾病的目的。这一健康观念目前已被人们普遍接受。

2. 中医药学研究人体生命活动规律的认知方法及其个体化诊疗体系，反映了整体医学的特征　中医学认为，人和自然是"天人合一"的关系，人体本身是形神统一的整体。人体的功能状态是肌体对内外环境作用的综合反应，掌握人体的功能状态就可以有效地掌握人体生命活动的变化规律。因此，中医通过"望闻问切"以外测内归纳为证候，作为临床诊疗的依据，构成中医药因人、因事、因地的个体化诊疗体系。这是中医药的一大特点和优势，符合现代临床医学发展的趋势。

3. 中医药丰富的治疗手段和灵活的方法，符合人体生理病理多样性的特点　中医药对疾病的治疗主要采用药物和非药物疗法，并用内治和外治法进行整体综合调节与治疗。中医方剂是中医最常用的药物疗法之一，方剂的多种有效组分，针对人体的多因素，通过多环节、多层次、多靶点的整合调节作用，适应于人体多样性和病变复杂性的特点。非药物疗法以针灸、推拿为主，其中针灸疗法是我国古代的一大发明和创举，通过对人体体表穴位的刺激，进行整体调节，疗效显著，适用范围广泛。目前，针灸已经在世界100多个国家使用。中医药的"天人合一、形神统一、动静结合"为主体的养生保健理论和丰富多彩、行之有效的方法，在提高人们健康素质和生活质量方面显示了良好前景。

4. 中医药浩瀚的经典医籍，是人类生物信息的巨大宝库　中医药现存古典医籍8000余种，记载着数千年来中医药理论和实践经验。这是绝无仅有、尚未被充分开发的人类生物信息宝库。

5. 中医药充分体现了自然科学与社会科学的有机结合，展示了现代科学一体化的新趋势中医药的理论体系和临床思维模式具有丰厚的中国文化底蕴，体现了自然科学与社会科学、人文科学的高度融合和统一。中医学这种以功能状态为切入点，并在宏观上借助哲学、社会科学、人文科学来分析、把握其变化规律的方法，在人类历史上是一种跨越，为人类认识自己提供了独特的思维模式，符合现代科学一体化的新趋势。

6. "回归自然"热潮的兴起 "回归自然"、崇尚天然药物正在成为一种世界性潮流，发展传统医药已成为各国政府及民众的共识。中医药是中华民族之瑰宝，"回归自然"的热潮为我国中医药的发展提供了良好的机遇和广阔的空间。人类的医学模式由单纯的"生物模式"向"生理—心理—社会医学"转变；治疗模式由单纯的治疗疾病型向预防、保健、治疗、康复和主动参与相结合的模式转变。因此中医药学越来越受到重视，并在人类医疗保健中发挥着越来越大的作用。

7. 传统中医药体系独具优势 在世界四大传统医药体系（中国、埃及、希腊、印度）中，中医药是理论最完整、医疗实践最丰富、疗效最确切的传统医药体系，在世界传统医学中独放异彩。目前，我国药用资源12807种，民族药4000种，民间药7000种，已被利用的中药材1200种，常用药材600种，栽培药材200种，野生药材400多种。

8. 巨大的国内外中药和天然药物市场 现代医学成果在不断的涌现，各国医疗费用在日益增长，而现代医学却对许多重大疑难性疾病缺乏良策，这就不得不让人们去反思。国际社会已意识到传统医药，特别是中医药的健康观念、医疗实践的有效性可能为人类提供医疗卫生保健新模式，中药及天然药物需求会逐渐扩大，中医药正在被世界所认可。因此，中药产业蕴含着巨大的市场潜力和商机。中医药在世界范围的传播日益扩大，截至2005年，我国与世界70个国家（地区）签订了含有中医药合作内容的政府协议，欧洲、美国市场是中药全方位进入世界市场最重要的两个地区。

三、中医药在保障人民健康事业中的重要作用

中医药以良好的临床疗效和防病治病的能力与现代医学互相补充，共同为保障人民健康服务。

1. 中医药医疗服务纳入城镇医疗保障体系 长期以来，城镇居民中70%的患者愿意接受中医或中西医结合治疗。全国各省、市行政区域，基本都设立了设施条件较为完善的中医医疗机构。在医疗卫生体制改革中，中医药医疗服务已纳入基本医疗保险。在社区卫生服务中，中医药服务已成为适合中国国情和具有服务特色的服务方法。

2. 中医药在农村卫生工作中发挥着重要作用 中医药具有适应证广、医疗成本低、易推广应用的突出优势，在农村有着深厚的群众基础。目前在县级医院、乡卫生院、村卫生室形成的三级卫生医疗服务网中得到广泛应用，中医药适宜技术推广工作取得了明显成效，为实现"人人享有卫生保健"的初级卫生服务目标发挥了重要作用。在农村，中医承担了近三分之一的门诊服务量和近四分之一的住院服务量。在113万乡村医生中有50%以上的医生运用中西医两种方法、采取中西药物结合的方式进行。

3. 中医药在某些治疗领域发挥优势 中医药学在中医骨科、肛肠科、皮肤科、妇科等学科，在一些慢性非传染性疾病、重大难治疾病和一些常见病、多发病的治疗方面具有一定优势和特色，深受群众欢迎。中医医药包括针灸、推拿、中西医结合等特色疗法，也日益受到世界人民的关注和接受。

4. 中医药在预防保健中的作用 中医药在养生保健和延年益寿方面拥有系统理论和多种有效方法，其中根据"药食同源"理论，可研制开发具有延缓衰老、调节免疫、抗疲劳等多功能食品，蕴藏着广阔的市场前景。

5. 中药产业将成为新的经济增长点　我国的药用资源有 12807 种，文献记载的方剂有 10 多万首，是新药筛选开发的巨大资源。这些经过长期临床实践应用的方药，较之需通过药物逐一筛选的研制开发方法，具有开发投资少、风险小、周期短的特点，将成为全球研究开发的一个热点。目前，我国生产的中成药 5000 多种，在我国医药产品中占有重要位置。

中药资源，是我国具有独特开发利用优势和发展战略产业的物质基础。中药材既是中医治病的药物资源，也是化学药品、国际植物药、食品工业等的重要原料。通过中药资源的合理开发利用，可对农业结构调整，促进农业科技发展起到积极作用，同时可以带动药材加工业、运输业、储藏业、饮食业等相关产业群的发展。

第二节　中药材的管理

中药材通常指药用植物、动物或其分泌物和矿物的药用部分采收后，经产地初加工形成的原料药材。大部分中药材来源于植物。由于医药的发展和科技的进步，药物需求量日益增长，野生动植物药材已不能满足需求，便出现了人工栽培植物和家养动物的品种。建国以来，我国通过加强野生药材资源保护，发展中药材生产、种植及野生药材的引种等，在一定程度上既保护了野生药材资源，也缓解了野生药材资源不足的问题。

一、野生药材资源保护管理

为了保护和合理利用野生药材资源，适应人民医疗保健事业发展需要，1987 年 10 月 30 日国务院发布了《野生药材资源保护管理条例》（以下简称《条例》），自 1987 年 12 月 1 日起施行。在我国境内采猎、经营野生药材的任何单位或个人，除国家另有规定外，都必须遵守本条例。国家对野生药材资源实行保护、采猎相结合的原则，并创造条件开展人工种养。

（一）重点保护的野生药材物种与名录

我国已将 169 种药用植物列入国家珍稀濒危保护植物名录，162 种药用动物列入国家重点保护野生动物名录。涉及到这些动植物的药材在药典中将被停止使用或代用。国务院在 1993 年发出"关于禁止犀牛角和虎骨贸易的通知"，取消了虎骨和犀牛角的药用标准，1995 年版《中国药典》已删除了熊胆、豹骨和玳瑁这三种动物类药材。2005 年版《中国药典》中，则取消了野山参，并收入林下参予以代用。国家对重点保护的野生药材物种分为三级管理。

一级保护野生药材物种：系指濒临灭绝状态的稀有珍贵野生药材物种。

二级保护野生药材物种：系指分布区域缩小，资源处于衰竭状态的中药野生药材物种。

三级保护野生药材物种：系指资源严重减少的主要常用野生药材物种。

国家重点保护的野生药材名录共收载了野生药材物种 76 种，中药材 42 种。其中一级保护野生药材物种 4 种，中药材 4 种；二级保护野生药材物种 27 种，中药材 17 种；三级保护野生药材物种 45 种，中药材 22 种。具体名录如下：

一级保护药材名称：虎骨、豹骨、羚羊角、鹿茸（梅花鹿）

二级保护药材名称：鹿茸（马鹿）、麝香（3 个品种）、熊胆（2 个品种）、穿山甲、蟾酥（2 个品种）、蛤蟆油、金钱白花蛇、乌梢蛇、蕲蛇、蛤蚧、甘草（3 个品种）、黄连（3 个品种）、人参、杜仲、厚朴（2 个品种）、黄柏（2 个品种）、血竭。

三级保护药材名称：川贝母（4 个品种）、伊贝母（2 个品种）、刺五加、黄芩、天冬、猪苓、龙胆（4 个品种）、防风、远志（2 个品种）、胡黄连、肉苁蓉、秦艽（4 个品种）、细辛

（3 个品种）、紫草（2 个品种）、五味子（2 个品种）、蔓荆子（2 个品种）、诃子（2 个品种）、山茱萸、石斛（5 个品种）、阿魏（2 个品种）、连翘、羌活（2 个品种）。

（二）野生药材资源保护管理措施与法律责任

1. 对一级保护野生药材物种的管理 禁止采猎一级保护野生药材物种。一级保护野生药材物种属于自然淘汰的，其药用部分由各级药材公司负责经营管理，但不得出口。

2. 对二、三级保护野生药材物种的管理 采猎、收购二、三级保护野生药材物种必须按照批准的计划执行。采猎者必须有采药证，需要进行采伐或狩猎的，必须申请采伐证或狩猎证。不得在禁止采猎区、禁止采猎期采猎二、三级保护野生药材物种，并不得使用禁用工具进行采猎。二、三级保护野生药材物种属于国家计划管理的品种，由中国药材公司统一经营管理，其余品种有产地县药材公司或其委托单位按照计划收购。二、三级保护野生药材物种的药用部分，除国家另有规定外，实行限量出口。

3. 法律责任 违反采猎、收购、保护野生药材物种规定的单位或个人，由当地县以上药品监督管理部门会同同级有关部门没收其非法采猎的野生药材及使用工具，并处以罚款；违反规定，未经野生药材资源保护管理部门批准的进入野生药材资源保护区从事科研、教学、旅游等活动者，当地县以上药品监督管理部门和自然保护区主管部门有权制止；造成损失的，必须承担赔偿责任；违反保护野生药材物种收购、经营、出口管理的，由工商行政管理部门或有关部门没收其野生药材和全部违法所得，并处以罚款；保护野生药材资源管理部门的工作人员徇私舞弊的，由所在单位或上级管理部门给予行政处分，造成野生药材资源损失的，必须承担赔偿责任；破坏野生药材资源情节严重，构成犯罪的，由司法机关依法追究其刑事责任。

二、中药材生产质量管理规范

由于诸多原因，长期以来，我国中药材及中药饮片的生产缺乏规范标准，出现种质不清、种植加工技术不规范、农药残留超标等问题，导致中药饮片和中成药质量下降，严重影响了中药疗效。为保证中药材质量，控制影响药材质量的各种因素，规范药材生产的各个环节乃至全过程，使药材达到"安全、有效、产量稳定、质量稳定、可控"的要求，原国家药品监督管理局于 2002 年 4 月 17 日颁布了《中药材生产质量管理规范（试行）》（Good Agricultural practice，GAP），自 2002 年 6 月 1 日起施行。GAP 的实施，标志着我国将中药材生产纳入了规范化、法制化管理的轨道。

GAP 涵盖了中药材生产的全过程，是中药材生产和质量管理的基本准则。适用于中药材生产企业生产中药材（含植物药及动物药）的全过程。GAP 分为 10 章 57 条。其主要内容：

（一）产地生态环境要求

中药材生产企业按照中药材产地适宜性优化原则，因地制宜，合理布局。中药材产地的环境如空气、土壤、灌溉水、动物饮用水应符合国家标准。药用动物养殖企业应满足动物种群对生态因子的需求及与生活、繁殖相适应的条件。

（二）种质和繁殖材料

对生产中药材采用的物种的种名、亚种、变种或品种应准确鉴定和审核。对种子、菌种和繁殖材料在生产、储运过程中应实行检验和检疫制度，对动物应按习性进行药用动物的引种或驯化。加强中药材良种选育、配种工作，建立良种繁殖基地，保护药用动植物种质资源。

（三）药用植物栽培

根据药用植物生产发育要求，确定栽培区域，制定种植规程。根据其营养特点及土壤的供肥能力，确定施肥种类、时间和数量，施用肥料的种类以有机肥为主，允许施用经充分腐熟达到无害化卫生标准的农家肥；根据药用植物不同生长发育时期的需水规律及气候条件、土壤水分状况，适时、合理灌溉和排水，根据其生长发育特性和不同的药用部位，加强田间管理，及时打顶、摘蕾、整枝、修剪、覆盖遮荫，调控植株生长发育。药用植物病虫害的防治采取综合措施，必须施用农药时，采用最小有效剂量并选用高效、低毒、低残留农药，以降低其残留和重金属污染。

（四）药用动物养殖管理

根据其生存环境、食性、行为特点及对环境的适应能力，确定养殖方式和方法。应科学配制饲料，定时定量投喂，适时适量地补充精料、维生素、矿物质及必需的添加剂，不得添加激素、类激素等添加剂；应确定适宜的给水时间及次数；养殖环境应保持清洁卫生，建立消毒制度；对药用动物的疫病防治，应以预防为主，定期接种疫苗。禁止将中毒、感染疫病的药用动物加工成中药材。

（五）采收与初加工

野生或半野生药用动植物的采集应坚持"最大持续产量"原则，即不危害生态环境，可持续生产（采收）的最大产量。有计划地进行野生抚育、轮采与封育，确定适宜的采收时间，包括采收期、采收年限和方法。所采用的采收机械、器具应保持清洁，无污染。药用部分采收后，应经拣选、清洗、切制或修整等加工，需干燥的应采用适宜的办法和技术迅速干燥。

鲜用药材可采用冷藏、砂藏、罐储、生物保鲜等适宜的保鲜方法，尽可能不使用保鲜剂和防腐剂。对地道药材应按传统方法进行加工，如有改动，应提供充分试验数据。

（六）包装、运输与储藏

1. 药材包装要求　包装前应检查并清除劣质品及异物。包装应按标准操作规程进行，并做好批包装记录。该记录内容应包括品名、规格、产地、批号、重量、包装工号、包装日期。所使用包装材料应符合药材质量要求，清洁、干燥、无污染、无破损；在每件药材包装上，应注明品名、规格、产地、批号、包装日期、生产单位，并附有质量合格的标志。易破碎的药材使用坚固的箱盒包装，毒性、麻醉性、贵细药材应使用特殊包装，并贴上相应的标记。

2. 药材运输要求　药材批量运输时，不应与其他有毒、有害、易串味物质混装。运载容器应具有较好的通气性，以保持干燥。

3. 药材储存要求　药材仓库应通风、干燥、避光，并具有防鼠、虫及禽畜的措施。地面应整洁、无缝隙、易清洁。药材应存放在货架上，与墙壁保持足够的距离，防治虫蛀、霉变、腐烂、泛油等现象发生，并定期检查。

（七）质量管理

生产企业应设置质量管理部门，配备相应的人员、场所和设备，负责中药材生产全过程的监督管理和质量监控。主要职责为：负责环境检测和卫生管理；负责生产资料、包装材料及药材的检验，并出具检验报告。检验报告应有检验人员、质量部门负责人签字。检验报告应存档；负责制定培训计划，并监督实施；负责制定和管理文件，并对生产、包装、检验等各种原始记录进行管理；药材在包装前，质量检验部门应对每批药材按照国家规定或常规的标准进行检验。检验项目应至少包括药材性状与鉴别、杂质、水分、灰分与酸不溶性灰分、浸出物、指标性成分或有效成分含量。农药残留量、重金属及微生物限度应符合国家标准和有关规定。不合格的中药材不得出场和销售。

（八）人员和设备

生产企业的技术负责人，质量管理部门负责人应有相关的大专以上学历和药材生产实践经验。对从事中药材生产的人员和田间工作的人员也提出了具体要求，并规定从事加工、包装、检验的人员应定期进行健康检查，患有传染病、皮肤病和外伤性疾病等不得从事直接接触药材的工作。对从事中药材生产的有关人员应定期培训与考核。

对生产企业的环境卫生、生产和检验用的仪器、仪表、量具、衡器等，其适用范围和精密度应符合生产和检验的要求，有明显的状态标志，并定期校验。

（九）文件管理

生产企业应有生产管理、质量管理等标准操作规程。对每种中药材的生产全过程均应详细记录，必要时可附图片、图像。对记录的内容做了具体规定。要求原始记录、生产计划及执行情况、合同及协议书均应存档，至少保存 5 年。

第三节　中药管理的其他有关规定

一、中药饮片管理

中药饮片是指取药材切片作煎汤饮用之义。饮片有广义与狭义之分。就广义而言，凡是供中医临床配方的全部药材统称饮片。狭义则指切制成一定形状的药材，如片、块、丝、段等称为饮片。

中药饮片是中医临床用药、中成药生产的重要原料，建立优质中药饮片的生产规范，加强中药饮片标准的科学化、规范化、系统化管理，对提高中药质量，确保中药在防病治病中的作用有十分重要的意义。

（一）关于中药饮片管理的法律法规

1.《药品管理法》规定　中药饮片的炮制，必须按照国家药品标准炮制，国家药品标准没有规定的，必须按照省、自治区、直辖市药品监督管理部门制定的炮制规范炮制。

2.《药品管理法实施条例》（2002 年公布）中涉及中药饮片的规定　生产中药饮片，应当选用与药品质量相适应的包装材料和容器；包装不符合规定的中药饮片，不得销售。中药饮片包装必须印有或贴有标签。中药饮片的标签必须注明品名、规格、产地、生产企业、产品批号、生产日期，实施批准文号管理的中药饮片还必须注明药品批准义号。

（二）中药饮片质量问题的主要原因

1. 科技队伍力量薄弱，资金投入不足　尽管中药饮片的传统优势在我国，但我国科技队伍力量薄弱，炮制专业人员更少，甚至面临后继乏人的局面。新技术、新方法的引入如生物技术、信息技术等现代高新技术在中药饮片科技中尚未引起足够的重视，从业人员不多。另一方面，国家资金投入严重不足，限制了中药饮片科技的全面发展，主要表现在：①从事中药饮片研究的基础设施落后，实验条件和仪器设备大大落后于其他领域；②中药炮制研究实验室在国家重点实验室中是空缺，新技术研究少，应用推广慢，没有形成一个全国性的中药饮片科技体系；③中药饮片机械制造企业少，规模小。

2. 中药饮片质量标准建设滞后 中药饮片是一种特殊的商品，其研究、开发、生产和流通销售都必须在规定的条件下进行。尽管多年来，我国医药管理部门已经认识到这方面的问题，并建立了一些法规和制度，但从中药饮片的角度上说，与国际通行标准和市场要求还有相当大的距离。表现在管理法规方面，虽然中药材市场开放了，而必要的法规尚未建立，市场交易不规范，市场流通体制还比较混乱；我国虽制定了GMP，但主要是针对中成药生产企业而言，对中药饮片生产企业的生产质量管理还没有提到议事日程上来；表现在技术法规方面，最为突出的是炮制标准不统一。《中国药典》明确炮制标准的药材仅占全部药材的2.7%，除1998年出版的《全国中药材炮制规范》外，各省市也有中药材炮制规范，其名称、制法及工艺差别差大，"一药数法"和"各地各法"的现象比较普遍，质量标准难以统一，有的甚至相互矛盾，致使国家、地方标准均缺乏约束力和权威性。不仅如此，目前使用的绝大多数饮片质量标准只是外观性状和简单的物理化学鉴别描述，相当数量的品种无专属性鉴别，更无含量测定，还缺乏对有害重金属、砷盐的限量要求。另外，亦无霉变、虫蛀、掺伪饮片的质量控制要求。这种不统一、不规范的现状，给药品监督检验带来很多困难，致使报告书的结论不易把握，因而，饮片质量也就难以保证。

3. 中药饮片产业结构调整不到位 中药饮片产业基础差，技术改造起步晚，整体产业水平低，可以说中药饮片产业在中药各产业中乃是最薄弱的环节。表现有生产企业多，规模小，效益低，技术开发和创新能力弱，生产工艺和设备落后，管理不规范等问题。在众多中药饮片生产企业中，绝大多数是家庭"作坊"式的加工点，生产条件简陋，生产、质量检测设备落后，不按规范操作，收购、销售自由放任，企业的现代经营管理经验及专业技术人才更是缺乏，致使饮片质量低下或达不到增加疗效、降低毒副作用的目的，严重影响了中药在临床的疗效和在人们心目中的地位，也影响了饮片的流通和使用。

（三）加强中药饮片管理的措施

1. 要加快中药饮片质量标准研究开发 加大资金投入力度，培养中药高科技人才，是做好中药饮片质量标准研发的关键。中药饮片质量标准的研发应在基础研究规模达到一定程度的时候，尽快确定常用饮片的最佳炮制加工工艺，制订相应的《中药饮片炮制规范》、《中药饮片质量标准》、《中药炮制辅料质量标准》、《中药饮片包装质量标准》、《中药饮片储藏保管标准》以及《中药饮片生产质量管理规范》，建立健全中药饮片生产技术、质量管理的标准体系。还要出台中药材和中药饮片实施批准文号管理品种目录，对未实施批准文号管理的饮片，也应制定国家标准，并对生产、经营、使用、检验等环节加以严格管理。当然，强化终端违法行为打击也是必不可少的手段，监管部门应以严格饮片包装管理为突破口，对饮片经营、使用单位的购销渠道追根溯源，严肃查处非法销售、加工行为，逐步改变饮片市场的混乱局面。

2. 要规范中药饮片质量管理 首先要治理源头，规范生产。监管部门应严格强制推行GAP、GMP的实施，种植、加工双管齐下，对种植单位要实行种植资格确认，限制随意种植行为；对生产企业要规范生产条件，保证饮片生产质量。其次要加快中药饮片分类管理。对"净药材"类、简易切制类、食药两用类及部分一般饮片，监管部门可放宽管理，按原药材、农副产品管理模式，允许其在市场上出售。对那些需要按规范程序加工的饮片，则必须严格按中药饮片相关管理办法进行管理，要求加工这类饮片的生产企业必须通过GMP认证，经营这类饮片的企业必须持有经营许可证。第三要规定中药饮片的储存期限。监管部门应参照GMP制定饮片的储存期限或使用期限，超过期限的必须进行复验或送检，以保证饮片在流通中的质量。同时应严格要求基层药房、药店改善软硬件设施，增强储存间防鼠、防潮、防虫等功能，给中药饮片一个符合贮藏标准的环境。

3. 要严格对地产中药饮片生产的监管 一要加强政策宣传和业务培训。监管部门要重视地产药材的管理工作，对药材加工、经营者应加强相关法规政策的宣传，并会同有关职能部门协调解决地产药材在生产、加工、收购、调运等环节中存在的问题，督促加工、经营者自觉规范自己的生产、销售行为。二要对加工人员实行"持证上岗"制度。监管部门应会同有关职能部门，制定一个合理的地产中药饮片加工操作规范，并对加工人员进行长期的业务培训，培训合格人员发放上岗证，确保他们能按规范进行生产。加工人员每年还要进行一次健康体检，加工场所也要进行卫生检查，避免中药饮片在加工过程中受到污染。三要实施"收购许可"制度。监管部门应会同有关职能部门，尽快制定地产中药材和饮片收购点的开办条件，符合条件的才发放收购许可证。收购点的建立必须具备一定的经营场地，远离污染源，保持场地清洁卫生；收购人员必须具备一定的专业知识，由监管部门培训合格后上岗；收购点要专设一名质量负责人，负责人必须具有中药药士以上的专业技术职称；收购点的从业人员每年进行一次健康体检。

总之，中药饮片只有通过建立健全生产种植、加工炮制、储藏保管、包装检测等一系列的标准体系，并且采取积极有效措施进行规范化管理，才能适应监督管理和检测的需要，才能保证疗效高、无污染、品种齐全、质量上乘的名优中药饮片使用，从而促进临床安全用药，提高人们健康水平和生活质量。

（四）毒性中药饮片生产和经营管理的规定

1. 国家药品监督管理部门对毒性中药材的饮片，实行统一规划，合理布局，定点生产 毒性中药材的饮片定点生产原则：①对于市场需求量大，毒性药材生产较多的地区定点要按照"合理布局，相对集中"的原则，每省区确定2~3个定点企业。②对于一些产地集中的毒性中药材品种如朱砂、雄黄、附子等，要全国集中统一定点生产，供全国使用。逐步实现以毒性中药材主产区为中心择优定点。③毒性中药材的饮片定点生产企业，要符合《医疗用毒性药品管理办法》等要求。

2. 毒性中药材饮片定点生产企业的管理 ①建立健全毒性中药材的饮片各项生产管理制度，包括生产管理、质量管理、仓储管理、营销管理等。②强化和规范毒性中药材的饮片生产工艺技术管理，制定切实可行的工艺操作规程，建立批生产记录，保证生产过程的严肃性、规范性。③加强毒性中药材的饮片包装管理，毒性中药材的饮片严格执行《中药饮片包装管理办法》，包装要有突出、鲜明的毒药标志。④建立毒性中药材的饮片生产，技术经济指标统计报告制度。⑤定点生产的毒性中药饮片，应销往具有经营毒性中药饮片的经营单位或直销到医疗单位。

3. 毒性中药材饮片的经营管理 ①具有经营毒性中药资格的企业采购毒性中药材饮片，必须从持有《毒性中药材的饮片定点生产证》的中药饮片生产企业和具有经营毒性中药资格的批发企业购进，严禁从非法渠道购进毒性中药饮片。②毒性中药饮片必须按国家有关规定，实行专人、专库（柜）、专账、专用衡器、双人双锁保管，做到账、货、卡相符。

二、中药品种保护

为了提高中药品种的质量，保护中药生产企业的合法权益，促进中药事业的发展，国务院于1992年10月14日颁布了《中药品种保护条例》（以下简称《条例》），自1993年1月1

日起施行。《条例》明确指出："国家鼓励研制开发临床有效的中药品种，对质量稳定、疗效确切的中药品种实行分级保护。"中药品种保护是保护中药生产企业品种生产权益的行政措施。自国家中药品种保护评审委员会成立以来，在提高保护品种质量标准，改进保护企业生产条件及监督管理保护品种等方面做了大量工作。

（一）中药品种保护的意义

中药品种保护制度在很大程度上解决了中药品种的低水平重复问题，保护了中药研制单位及生产企业开发中药新品种和提高中药质量标准的积极性，促进了企业主导品种的集约化和规模化生产，推动了中药行业集约化经营模式的形成，改善了无序竞争的局面，规范了中药生产经营秩序，促进了中药生产企业的科技进步和产品质量的提高。在促进药材资源的合理应用、提高中药品种的整体质量水平、逐步实现中药现代化等方面，也取得了一定的成效。《条例》的颁布实施，标志着我国对中药的研制生产、管理工作走上了法制化轨道；对保护好中药名优产品，保护中药研制生产的知识产权，提高中药质量和信誉，推动中药制药企业的科技进步，开发临床安全有效的新药和促进中药走向国际医药市场均具有重要的意义。

（二）《中药品种保护条例》适用的范围及管理部门

1. 适用的范围　适用于中国境内生产制造的中药品种，包括中成药、天然药物的提取物及其制剂和中药人工制成品。中药保护品种必须是列入国家药品标准的品种。

申请专利的中药品种，依照专利法的规定办理，不适用本条例。

2. 监督管理部门　国家药品监督管理部门负责全国中药品种保护的监督管理工作，国家中医药管理部门协同管理全国中药品种的保护工作。

国家药品监督管理部门组织了国家中药品种保护审评委员会。该委员会是审批中药保护品种的专业技术审查和咨询机构。委员会下设办公室，在国家药品监督管理局领导下负责日常管理和协调工作。

（三）中药保护品种等级划分

《条例》规定受保护的中药品种分为一级和二级。中药一级保护品种的保护期限分别为30年、20年、10年，中药二级保护品种的保护期限为7年。

（1）申请中药一级保护品种应具备的条件　符合下列条件之一的中药品种，可以申请一级保护：①对特定疾病有特殊疗效的；②相当于国家一级保护野生药材物种的人工制成品；③用于预防和治疗特殊疾病的。

（2）申请中药二级保护品种应具备的条件　符合下列条件之一的中药品种，可以申请二级保护：①符合上述一级保护的品种或者已经解除一级保护的品种；②对特定疾病有显著疗效的；③从天然药物中提取的有效物质及特殊制剂。

（四）申请中药品种保护的程序

（1）中药生产企业向所在地省级药品监督管理部门提出申请，经初审签署意见后，报国家药品监督管理部门。在特殊情况下，中药生产企业也可直接向国家药品监督管理部门提出申请。

（2）国家药品监督管理部门委托国家中药品种保护审评委员会进行审评。

（3）国家药品监督管理部门根据审评结论，决定对申请的中药品种是否给予保护。经批准保护的中药品种，由国家药品监督管理局发给《中药保护品种证书》，并在指定的专业报刊上予以公告。

（五）中药保护品种的保护措施

（1）中药一级保护品种的保护措施 ①该品种的处方组成、工艺制法，在保护期内由获得《中药保护品种证书》生产企业和有关的药品监督管理部门、单位和个人负责保密，不得公开。负有保密责任的有关部门、企业和单位应按照有关规定，建立必要的保密制度。 ②向国外转让中药一级保护品种的处方组成、工艺制法，应当按照国家有关保密的规定办理。③因特殊情况需要延长保护期的，由生产企业在该品种保护期满前6个月，依照中药品种保护的申请办理程序申报。由国家药品监督管理部门确定延长的保护期限，不得超过第一次批准的保护期限。

（2）中药二级保护品种的保护措施 中药二级保护品种在保护期满后可以延长保护期限，时间为7年，由生产企业在该品种保护期满前6个月，依据条例规定的程序申报。

（3）除临床用药紧张的中药保护品种另有规定外，被批准保护中药品种在保护期限内仅限于已获得《中药保护品种证书》的企业生产。

（4）对已批准保护的中药品种，如果在批准前是由多家企业生产的，其中未申请《中药保护品种证书》的企业应当自公告发布之日起6个月内向国家药品监督管理部门申报，按规定提交完整的资料，经指定的药品检验机构对申报品种进行质量检验，达到国家药品标准的，国家药品监督管理部门审批后，补发批准文件和《中药保护品种证书》；对未达到国家药品标准的，国家药品监督管理部门依照药品管理的法律、行政法规的规定，撤销该中药品种的批准文号。

（5）生产中药品种的企业及有关主管部门应当重视生产条件的改进，提高品种的质量。

（6）中药保护品种在保护期内向国外申请注册时，必须经过国家药品监督管理部门批准同意。否则，不得办理。

（六）法律责任

（1）违反本《条例》的规定，将一级保护品种的处方组成、工艺制法泄密者，对其责任人员，由所在单位或者上级机关给予行政处分，构成犯罪的，依法追究其刑事责任。

（2）对违反本《条例》，擅自仿制和生产中药保护品种的，由县级以上药品监督管理部门以生产假药依法论处。伪造《中药保护品种证书》及有关证明文件进行生产、销售的，由县级以上药品监督管理部门没收其全部有关药品及违法所得，并可处以有关药品正品价格3倍以下罚款；对构成犯罪的，由司法机关依法追究其刑事责任。

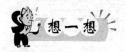 想一想

1. 中药的概念及其作用。
2. 一级保护野生药材物种的含义及药材名称。
3. 一级、二、三级保护野生药材物种的管理规定。
4. 毒性中药饮片生产和经营管理的规定。
5. 申请中药一级、二级保护品种应具备的条件及保护期限。
6. 中药一级保护品种的保护措施。

（张琳琳）

参考文献

[1] 杨世民. 药事管理学（第5版）. 北京：人民卫生出版社，2011.

[2] 杨世民. 药事管理学（第4版）. 北京：中国医药科技出版社，2010.

[3] 党丽娟. 药事管理学. 广州：华南理工大学出版社，2003.

[4] 党丽娟. 药事管理学. 北京：中国医药科技出版社，2005.

[5] 陈光中. 法学概论. 北京：中国政法大学出版社，2007.

[6] 国家食品药品监督管理局执业药师资格认证中心. 药事管理与法规. 北京：中国中医药出版社，2007.

[7] 张新平，李少丽. 药物政策学. 北京：科学出版社，2003.

[8] 赵晶，金进. 社会药学. 昆明：云南科技出版社，2001.